小児看護
ケアマニュアル

編集
国立成育医療研究センター看護部

医学監修
五十嵐 隆 国立成育医療研究センター理事長

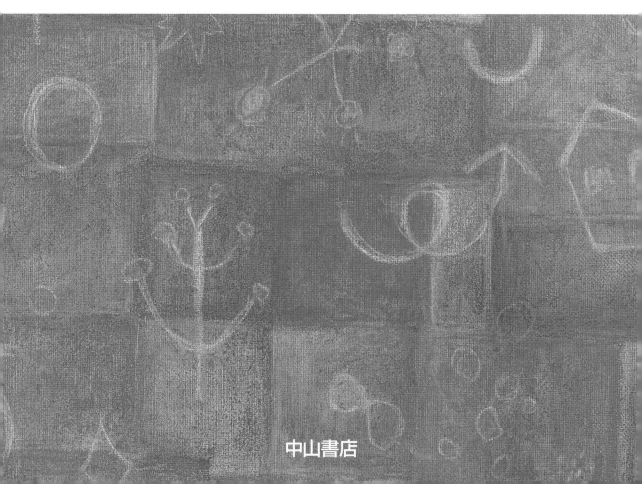

中山書店

執筆者一覧

●編集
国立成育医療研究センター看護部

●医学監修
五十嵐　隆　　国立成育医療研究センター理事長

●責任編集
齋藤　淳子　　国立成育医療研究センター看護師長
大沼　仁子　　国立成育医療研究センター小児看護専門看護師

●執筆者（執筆順）

石井由美子	看護部（看護部長）	益子佳央理	看護部※	西尾麻里子	看護部
大沼　仁子	看護部	鳥井　瞳	看護部	廣川美貴子	看護部
長谷部　麗	看護部	紙屋　千絵	看護部	高山　温子	看護部
川野　裕加	看護部※	原口　純	看護部	小宮山明子	看護部
臼杵めぐみ	看護部	福島加奈子	看護部	橋爪みつる	看護部
大島由佳里	看護部	山野　織江	看護部	田中　友理	看護部
大久保明奈	看護部	本間　香織	看護部	高橋　彩	看護部
遠藤　真理	看護部	岩渕　滉子	看護部	久保田智美	看護部
松本奈津実	看護部	齊藤　彩乃	看護部	杉本　実幸	看護部
宮田　雪絵	看護部	前田　和興	看護部	芹田つばさ	看護部
越　由樹子	看護部	山田　由佳	看護部	西　遥	看護部※
井上　萌子	看護部	横井　匡	眼科（医師）	中川　碧	看護部
丸山　志帆	看護部※	藤野　旬子	看護部	平木　康太	看護部※
外山　まゆ	看護部	會田麻里絵	看護部	細萱　綾香	看護部
敬礼　真代	看護部	江丸由里子	看護部	大野　美絵	看護部
阿部　典子	看護部	尾堂明日香	看護部※	近藤　宏美	看護部※
村山由里子	看護部	内　恵梨	看護部	山森　美枝	看護部※
井ノ口卓彦	看護部※	玉田有希子	看護部	細野　公子	看護部
井辻　彩加	看護部	山本美貴子	看護部	小林　千穂	看護部
倉林真理江	看護部※	福喜多あきえ	看護部	奥田　裕美	看護部
田畑　陽平	看護部	熊田　明子	看護部	伊藤　麻衣	看護部（チャイルドライフスペシャリスト）
山田　剛史	看護部	菅原　美絵	看護部	小林奈津美	看護部（チャイルドライフスペシャリスト）
泉川　幸代	看護部	齋藤　淳子	看護部	月足　瞳	看護部
山崎　淳子	看護部	衛藤　裕美	看護部	恩田　梨恵	看護部
佐藤　摂	看護部	金子　沙織	看護部※	大橋　寛子	看護部
泉　聖美	看護部	泉　綾奈	看護部		

（執筆者すべて国立成育医療研究センター．※は元看護職員）

序

『小児看護ケアマニュアル』を今回上梓することができ，とても嬉しく思っております．

わが国の小児医療・小児保健は現在，大きな変革期を迎えています．かつてのわが国では，小児期に発症した血液悪性腫瘍，先天性心疾患，神経筋疾患，低出生体重児などの慢性疾患の多くは有効な治療法が少なく，生命予後も悪く，成人にまで達することのできない子どもが多数を占めていました．しかしながら，医療の進歩は着実にこれらの疾患の生命予後を改善しています．小児の急性リンパ性白血病の患者の約8割が，左心低形成症候群の患者の約6割が成人を迎えることができるようになっています．

一方で，治療による障害や新たな合併症に悩む子どもも少なくありません．また，低出生体重児だった子どもは生存しても人工呼吸器から離脱できないことも少なくありません．慢性的に身体・発達・行動・精神状態に障害をもち，何らかの医療や支援が必要な子どもや青年は children and youth with special health care needs と呼ばれ，現在これらの患者への治療・支援が多くの先進諸国において共通した課題となっています．さらに，自閉症スペクトラムなどの発達障害の患者も増加しています．

これまで小児医療の現場では，急性感染症に罹患する子どもへの対応が大きな比重を占めていました．しかしながら先進諸国に比べ遅れていたわが国の予防接種体制も漸く整備され，細菌性髄膜炎，敗血症，難治性中耳炎，重症下痢症などによる子どもの入院患者が減少しています．

わが国では学校検診を中心とした子どもの健診体制が充実しており，疾病の早期発見に大きな貢献をしてきました．しかしながら，子どもの健診はわが国では集団検診であることが多く，子育てをする親御さんの育児に対する様々な不安や疑問，思春期の子どもが抱える悩みに適切に対応するのが難しいことが明らかになっています．米国における子どもや青年の健診のように，わが国でも健診は個別健診にすべきであるとの指摘も出てきています．

小児医療・小児保健の大きな変革の中にあっても，様々な疾患に罹患する子どもへの医療の重要性が変わることはありません．小児医療・小児保健は成人のそれらとは大きく異なっており，子どもの発達を意識した高度の専門性が要求されます．本書『小児看護ケアマニュアル』では，子どもや青年の看護に必要な専門的知識と技術が初学者にも理解できるように極めて丁寧に解説されています．現場で活躍する小児看護の専門家が心をこめて執筆しているため，科学的で心のこもった看護の在り方を理解することが可能です．

これからは，小児医療を子どもや青年という枠内で捉えるのではなく，周産期・小児期・思春期を経て次世代を育成する成人期までの成育過程というライフサイクルの中で生じるこころとからだの問題に対応する成育医療として，より広い時間軸の見地から捉えることが求められています．成育医療を担う看護師・保健師・助産師などの専門職の方に，本書が有益な情報を提供することを願っています．

2015年10月

国立成育医療研究センター理事長　五十嵐　隆

はじめに

　国立成育医療研究センターは"健全な次世代を育成する"ことを目的として，平成14年3月に開院しました．受精に始まり，胎児期，新生児期，小児期，思春期を経て，次世代を育む成人期に至るリプロダクションサイクルにある人々を対象とした医療と研究を行っています．そしてライフステージとライフサイクルを視野に入れて，その人らしい生き方ができるよう，子どもと家族を包括的，継続的に支援する"成育看護"を実践しています．

　成育看護の基準として，前身である国立小児病院，国立大蔵病院の看護基準を見直し，新たに看護基準を作成し，平成21年に『小児＆周産期の疾患とケア』(中山書店) を出版しました．この『小児＆周産期の疾患とケア』をもとに，小児病棟で働く看護師の皆様に活用していただくことを想定し，構成したのが本書です．小児に特徴的な疾患と症状から看護を展開するかたちでまとめています．臨床においては，まず疾患を理解すること，または症状から病態生理を理解することから始まり，子どもの発達段階を捉え，アセスメントし看護が実践されると思います．本書ではその流れでまとめています．

　看護技術については基本的なものは割愛し，小児看護を実践するうえで特徴的な看護技術に重点を置いて，環境調整，スキンケア，栄養管理，安静・安楽，排便管理，コミュニケーションの技術を掲載しました．ケアの目的や意味が理解できるよう，エビデンスがあるものについてはできる限り盛り込み，看護の流れがわかるように図表などを多く用いて解説しています．

　『看護TOPICS』では国立成育医療研究センターで取り組んでいる，摂食障害，事故，虐待，肝移植での対応，チャイルドライフスペシャリスト（CLS）の役割と支援の実際について紹介しました．また『付録』では，小児看護において成長と発達を理解する意義，安全にケアするためのポイント，成長曲線の活用について述べています．

　国立成育医療研究センターでは"子どもと家族の憲章"を定めています．憲章とは病院を訪れる人々と職員との約束であり，職員には憲章を守る責任があります．

　憲章には，以下のことがあげられています．
　1. 子どもとその家族は，いつでも適切なケアを継続的に受けられる
　2. 子どもとその家族は，いつでも身体的・精神的苦痛を軽減するために必要なケアが受けられる

　適切なケアを実践することで，子どもと家族の身体的・精神的苦痛を軽減することができます．本書は，長年にわたり小児看護に携わってきた看護師長，小児看護専門看護師を中心に臨床現場で看護実践を行う看護師が執筆しました．本書が子どもと家族に適切なケアを提供するためのマニュアルとして活用していただけることを願っています．また，企画の段階から完成に至るまで，わかりやすいマニュアルにするための示唆に富んだご助言と温かいご支援をいただいた中山書店編集部の皆様に深く感謝いたします．

2015年10月

国立成育医療研究センター副院長・看護部長　石井　由美子

小児看護ケアマニュアル

CONTENTS

執筆者一覧──ii
序文──iii
はじめに──iv

1章 疾患別看護

1 呼吸器疾患
- かぜ症候群 2
- 肺炎 6
- 気管支炎 11
- インフルエンザ 16
- RSウイルス感染症 23

2 消化器疾患
- 急性胃腸炎 28
- 肥厚性幽門狭窄症 34
- 胃食道逆流症 40
- 腸重積 46
- 虫垂炎 52

3 循環器疾患
- 先天性心疾患 60
- 川崎病（血管炎） 72

4 脳神経疾患
- てんかん 77
- 髄膜炎 88
- 脳性麻痺 94

5 腎・泌尿器疾患
- 急性糸球体腎炎 101
- ネフローゼ症候群 105
- 慢性腎臓病 111
- 水腎症 118
- 尿路感染症（膀胱炎・腎盂腎炎） 124

6 内分泌・代謝疾患
- 糖尿病 128

7 免疫・アレルギー疾患
- 気管支喘息 138
- アトピー性皮膚炎 146
- 食物アレルギー 152

8 感覚器疾患
- 滲出性中耳炎 160
- アデノイド増殖症 165
- 扁桃肥大 168
- 斜視 174
- 流行性角結膜炎（アデノウイルス感染症） 180

9 血液疾患
- 急性白血病 185
- 特発性（免疫性）血小板減少性紫斑病 191
- 血友病 197

10 皮膚疾患
- アレルギー性紫斑病（IgA血管炎） 205
- ブドウ球菌性熱傷様皮膚症候群 211

11 運動器疾患
- 骨折 216
  - 看護TOPICS 事故 —— 225

12 感染症 230

2章 症状別看護

1 発熱 240
2 痙攣 245
3 消化器症状
- 腹痛 250
- 下痢 254
- 嘔吐 258

4 呼吸困難 262
- 咳嗽 263
- 喘鳴 266

- **COLUMN** 無呼吸──269
- **COLUMN** 重要な努力呼吸である「陥没呼吸」──270
- 5 頭痛　271
  - **看護TOPICS** 虐待──279
- 6 発疹　282
- 7 意識障害　287
- 8 黄疸　292
  - **看護TOPICS** 肝移植──296

3章 小児の看護技術

- 1 環境調整　300
- 2 スキンケア　308
- 3 栄養管理　315
  - **COLUMN** 小児における栄養の考え方と評価指標──323
  - **看護TOPICS** 摂食障害──326
- 4 安静・安楽　329
- 5 排便管理に必要なケア
  - ●排便コントロール　331
  - ●ストーマケア　334
- 6 子どもとのコミュニケーション　340
  - **看護TOPICS** チャイルドライフスペシャリスト(CLS)の役割と支援の実際──343

付録●小児の成長と発達　348
　●略語・英語一覧　356

索引　363

本文中に★を付記している略語は，巻末付録「略語・英語一覧」に掲載されています．

1章

疾患別看護

1章 疾患別看護

呼吸器疾患

かぜ症候群

病態関連図

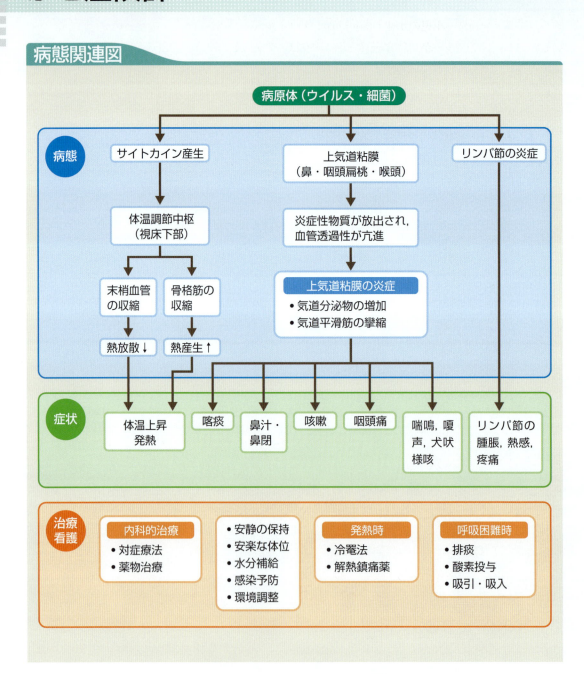

病態生理

　上気道は鼻孔から気管末端に至る部分を指し，そこで起こる炎症の大部分はかぜ症候群に属する．厳密には炎症の起きている部位によって急性鼻炎，急性咽頭炎などの診断名をつけるべきであるが，実際には同時に症状が現れることが多いため，一般的に上気道（鼻・咽頭扁桃・喉頭）の急性炎症を呈する疾患の総称を「かぜ症候群」とよんでいる（**表1**）．

　かぜの原因病原体は200〜300あるといわれ，そのほとんど（90％前後）がウイルスである．通常，小児のかぜであればライノウイルス，コロナウイルスなどが原因となることが多いが，急性咽頭炎・扁桃炎はアデノウイルス，インフルエンザウイルス，クループではパラインフルエンザウイルス，RSウイルスなどの検出頻度が高くなる．

表1　炎症部位による臨床症状と診断

炎症部位			診断	臨床症状	主な原因
上気道	上気道炎	鼻	鼻炎	くしゃみ，鼻汁	ウイルス（ライノウイルス，コロナウイルスなど）
		咽頭扁桃	咽頭炎	咽頭痛，咽頭発赤	ウイルス（アデノウイルス，インフルエンザウイルス）
			扁桃炎	咽頭痛，扁桃肥大，膿付着	A群溶血性レンサ球菌 EBウイルス
		喉頭	喉頭炎（クループ）	犬吠様咳，嗄声	ウイルス（パラインフルエンザウイルス，RSウイルス）
下気道	下気道炎	気管支	気管支炎	咳，痰 呼吸音（ゼーゼー，ヒューヒュー）	ウイルス マイコプラズマ
		細気管支	細気管支炎	咳，痰 呼吸音（ゼーゼー，ヒューヒュー） 陥没呼吸 呼吸困難	ウイルス（80％がRSウイルス，ほかにパラインフルエンザウイルス）
		肺	肺炎	咳，痰 多呼吸 呼吸困難 低酸素	ウイルス（インフルエンザウイルス，パラインフルエンザウイルス，RSウイルス） マイコプラズマ 細菌（肺炎球菌，インフルエンザ菌など）

注意すべき症状および合併症

●喉頭炎によるクループ（表2）

　小児の喉頭の位置は，新生児で第4頸椎，6歳児で第5頸椎上縁にあるが，思春期から成人にかけては第6頸椎に位置する（**図1**）．小児の喉頭は小さく，喉

表2 クループ症候群

	感染性		非感染性
	急性喉頭蓋炎	ウイルス性クループ	痙性クループ
原因	細菌感染	ウイルス感染	アレルギーの関与 ウイルス感染の先行が多い
炎症部位	声門上部の炎症	声門下部の炎症 気管・気管支に及ぶこともある	声門下部の非炎症性浮腫
好発年齢	3〜7歳くらいまで	3か月〜3歳くらいまで	1〜3歳
発病と経過	・突然に発病 ・急速に悪化	・ゆるやかに発病 ・1週間以内に自然治癒	・突発的に発症．夜間（冬期）に多い ・自然治癒，ときに再発
症状	・軽いかぜ症状のあとに急激に嚥下障害，あえぎ呼吸，陥没呼吸を示す ・ふつうは声帯が侵されないため嗄声はない	・犬吠様咳，嗄声，吸気性喘鳴，呼吸数の増加	・緊急の治療を必要とする症状：チアノーゼ，陥没呼吸，脈拍の増加

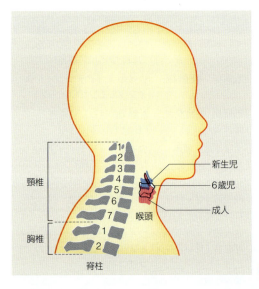

図1 小児の喉頭の位置

◎クループとは急性喉頭蓋炎（図2）による喉頭狭窄と吸気性の呼吸困難をいう．一方，クループ症候群は喉頭狭窄を示す疾患群をいう．

◎急性喉頭蓋炎では喉頭蓋が炎症により腫脹する．喉頭蓋が親指状に腫れていることから，サムサイン（thumb sign）という．

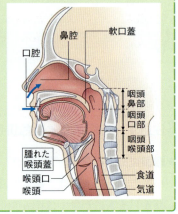

図2 急性喉頭蓋炎

頭蓋が声門に近く軟らかい．内腔も成人に比べ狭いので，喉頭の炎症は容易に上気道を狭め，呼吸困難（クループ）を引き起こす．

● **急性化膿性中耳炎**

鼻腔や咽頭から耳管を経由して中耳腔に細菌感染が起きたものを指す．症状は耳痛，耳漏，発熱などである．

● **副鼻腔炎**

副鼻腔内の粘膜に炎症が起きると，粘膜浮腫，分泌物の増加をきたし，さらに化膿すると膿汁が出る．分泌物や膿汁は鼻汁として排出されるが，炎症で鼻腔と副鼻腔の通路が狭くなると，鼻汁が排出されず，副鼻腔のなかに溜まってしまう．症状には鼻汁，鼻閉，後鼻漏，頬部痛，頭痛，頭重感がある．

検査・診断

症状と診察で確定診断を行うため，通常，検査は行わない．ウイルスによっては迅速診断キットによる検査が可能である．

◎検査時に患児が暴れると粘膜損傷を起こすため，注意が必要である．

治療

	内科的治療
薬物治療	・ウイルス感染症については経過を短縮する薬物はない ・むやみに抗菌薬を投与することは細菌二次感染の予防に効果がないばかりでなく，耐性菌の蔓延の原因となるので好ましくない ・抗菌薬は多くのかぜ患者に不必要というのが一般的である ・ウイルスの上気道粘膜への先行感染に細菌感染症を続発することもあるため，細菌感染を疑わせる臨床症状（白血球数の上昇，C反応性蛋白〔CRP〕の上昇，中耳炎，症状がなかなか治らず長引いている），所見がある場合には，適正に抗菌薬を用いる ・起こりうる副作用を考えたうえで慎重に薬剤を投与する
対症療法	・一般状態が良好であれば，安静，保温，水分補給などの一般療法と対症療法で自然治癒を待つ ・小児の対症療法では患児の苦痛となっている症状をターゲットとして必要最小限の薬剤を用いる（解熱鎮痛薬，抗ヒスタミン薬，去痰薬，鎮咳去痰薬など）

◎小児科領域でこれまで汎用されていたアスピリンはライ症候群に関与するといわれているため，近年，小児の解熱鎮痛薬としての投与は避けるようになってきている．
◎メフェナム酸，ジクロフェナクはインフルエンザ脳症の重症化に関与するため，注意する．

（大沼仁子）

1章 疾患別看護

① 呼吸器疾患

肺炎

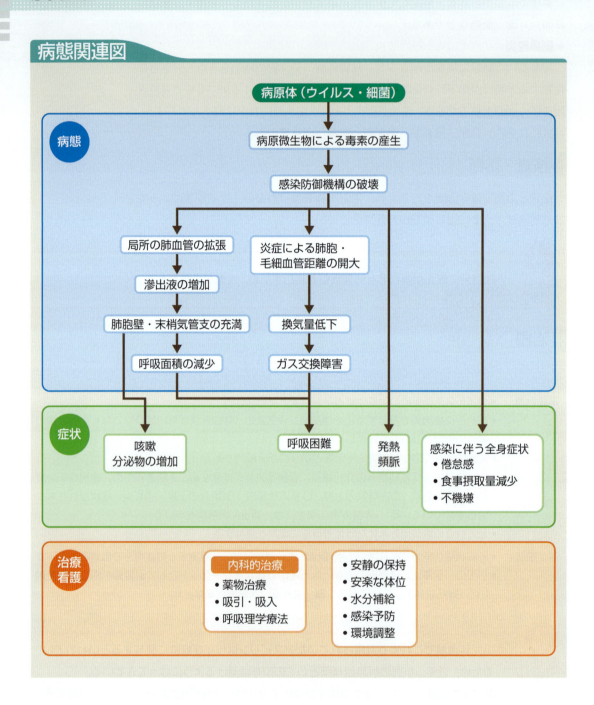

病態関連図

病態生理

肺炎は小児科領域で最もよく見られる呼吸器感染症の1つである（**表3**）．病理学的には大葉性肺炎，小葉性肺炎，間質性肺炎に分類され，原因によって細菌性肺炎，ウイルス性肺炎，マイコプラズマ肺炎などに分類される（**表4**）．また，発症場所により市中肺炎と院内肺炎に分類される．**表5**におもな起炎菌を示す．

表3　炎症部位による臨床症状と診断

炎症部位			診断	臨床症状	主な原因
上気道	上気道炎	鼻	鼻炎	くしゃみ，鼻汁	ウイルス（ライノウイルス，コロナウイルスなど）
		咽頭扁桃	咽頭炎	咽頭痛，咽頭発赤	ウイルス（アデノウイルス，インフルエンザウイルス）
			扁桃炎	咽頭痛，扁桃肥大，膿付着	A群溶血性レンサ球菌 EBウイルス
		喉頭	喉頭炎（クループ）	犬吠様咳，嗄声	ウイルス（パラインフルエンザウイルス，RSウイルス）
下気道	下気道炎	気管支	気管支炎	咳，痰 呼吸音（ゼーゼー，ヒューヒュー）	ウイルス マイコプラズマ
		細気管支	細気管支炎	咳，痰 呼吸音（ゼーゼー，ヒューヒュー） 陥没呼吸 呼吸困難	ウイルス（80％がRSウイルス，ほかにパラインフルエンザウイルス）
		肺	肺炎	咳，痰 多呼吸 呼吸困難 低酸素	ウイルス（インフルエンザウイルス，パラインフルエンザウイルス，RSウイルス） マイコプラズマ 細菌（肺炎球菌，インフルエンザ菌など）

表4　原因による肺炎の分類

分類	特徴・症状
細菌性肺炎	・細菌が肺実質（肺胞）に侵入し，細胞壁に付着して増殖すると，好中球が毛細血管から遊出し，細菌を貪食する．細菌毒素により，肺胞内には肺胞上皮の脱落，毛細血管の透過性亢進により生じる滲出液，好中球の死骸などがたまり，湿性咳嗽を認める ・肺胞内に滲出液がたまると，ガス交換がうまくできなくなる ・ウイルス性肺炎と比較すると重症感が強い．一般的に39℃以上の発熱を認め，多呼吸，鼻翼呼吸，陥没呼吸などの呼吸困難が強く，全身状態も不良 ・咳嗽による不眠，胸痛，食欲低下や脱水などを伴い，長い経過をたどることが多い
ウイルス性肺炎	・呼吸器に常在するウイルスによる肺炎と，それ以外のウイルスによる全身感染症の合併症としての肺炎がある ・比較的おだやかに発病し，熱もあまり高くならず，上気道症状が遷延する ・数日間の経過で症状の改善を認める ・原因ウイルスによっては高熱を伴い，全身状態が急激に悪化することもある
マイコプラズマ肺炎	・2000年以降，患者数が増加傾向にある ・健康な若年者に好発（5～25歳） ・頭痛や消化器症状で発症し，突然の高熱ではなく微熱を伴うことが多いとされる ・比較的重症感に乏しく，多呼吸を認めても聴診所見に乏しく，それに比較して胸部X線では明らかな肺炎像が認められる

表5　おもな肺炎の起炎菌

起炎菌	生息場所	特徴・症状
肺炎球菌 （グラム陽性菌）	ヒトの鼻咽腔	・上気道炎に続いて悪寒・戦慄を伴う高熱を認める ・咳，鉄さび色の喀痰を伴う ・菌血症や髄膜炎，関節炎などを合併し，重症化する ・大葉性肺炎像を呈する
インフルエンザ菌 （グラム陰性桿菌）	ヒトの鼻咽腔	・鼻粘膜損傷による鼻咽頭炎から発症する ・小児に多い ・菌の増殖に伴い，肺炎，中耳炎，髄膜炎，副鼻腔炎などを合併する ・慢性呼吸器疾患では急性増悪しやすい
黄色ブドウ球菌 （グラム陽性球菌）	自然環境，鼻腔，腸管，皮膚	・気管支肺炎像を呈し，組織の破壊性が強いため，肺膿瘍や膿胸を合併しやすい
モラクセラ・カタラーリス （グラム陰性桿菌）	ヒトの鼻咽腔	・慢性呼吸器疾患を有する患者では肺炎，慢性閉塞性肺疾患（COPD★）増悪の原因となる ・乳幼児や小児では肺炎，中耳炎，副鼻腔炎などの原因になる ・インフルエンザ菌や肺炎球菌などと複数菌感染をきたす ・日和見感染や院内感染の原因菌となる
緑膿菌 （グラム陰性桿菌）	水回り，ヒトや動物の腸管内	・特徴的な緑色の喀痰や膿を伴う ・気管支肺炎像を呈する ・じわじわと組織を破壊し，肺膿瘍や膿胸になりやすい

検査・診断

　発熱，咳嗽，多呼吸，SpO_2の低下，陥没呼吸などの努力呼吸の有無，聴診所見などから肺炎を疑い，以下の検査を行う．

画像検査 （図3～5）	・胸部X線上では，肺実質に気管支空気像を伴う陰影が見られる ・胸水の貯留を伴うこともある ・画像検査のみで肺炎の原因を特定することは難しい

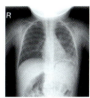 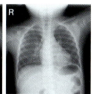 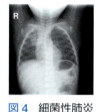 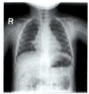 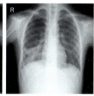

図3　ウイルス性肺炎（2歳2か月）のX線所見
左：左下葉の濃度上昇，右：左下葉の濃度上昇と右気管支周囲陰影の増強

図4　細菌性肺炎（1歳6か月）のX線所見
右上肺に腫瘤状の濃度上昇を認め，右肺容量の低下を認める

図5　マイコプラズマ肺炎のX線所見
左：2歳4か月，両側気管支周囲陰影の増強を認め，ウイルス性肺炎の所見に類似している
右：9歳10か月，右下葉の濃度上昇を認める

血液検査	・白血球数の上昇，CRPの上昇が見られる ・血液検査のみで肺炎の原因を特定することは難しいが，病勢の把握に役立つ
血清検査	・感染した細菌やマイコプラズマに対する血清中の抗体価を調べる ・マイコプラズマ肺炎の診断で最も一般的に用いられる
培養検査	・細菌性肺炎では，喀痰培養や血液培養などで診断を確定することができる ・小児の場合，実際に喀痰検体を採取することは困難なため，咽頭培養で代用することも多いが，ほかの常在菌の混入も多く，不確実である ・小児において，培養検査によって肺炎の原因を特定することは非常に難しく，最終的には，臨床症状と各検査結果をもとに総合的に診断する

治療

　輸液による水分補給,輸液や経口による抗菌薬や去痰薬などの薬剤投与,もしくは去痰薬などの吸入などである.SpO$_2$の低下を伴う場合には酸素吸入を行う.気管支内の分泌物の貯留を防ぐため,呼吸理学療法を実施し,必要に応じて口鼻腔吸引を行い,分泌物を除去する.

分類	内科的治療（薬物療法）
細菌性肺炎	・最も頻度の高い起因菌である肺炎球菌をカバーできるように,第一選択薬としてはペニシリン系の抗菌薬を使用する ・重症度が高い細菌性肺炎に関しては,ペニシリン耐性のインフルエンザ菌b型（Hib★）感染症を考慮し,セフェム系の抗菌薬を使用する
ウイルス性肺炎	・軽症で,ウイルス性感染症の臨床的な根拠を示し,呼吸困難がない場合には,抗菌薬の使用を控える ・ウイルス性感染症の30％程度に細菌性病原体が同時に存在するため,ウイルス性感染症の推定診断によって抗菌薬の治療を行わないと決定しても,臨床状態の悪化や細菌性肺炎の重複の可能性を示す場合には,抗菌薬を投与する
マイコプラズマ肺炎	・マクロライド系やテトラサイクリン系の抗菌薬が第一選択となる ・治療開始3日後を目途に初期抗菌薬の効果を総合的に判定し,培養結果も参考にしながら抗菌薬の変更を検討する

　◎抗菌薬の乱用は耐性菌を増加させ,一方で医療費の増大にもつながるため,使用は必要最小限にすることが重要である.

（長谷部麗）

1 呼吸器疾患

気管支炎

細気管支炎

病態関連図

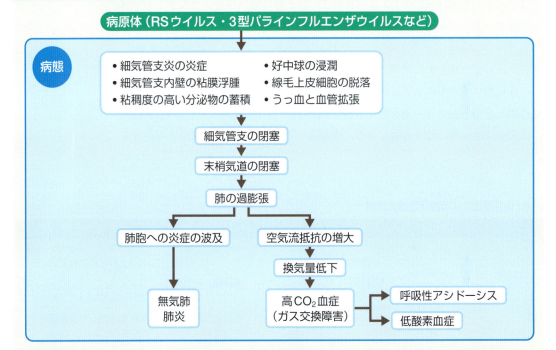

症状

呼吸器
咳嗽　喘鳴
漿液性鼻汁　呼吸困難
異常呼吸　低酸素
呼気延長

循環器
発熱
頻脈

消化器
嘔吐
食欲不振
食事摂取量の減少

その他
活動性の低下
不機嫌
睡眠障害

治療・看護

内科的治療
- 対症療法
- 吸引・吸入
- 酸素投与

- 安静の保持
- 安楽な体位
- 水分補給
- 感染予防
- 環境調整

病態生理

細気管支炎は，生後18か月未満の乳児が罹患する下気道の急性ウイルス感染症で，呼吸窮迫，喘鳴，水泡音を特徴とする（表6）．一般的に予後は非常に良好であるが，なかには無呼吸または呼吸不全を起こす患児もいる．

細気管支炎はしばしば流行発生するが，前述のとおり，ほとんどは生後18か月未満の乳児に発生し，なかでも生後6か月未満の乳児における発生率が最も高い．生後1年間の年間発生率は約11人/100人である．ほとんどが11～4月にかけての発生であり，発生数のピークは1～2月である．

ほとんどの症例はRSウイルス（RSV★）および3型パラインフルエンザウイルス感染が原因であり，そのほかの比較的頻度の低い原因としては，A型およびB型インフルエンザウイルス，1型および2型パラインフルエンザウイルス，メタニューモウイルス，アデノウイルスがある．

これらのウイルスは上気道から中気管支，小気管支，細気管支へと広がり，上皮の壊死を引き起こす．進行性の浮腫と滲出液が部分的な閉塞を引き起こすが，この閉塞は呼気時に最も著明である．重症化すると複数領域の無気肺が発生することがある．

表6 炎症部位による臨床症状と診断

炎症部位			診断	臨床症状	主な原因
上気道	上気道炎	鼻	鼻炎	くしゃみ，鼻汁	ウイルス（ライノウイルス，コロナウイルスなど）
		咽頭扁桃	咽頭炎	咽頭痛，咽頭発赤	ウイルス（アデノウイルス，インフルエンザウイルス）
		扁桃炎	扁桃炎	咽頭痛，扁桃肥大，膿付着	A群溶血性レンサ球菌 EBウイルス
		喉頭	喉頭炎（クループ）	犬吠様咳，嗄声	ウイルス（パラインフルエンザウイルス，RSウイルス）
下気道	下気道炎	気管支	気管支炎	咳，痰 呼吸音（ゼーゼー，ヒューヒュー）	ウイルス マイコプラズマ
		細気管支	細気管支炎	咳，痰 呼吸音（ゼーゼー，ヒューヒュー） 陥没呼吸 呼吸困難	ウイルス（80%がRSウイルス，ほかにパラインフルエンザウイルス）
		肺	肺炎	咳，痰 多呼吸 呼吸困難 低酸素	ウイルス（インフルエンザウイルス，パラインフルエンザウイルス） RSウイルス マイコプラズマ 細菌（肺炎球菌，インフルエンザ菌など）

潜伏期間は3〜8日で，急性鼻咽頭炎として始まり，2〜4日の経過で咳嗽の増強，多量の漿液性鼻汁，呼吸困難（喘鳴，多呼吸，陥没呼吸，鼻翼呼吸，シーソー呼吸）が出現し，嘔吐と経口摂取量の減少により脱水を起こす場合がある．疲労に伴い呼吸はさらに浅く非効率的になっていき，呼吸性アシドーシスに至ることがある．聴診では喘鳴，呼気の延長が聞かれ，小水泡音もしばしば認められる．また，患児の多くは急性中耳炎を併発する．

検査・診断

病歴から細気管支炎が疑われる場合は，酸素化を評価するためにパルスオキシメトリーにてモニタリングする．酸素濃度が正常な軽症例では，これ以上の検査は必要ないが，低酸素血症の場合は胸部X線検査を行う．典型例では肺の過膨張，横隔膜の下降，顕著な肺門陰影を示す．またRSウイルス感染症と同様，無気肺や肺への浸潤像を認めることがある．

治療

治療は酸素および水分の補給による支持療法である．細気管支炎はウイルス感染による細気管支の炎症性狭窄であり，治療方法は対症療法が主である．患児を興奮させたり，泣かせたりすると呼吸状態が悪化するので，愛護的に，柔軟に対応する．

項目	根拠
輸液による水分補給	・発熱・多呼吸・嘔吐などによる水分喪失と，経口摂取不良のために脱水になっていることが多い ・脱水は気道分泌物の粘稠度を増加させ，呼吸状態の悪化につながる
薬物治療	・抗菌薬や去痰薬を使用する
吸入療法	・β_2アドレナリン受容体刺激薬（気管支拡張薬）や去痰薬を使用する
吸引，呼吸理学療法	・多量の鼻汁のため，気道（鼻腔から上咽頭）の狭窄や閉塞をきたしやすく，頻回の鼻汁吸引が必要となる ・吸引チューブでの吸引は有効であるが，患児を興奮させ，かえって呼吸状態を悪化させることもある
酸素吸入	・SpO_2の低下を伴う場合に実施する

喘息様気管支炎

病態関連図

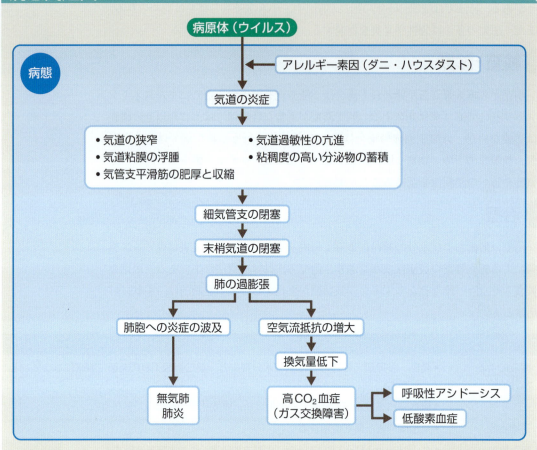

病態生理

　気管支炎の一種で，ウイルスなどの病原体が感染して起こる気管支炎から気道粘膜の浮腫・腫脹が惹起され，それによる気道内腔の狭小化から呼気性喘鳴が聴取される．また，気道分泌物の増加による気流閉塞が起こり，呼吸困難を生じることもある．受動喫煙・アレルギー（ダニ・ハウスダスト）などが関与する．

検査・診断

　症状と聴診所見にて診断する．家族のアレルギー歴，気管支の聴診所見，呼気延長の有無，気管支拡張薬の吸入への反応，炎症反応の亢進の有無などから気管支喘息との鑑別を行う．喘鳴は「ゼロゼロ」，「ゼイゼイ」と聞こえる低音が主体で，気管支喘息のような「ヒューヒュー」のいう高音の喘鳴は聞かれない．

治療

	内科的治療
輸液による水分補給	・発熱・多呼吸・嘔吐などによる水分喪失と，経口摂取不良のために脱水になっていることが多い ・脱水は気道分泌物の粘稠度を増加させ，呼吸状態の悪化につながる
吸入療法	・β_2アドレナリン受容体刺激薬（気管支拡張薬）や去痰薬を使用する ・交感神経亢進により，動悸・不整脈などの副作用が発現することがある ・1回吸入量，1日吸入量は医師の指示のもと適切に実施する必要がある
薬物治療	・気管支拡張薬，去痰薬，抗菌薬を使用する

（川野裕加，臼杵めぐみ）

1 呼吸器疾患

インフルエンザ

病態関連図

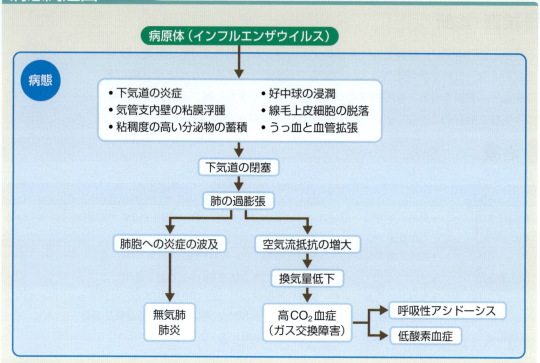

症状	**呼吸器** 咳嗽　喘鳴 漿液性鼻汁　呼吸困難 異常呼吸　低酸素 呼気延長	**循環器** 発熱 頻脈	**消化器** 嘔吐 食欲不振 食事摂取量の減少	**その他** 活動性の低下 不機嫌 睡眠障害

治療看護
- **内科的治療**
  - 薬物治療（発症後48時間以内：抗インフルエンザウイルス薬）
  - 酸素投与
- **発熱時**
  - 解熱鎮痛薬
  - 冷罨法
  - 水分補給
- 安楽な体位
- 環境調整
- 感染予防

病態生理

インフルエンザウイルス（A型，B型，C型）の感染によって起こる急性炎症で，上気道から，さらに気管支などの下気道の炎症に及ぶことが多い．ほかのかぜ症候群と異なる特徴は，気道症状とともに高熱，倦怠感，頭痛，関節痛，筋肉痛などの全身症状が著明なことである．ヒトで流行するのはA型とB型である．B型インフルエンザはA型インフルエンザと比較してやや軽症で，流行もA型ほどではない．以前は1年の間にA型かB型のいずれかの型が流行していたが，近年は両型が混在して流行することもある．

A型，B型インフルエンザは肺炎，気管支炎と合併することが少なからずあり，高熱に伴い熱性痙攣や熱せん妄を引き起こすこともある．また，循環器疾患や呼吸器疾患など基礎疾患を有する患児は重症化する危険性が高い．

インフルエンザ肺炎

インフルエンザウイルスによって起こる肺炎には，純粋にインフルエンザウイルスによる肺炎に細菌性肺炎を同時に合併する細菌混合型肺炎，インフルエンザが軽快後，数日〜1週間経過して発症する二次性細菌性肺炎がある．

インフルエンザウイルス肺炎は純粋にインフルエンザウイルスによる肺炎を指し，高熱，倦怠感，筋肉痛などの全身症状に加え，咽頭痛，咳嗽，呼吸困難などの気道・呼吸器症状が進行する．二次性細菌性肺炎はインフルエンザ症状の軽快した数日後から再発熱，咳嗽，膿性痰，胸痛，呼吸困難などを発症する．下気道症状が残存する時期の細菌感染であるため，通常より重篤化するリスクがある．

インフルエンザ脳症

インフルエンザに罹患後，一部の症例で脳炎を合併することがある．この場合に，インフルエンザを発症後，頭痛，悪心，嘔吐，意識障害，痙攣などの症状が出現する．治療は痙攣重積状態への対処，体重管理，脳圧亢進への対処などの対症療法が基本で，一部でメチルプレドニゾロンパルス療法，ヒト免疫グロブリン大量療法，脳低温療法，血漿交換療法が行われる．後遺症を残すなど予後はよくない．

検査・診断

迅速診断はA型・B型・新型・鳥インフルエンザでも検査が可能である．発症早期は偽陰性の可能性が高く，また発症後72時間以内に検査を行わなかった場合も偽陰性の可能性がある．インフルエンザの潜伏期間は通常1〜4日（平均2日）といわれているため，インフルエンザの診断には，周囲でインフルエンザの流行があることや患者に接触してからの期間，臨床症状があることのほうがより重要である．

予防法

　小児でのインフルエンザワクチンの接種目的は重症化の予防というよりは罹患そのものを防ぐために行われる．接種は流行期に入る前の10～12月が望ましい．13歳未満の小児は1～4週間の間隔をおいて2回接種する（1回の接種では十分な免疫ができない）．被接種者ではインフルエンザウイルスに感染しても80％程度の発病阻止効果があり，予防接種による免疫効果は2週間～6か月程度持続する．

　インフルエンザワクチンの接種が積極的に推奨されるのは，インフルエンザを発症すると重症化するリスクの高い患者またはそのような患者の身近にいる人など（表7）である．

表7　インフルエンザ高リスク例

慢性呼吸器疾患（気管支喘息，肺低形成など）
代謝性疾患（糖尿病など）
慢性腎疾患（慢性腎不全など）
慢性心疾患（先天性心疾患，心不全など）
免疫不全（ステロイド長期投与，免疫抑制薬投与など）
リスクの高い患者の家族，リスクの高い患者にかかわる可能性のある医療従事者　など

治療

	内科的治療
薬物治療	・発症後48時間以内に抗インフルエンザウイルス薬を投与する 　リン酸オセルタミビル（タミフル®），ザナミビル水和物（リレンザ®），ラニナミビル（イナビル®），ペラミビル（ラピアクタ®），アマンタジン（シンメトレル®）
補液	・発熱や多呼吸が見られると，水分喪失，経口摂取不良による脱水状態になっていることが多いため，補液を行う ・患児の経口摂取状況を見ながら適宜補液を調整する
体温調整	・解熱鎮痛薬はアセトアミノフェンを使用する ・アスピリンなどのサリチル酸製剤はライ症候群のリスクが高くなるので禁忌 ・基礎疾患を有する患者では解熱鎮痛薬を使用せず，冷罨法のみで体温調整を図ることもある

（大島由佳里）

かぜ症候群, 肺炎, 気管支炎, インフルエンザ患児の看護

観察項目

項目	観察のポイント	根拠
呼吸状態	・呼吸数, 呼吸パターン, 呼吸音 ・努力呼吸（肩呼吸, 鼻翼呼吸, 陥没呼吸, 呻吟など） ・SpO_2（体動や啼泣によるSpO_2低下の有無・程度） ・咳嗽の有無・種類（湿性・乾性・犬吠様など） ・喘鳴 ・分泌物の性状・量 ・哺乳の様子	・呼吸状態の把握と異常の早期発見により重症化を予防できる ・酸素化の低下により呼吸数が増加する ・呼吸障害の進行により, 呼吸窮迫症状もしくは呼吸不全状態が見られる ・気道分泌の亢進による気道狭窄, 閉塞症状により呼吸不全を増長させる可能性がある ・哺乳時には呼吸状態が悪化しやすい
循環動態	・脈拍数（頻脈） ・血圧 ・末梢循環 ・毛細血管再充満時間（CRT） ・脱水症状（皮膚や口唇の乾燥, 涙の有無）	・循環状態の把握と異常の早期発見により重症化を予防できる
消化器症状	・下痢, 嘔吐, 腹痛などの腹部症状 ・腹部膨満の有無・程度	・咳嗽や分泌物の増加により嘔吐が誘発されやすい ・抗菌薬の投与により下痢をきたしやすい
発熱	・熱型 ・持続時間	・ウイルス感染, 細菌感染による気道感染症では, 発熱を伴うことが多い ・発熱による酸素消費量の増大が見られる **POINT** ◎高熱に伴う熱性痙攣やせん妄などによって奇行が見られるときには, 転倒・転落など予期せぬ事故に注意する
食事・水分摂取状況	・食事摂取量 ・水分摂取量 ・食事摂取の様子	・呼吸困難や倦怠感により食事摂取量や水分摂取量が減少しやすい ・炎症や呼吸運動の増加により呼吸に伴う不感蒸泄の増加があり, 脱水症状が増悪しやすい
活気・機嫌	・ふだんとの違い ・活動性の低下 ・乏しい表情	・呼吸困難や倦怠感により活動性が低下しやすい

◎大きな声で泣くことができない，母親を求めない，日ごろ愛着のあるものに興味を示さない，などが見られるときには，重症な症状を呈している場合が多いので注意する．

ケア項目

症状	ケア内容
発熱 ▶p.240「発熱」，p.300「環境調整」の項を参照	・冷罨法（幼児：アイスパックを後頭部から背部に当てる，学童：氷枕を頭部に当てる． **POINT** ◎冷やしすぎないように注意する．とくに3か月未満の児は体温調節機構が未熟なため，冷却し過ぎによる体温低下が起こりやすい ・解熱鎮痛薬の使用の検討
呼吸困難 ▶p.262「呼吸困難」の項を参照	・酸素投与 ・体位ドレナージや呼吸理学療法による排痰促進 ・吸入 ・吸引 ・安静を保つ（抱っこは可能） ・安楽な体位 ・積極的な体位変換（自力で体位を変えられない患者には2〜3時間ごとに体位変換を行い，肺の拡張を促進し，気道分泌物の排出を促す） **POINT** ◎同一体位での長時間の臥床により，気管内に分泌物が貯留したり，無気肺を呈したりする ・室内の温度・湿度管理（温度：24±2℃，湿度：40〜60％） ・室内の空気を清潔に保つ ・ポータブルトイレの使用（体動による呼吸困難の増強を予防） **POINT** ◎不機嫌や啼泣，咳嗽を誘発させるなどして酸素消費量を増加させないよう注意する ・ベッド周囲の環境調整（清潔に保つ．刺激臭や気温の変化により咳嗽が誘発される） **POINT** ◎ベッド上に不要なもの（おもちゃや踏み台になりうるものなど）を置かない ◎患者が口に含む可能性のある場所は水拭きで清掃する．汚染が目立つ場所は低水準消毒薬を使用する ◎騒音は眠りを妨げたり，不快感や苦痛を与えるため，とくに夜間は静かな環境を整える
消化器症状	・食事は少量ずつ頻回に与える（腹部膨満感・嘔吐の予防） **POINT** ◎咳嗽，粘稠な痰により嘔吐が誘発されやすいので注意する ・全身状態が悪い場合や経口摂取が困難な場合は，輸液で水分を補う **POINT** ◎発熱，多呼吸，発汗などで身体の水分を喪失しやすく脱水に陥る可能性がある

発汗	● スキンケアを行う（清拭やシャワー浴・入浴） ☛ p.308「スキンケア」の項を参照 **POINT** ◎清潔ケアに使用した物品（タオルなど）は，感染物として取り扱う

● 予防ケア

項目	ケア内容
感染経路別予防策[*1]	● 標準予防策に加え，接触予防策を実施 ● 入室前に手袋・エプロン・サージカルマスクを着用し，退室時に病室内で防護具をはずして廃棄する（体温計・血圧計・聴診器は専用のものを準備する） ● 隔離は個室隔離か集団隔離（同じウイルス感染患児と同室にする）とする．隔離期間は，2回の陰性確認もしくは症状が軽快し，全身状態が良好になるまでとする **POINT** ◎個室隔離・集団隔離ができない場合には，カーテンによる隔離を行う．ほかの患児から1m以上離した療養環境をつくる．このときに，患児はベッド上から移動しないようにする ● ベッド周囲の環境整備を1回/日以上行う ● 患児の退院後は，通常と同様の清掃を行う

[*1] インフルエンザ，マイコプラズマなどウイルスが同定されている場合，もしくはその疑いが強い場合に該当

ここが重要！
▶ 基本的な感染予防策としては，手洗いが重要！
▶ 感染を未然に防ぐ意味において予防接種は重要で，インフルエンザウイルスの予防接種はインフルエンザ感染症の重症化の予防につながる．最近では，細菌性肺炎の原因である肺炎球菌に対する肺炎球菌ワクチンやインフルエンザ菌b型に対するHibワクチンが導入され，今後さらに普及することで予防効果が期待されている．
▶ 寝たきりや胃食道逆流をもつ患児の場合，誤嚥性肺炎を予防するために行う食事や経腸栄養剤などの注入後の体位管理や口腔ケアなどは，非常に重要な肺炎予防法である．

患児・家族指導項目

● 安静を図り，十分な睡眠をとる
● 頻回に水分補給を行う
● 衣服や室内温度の調整を行う（温度：24±2℃，湿度：40〜60％）
● 退院後は，食事・活動ともに徐々に病前の生活に戻していく（無理のない範囲で）
● インフルエンザの場合：
　• 個室隔離の必要性と医療者が防護具を着用する根拠の説明
　• 手洗いやマスク着用と面会制限の説明
　• 幼稚園や保育園などへの発症や出席停止の報告について

◎成人の場合には鼻かぜ程度で完治するウイルスでも，乳児が感染すると急激に重症化しやすい傾向にあることを理解してもらうことが大切である．

▶咳や痰の増強，突然の悪寒とともに38〜39℃の発熱，浅く速い呼吸，食欲低下などの症状が見られたら，かかりつけ医を受診するよう伝える．
▶呼吸器感染症の予防のため，日ごろの手洗い・うがいなどを習慣化するように指導する．

（臼杵めぐみ，大島由佳里，川野裕加，長谷部麗）

1 呼吸器疾患

RSウイルス感染症

病態関連図

病態

病原体（RSウイルス）

- 細気管支炎の炎症
- 細気管支内壁の粘膜浮腫
- 粘稠度の高い分泌物の蓄積
- 好中球の浸潤
- 線毛上皮細胞の脱落
- うっ血と血管拡張

↓

細気管支の閉塞

↓

末梢気道の閉塞

↓

肺の過膨張

↓ ↓

肺胞への炎症の波及 ／ 空気流抵抗の増大

↓ ↓

無気肺／肺炎 ／ 換気量低下 → 高CO_2血症（ガス交換障害） → 呼吸性アシドーシス／低酸素血症

症状

呼吸器
咳嗽　喘鳴
漿液性鼻汁　呼吸困難
異常呼吸　低酸素
呼気延長

循環器
発熱
頻脈

消化器
嘔吐
食欲不振
食事摂取量の減少

その他
活動性の低下
不機嫌
睡眠障害

治療・看護

内科的治療
- 対症療法
- 吸引・吸入
- 酸素投与

- 安静の保持
- 安楽な体位
- 水分補給
- 感染予防
- 環境調整

病態生理

　RSウイルス感染症は冬季に流行し，すべての年齢層に広まって，急性の呼吸器疾患を引き起こす．母親からの移行抗体があっても感染を十分に防ぐことはできないため，乳児期の早期から感染し，発症することもある．2歳までに少なくとも1回はRSウイルスに感染する．

　咽頭から侵入したRSウイルスは，上気道から下気道へ波及する．炎症の及んだ部位によって，急性上気道炎・喉頭気管気管支炎・細気管支炎・肺炎と病像が変化する．初感染の場合，炎症は約30～40％の症例で下気道まで波及し，1～3％が重症化して入院治療を要する．

　RSウイルスに感染すると4～6日間の潜伏期を経て，咳嗽や鼻汁など上気道症状が見られる．炎症がさらに下気道まで達すると細気管支炎などの下気道感染症に進展する．細気管支炎はRSウイルス感染症の特徴的な病型で，新生児や乳児，先天性心疾患，未熟児慢性肺疾患，免疫不全症，免疫の低下した児ではしばしば重篤な症状を引き起こす．

　ウイルスに感染した気道組織では炎症のため浮腫が起こり，喀痰や一部の脱落した上皮細胞などを含んだ分泌物が増加する．このため，下気道では気道が狭窄し，呼気性喘鳴，多呼吸・陥没呼吸など喘息発作様の症状が見られる．このような空気を排出しにくい状態が続くと，肺でのガス交換が正常に行われず，しばしば低酸素血症や高二酸化炭素血症をきたす．また喀痰などの分泌物によって気道が閉塞すると無気肺を生じる．

　下気道炎の合併症としてADH分泌異常症候群（抗利尿ホルモン分泌異常症候群，SIADH）が生じることがある．低ナトリウム血症の有無に注意が必要である．

検査・診断

　RSウイルス感染症は，ウイルス分離，ウイルス抗原の検出，遺伝子検査，血清抗体価などの検査によって診断される．診断にはRSウイルス抗原を検出する迅速診断キットが用いられる．鼻咽腔の分泌物を採取し，簡便に短時間（約15分）で診断することができる．

　胸部X線上では，種々のパターンが見られる．最も典型的なのは間質性肺炎像と過膨張であるが，空気とらえ込み現象（エアトラッピング）が唯一の有意な所見であることもある．肺胞性陰影はRSウイルス感染症による下気道疾患の1/4に見られるが，特に6か月以下の乳児に多い．

予防法

　RSウイルス流行期にヒト化抗RSV-F蛋白モノクローナル抗体製剤（パリビズマブ）を筋注投与すると，RSウイルス感染症が重症化するのを予防できる．現在，本剤はRSウイルス流行初期において，以下の条件を満たす患児に対して

接種が認められている．
① 在胎期間 28 週以下の早産で，12 か月齢以下の新生児および乳児
② 在胎期間 29～35 週の早産で，6 か月齢以下の新生児および乳児
③ 過去 6 か月以内に気管支肺異形成の治療を受けた 24 か月齢以下の新生児，乳児および幼児
④ 24 か月齢以下の血行動態に異常のある先天性心疾患の新生児，乳児および幼児

治療

パリビズマブの予防投与は効果的であるが，RS ウイルス感染症の治療的効果はない．そのため，特別な抗ウイルス治療はなく，細気管支炎や肺炎の症状を緩和する目的で対症療法を行う．気道分泌物の吸引や去痰薬の内服，加湿や酸素投与は有効である．重篤な呼吸障害が見られる症例では，人工換気を行う．また，β_2 刺激薬の吸入や γ グロブリン製剤，ステロイド薬による治療が行われることもあるが，治療効果は不明である．

RSウイルス感染症患児の看護

観察項目

項目	観察のポイント	根拠
呼吸状態	・呼吸数，呼吸パターン，呼吸音 ・努力呼吸（肩呼吸，鼻翼呼吸，陥没呼吸，呻吟など） ・SpO_2（体動や啼泣による SpO_2 の低下の有無・程度） ・咳嗽の有無・種類（湿性・乾性・犬吠様など） ・喘鳴 ・分泌物の性状・量 ・哺乳の様子	・呼吸状態・循環状態の把握と異常の早期発見により，重症化を予防する **POINT** ◉乳幼児（特に低出生体重児や心疾患・肺疾患の基礎疾患をもつ児，免疫不全の児）は重症化のリスクが高いため，呼吸状態・循環状態の観察は重要となる
循環状態	・脈拍数（頻脈） ・血圧 ・末梢循環 ・毛細血管再充満時間（CRT） ・脱水症状（皮膚や口唇の乾燥・涙）	
発熱	・熱型 ・持続時間	・RS ウイルス感染による気道感染症では，発熱を伴うことが多い ・発熱による酸素消費量の増大が見られる

血清電解質異常	・低ナトリウム血症	・下気道炎の合併症として ADH 分泌異常症候群が生じることがある
食事・水分摂取状況	・食事摂取量 ・水分摂取量 ・食事摂取の様子	・呼吸困難や倦怠感により食事摂取量や水分摂取量が減少しやすい ・炎症や呼吸運動の増加により呼吸に伴う不感蒸泄の増加があり，脱水症状が増悪しやすい
活気・機嫌	・ふだんとの違い ・活動性の低下 ・乏しい表情	・呼吸困難や倦怠感により活動性が低下しやすい

ケア項目

症状	ケア内容
発熱 ☞p.240「発熱」，p.300「環境調整」の項を参照	・冷罨法 ・解熱鎮痛薬の使用の検討
呼吸困難 ☞p.262「呼吸困難」の項を参照	・吸入 ・吸引 ・安静を保つ（抱っこは可能） ・安楽な体位（起座位，半座位） ・ポータブルトイレの使用（体動による呼吸困難の増強を予防） ・ベッド周囲の環境整備（清潔に保つ．刺激臭や気温の変化により咳嗽が誘発される） **POINT** ◎不機嫌や啼泣，咳嗽を誘発させるなどして酸素消費量を増加させないよう注意する
消化器症状 食欲不振	・本人の食欲に応じて与え，食べやすい食事形態に変更する **POINT** ◎必要に応じて，食事前に吸引を行う ・一度に多く与えず，少量ずつ与える ・少量ずつ，水分を頻回に促す ・経口摂取が困難なときは輸液で水分を補う

● 予防ケア

項目	ケア内容
感染経路別予防策	・標準予防策に加え，接触予防策を実施 ・入室前に手袋・エプロン・サージカルマスクを着用し，退室時に病室内で防護具をはずして廃棄する（体温計・血圧計・聴診器は専用のものを準備する） ・隔離は個室隔離か集団隔離（同じウイルス感染患児と同室）とする．隔離期間は，2回の陰性確認もしくは症状が軽快し，全身状態が良好になるまでとする **POINT** ◎個室隔離・集団隔離ができない場合には，カーテンによる隔離を行う．ほかの患児から1m以上離した療養環境をつくる．このときに，患児はベッド上から移動しないようにする ◎RSウイルスは咳嗽などによる飛沫感染もあるが接触感染が主であるため，ほかの患児との距離よりは手指衛生による感染予防が重要である ◎抱っこなどの濃厚接触は最小限とし，医療者が感染媒体とならないよう注意する． ・ベッド周囲の環境整備を1回/日以上行う **POINT** ◎RSウイルスは長期間生存できるため，こまめな環境整備が必要である ・患児の退院後は，通常と同様の清掃を行う ・スキンケア（清拭やシャワー浴・入浴） ☞ p.308「スキンケア」の項を参照 **POINT** ◎清潔ケアに使用した物品（タオルなど）は，感染物として取り扱う

患児・家族指導項目

- 個室隔離の必要性・医療者が防護具を着用する根拠の説明
- 手洗いやマスクの着用と面会の制限
- 入院中にほかの患児・保護者への接触を避けること
- 幼稚園や保育園などへの発症の報告について

（川野裕加，臼杵めぐみ）

消化器疾患

急性胃腸炎

病態関連図

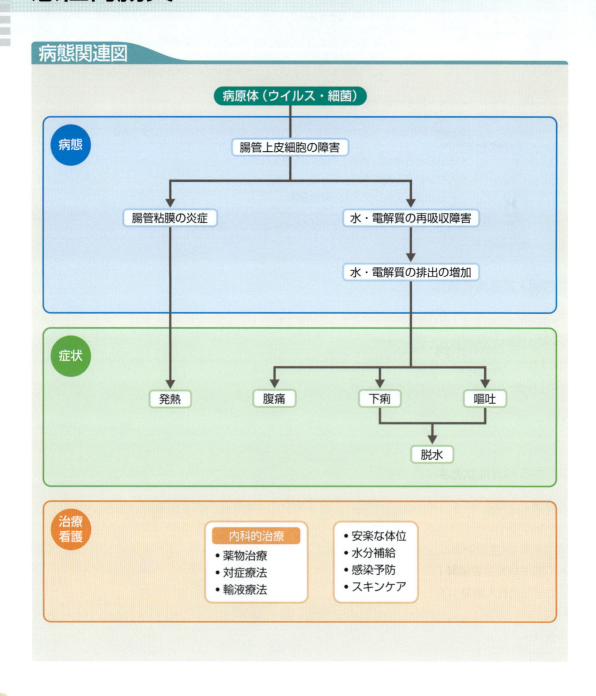

病態生理

急性胃腸炎は，ウイルスや細菌などのさまざまな病原体（表1）が腸管に感染することにより，発熱，腹痛，嘔吐，下痢，脱水などを引き起こす疾患である．

表1 急性胃腸炎の原因となるおもな微生物

ウイルス	細菌
・ロタウイルス ・ノロウイルス ・腸管アデノウイルス ・アストロウイルス	・カンピロバクター属 ・サルモネラ ・クロストリジウム・ディフィシル ・腸管出血性大腸菌（O-157） ・赤痢菌 ・ビブリオ ・コレラ菌

感染経路

- 急性胃腸炎の原因となる病原体は，感染した人の便や吐物で汚染された手指を介して，ヒトからヒトへの糞口感染をする．
- 微生物で汚染された食品を介した食中毒により集団発生することもある．
- 一般に1～3日間の潜伏期間を経て発症する．
- ロタウイルスやノロウイルスは患者の便1gあたり10～100億個存在する．これらの感染力は非常に強く，10個以下でも体内に侵入すると感染が成立する．

▶ 汚物を処理する場合は，ディスポーザブルの手袋，マスク，ガウンを着用し，手洗いを徹底する．

▶ 患児の吐物，便で汚染されたベッド周囲や医療器具の消毒にはアルコールや逆性石けんでは不十分なため，次亜塩素酸ナトリウムを使用する．

注意すべき症状および合併症

● 痙攣

下痢や嘔吐に伴う電解質の乱れや低血糖，ウイルスによる脳炎，脳症，胃腸炎関連痙攣（軽度胃腸炎に関連して乳幼児に起こる）が原因となる．

● 溶血性尿毒症症候群（HUS*）

腸管出血性大腸菌（O-157など）に感染すると，菌が産生するベロ毒素により，腎臓をはじめとする毛細血管内皮細胞が破壊される．その結果，溶血性貧血，血小板減少，腎障害の3症状を示す．一部で中枢神経障害を合併する．輸血や透析が必要になる．

検査・診断

感染症の流行状況，年齢，便の性状から臨床的に判断する．

ロタウイルス，アデノウイルスの検査は，便を検体として10分程度で判定できる迅速診断キットを用いるのが一般的である．細菌性胃腸炎では，便培養検査と血液検査を行う．血液検査では白血球数，赤沈，C反応性蛋白（CRP）の増加が見られる．腸管出血性大腸菌の診断には，血清型（たとえばO-157など）およびベロ毒素産生能まで調べる必要がある．

腹痛の強い症例では，急性腹症の鑑別が必要であり，腹部X線，腹部エコー，腹部造影CT，血液検査が施行される．

治療

病原体そのものに有効な薬剤はなく，自然と排出され，除菌ないし除ウイルスされる経過を診る．下痢は病原体を排出するための生体防御反応であり，止痢薬を用いると回復が遅れる可能性があるため，使用しない．

	内科的治療
薬物治療	・細菌性胃腸炎の場合は，敗血症を合併するおそれもあるため，抗菌薬を併用することがある ・感受性試験により耐性菌を確認する
対症療法	・水分補充と電解質補正が基本である ・経口補液剤を用いた経口補液療法を行う（表2） ・経口補液が十分に行えない場合には，輸液療法が必要である．重篤な脱水症の場合は，入院して継続的な輸液を行う

表2　おもな経口補液剤と市販飲料水の成分

		Na (mEq/L)	K (mEq/L)	Cl (mEq/L)	糖分 (%)	浸透圧 (mOsm/L)
医薬品	ソリタT配合顆粒2号	60	20	50	3.2	249
	ソリタT配合顆粒3号	35	20	30	3.4	200
病者用飲料	OS-1®	50	20	50	2.5	270
イオン飲料	アクアライト®ORS	35	20	30	4.0	200
一般飲料	ポカリスエット®	21	5	16.5	6.7	370
	リンゴジュース	0.4	44	45	12	730
	母乳	5.5	9.3	12.6	7.5	

浸透圧を低めに設定するほうがナトリウム，水分の再吸収が増加し，嘔吐が減少するといわれている．
スポーツ飲料やジュースは糖濃度が高く，ナトリウム濃度が低いため，吸収効率が悪い．

急性胃腸炎患児の看護

観察項目

項目	観察のポイント	根拠
バイタルサイン	・発熱（熱型・持続期間）	・微熱から高熱まで程度はさまざまだが，通常は一過性であり，1～3日間で解熱する **POINT** ◎ウイルス性胃腸炎では発熱は半数ほどで見られ，乳幼児期ほど頻度が高い
消化器症状	・排便の状況 ・便の回数・量 ・便の性状（水様・泥状・血便） ・便の色調（白色・黄色，緑・タール便） ・便の臭い（酸臭・腐敗臭） ・混入物（食物残渣・粘液） ・腹痛の有無・程度（啼泣の程度，遊びや家族への反応，フェイススケールの活用〔幼児後期以降〕） ☛p.274「頭痛」の項図1を参照 ・腹部膨満，腸蠕動音 ・悪心・嘔吐の回数・性状・量	・感染性の下痢（ロタウイルスによる胃腸炎に見られる白色の酸臭便，細菌性胃腸炎に見られる粘血便）は，糞口感染により他者への二次感染の危険がある ・下痢による消化液，水分の喪失により脱水，電解質異常を生じる **POINT** ◎下痢の回数は，1日10回以上に及ぶこともある ・腸重積や急性腹症との鑑別が必要 **POINT** ◎乳幼児は痛みを言語で表現することが難しいため，遊びに集中できるか，家族に抱っこされることで落ち着くかなどにより，痛みの有無や程度を客観的に評価する必要がある ◎血便，間欠的腹痛，黄緑色の胆汁性嘔吐が見られるときは，腸重積や急性腹症を疑う ・大量の胃液の喪失により，低クロール血症や，代謝性アルカローシスが起こることがある **POINT** ◎嘔吐は先行して見られることが多く，数時間から2日程度で軽快する
脱水症状	・水分摂取量 ・頻脈 ・皮膚のツルゴール低下，口唇の乾燥，大泉門の陥没，目の落ちくぼみ ・尿量，尿比重 ・四肢の冷感 ・体重減少 ・痙攣	・食欲不振による水分摂取量の不足と，嘔吐・下痢により水分排泄が増え，細胞外液量を維持できなくなり，脱水になる ・脱水が進行すると，ショック状態や低血糖などを招く危険性がある

皮膚症状	・肛門周囲の皮膚トラブル	・乳幼児の皮膚は脆弱であり，消化酵素を多く含む頻回の下痢により，肛門周囲に発赤やびらん，出血を起こしやすい **POINT** ◎排便による皮膚刺激で啼泣したり不機嫌になったりすることがある
その他	・顔色，表情，姿勢	

■ ケア項目

症状	ケア内容	
発熱 ☞p.240「発熱」，p.300「環境調整」の項を参照	・冷罨法（患児が嫌がるようであれば無理に行う必要はない） ・体温に応じて室温や衣服，寝具を調整する（体温調節機能が未熟な小児は環境の影響を受けやすいため） ・解熱鎮痛薬の使用の検討（嘔吐や下痢で使用できないこともある）	
腹痛 ☞p.250「消化器症状―腹痛」の項を参照	・温罨法（腹部を温めることにより，消化管の平滑筋の緊張を和らげ，腹部膨満が緩和されるため） ・安楽な体位の工夫（患児の最も楽な体位を優先させる） **POINT** ◎乳幼児の場合は，ベッド上で臥床するより，抱っこやバギーに乗せることで痛みが緩和できることがある ◎家族から患児の落ち着く体位やふだんの様子について情報を得ることも重要である	
下痢・嘔吐 ☞p.254, 258「消化器症状―下痢, 嘔吐」の項を参照	・口腔内の清拭（ガーゼなどを使用する） ・環境整備（吐物や便はすぐに処理する．ベッドサイドにガーグルベースンを準備しておく） ・輸液管理（下痢や嘔吐により電解質異常や脱水を起こすことがあるため，下痢・嘔吐の程度や排尿量により調整．医師の指示の変更） ・嘔吐が改善し，腹痛が消失していれば，経口摂取を再開する	
皮膚症状 ☞p.308「スキンケア」の項を参照	・肛門周囲の清潔ケア	
	学童・幼児期後半	・トイレで排便後，ウォシュレット®を使用し，肛門周囲の清潔を保つ
	乳幼児期	・排便時，おしり拭きで拭く際は，擦らず押さえ拭きをするか，便を摘み取るように拭く（擦る刺激が皮膚剥離など皮膚症状の悪化につながるため） ・便が皮膚に固着して汚れが落ちない場合は，オイルを使った拭き取り方法が推奨されることもある ・微温湯で洗浄後，押さえ拭きをして撥水性のある軟膏を塗布し，肛門周囲の皮膚障害を予防する（石けんを使用した頻回の洗浄は，皮脂を過剰に取り除き，皮膚障害を起こす可能性がある）
その他	・感染リスクを評価する．全身へのケアは「スキンケア」の項（☞p.308）を参照	

患児・家族指導項目

経口補液療法（ORT）	・最初は5分間隔程度で，体重あたり10 mL/kg程度の経口補液剤を与え，約4〜6時間で体重あたり50 mL/kg程度になるようにする
食事	・飲水を開始して，嘔吐がないまま6時間ほど経って脱水が改善されたら，母乳栄養児では母乳を，幼児では炭水化物・塩分・水分が多めの食事を再開する
感染予防の方法	・吐物や便の処理時には手袋を使用し，ビニール袋に入れて口をしっかり閉めて処理する
スキンケアの方法	・入院中から家族に上記の皮膚症状のケア内容を指導する

（大久保明奈）

● 参考文献
1) 国立成育医療研究センター編：ナースのための小児感染症．予防と対策．中山書店；2010．
2) 石黒彩子ほか編：発達段階からみた小児看護過程＋病態関連図．第2版．医学書院；2012．
3) 国立成育医療センター看護基準手順委員会編：すぐに役立つ小児＆周産期の疾患とケア．中山書店；2009．
4) 南武嗣：経口補液（ORT）の上手な使いかた．小児科診療2014；77（2）：201-205．

肥厚性幽門狭窄症

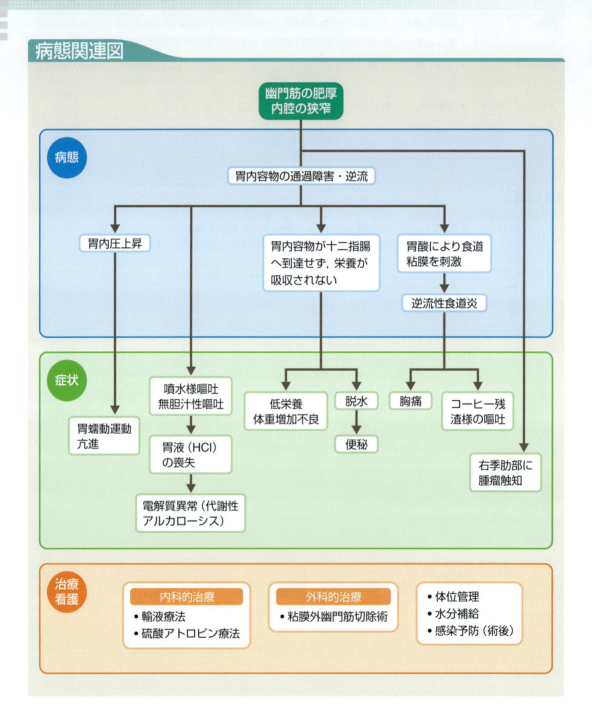

病態生理

胃の出口にある幽門筋（図1）の肥厚により内腔が狭窄し，胃内容物の通過障害を起こす疾患である．出生直後ではなく，生後2〜3週目より急に発症する．男女比は約4：1と男児に多い．原因として，原発性筋肥厚説，神経原説，幽門痙攣説，ホルモン説などが挙げられているが，成因はまだ十分に解明されていない．

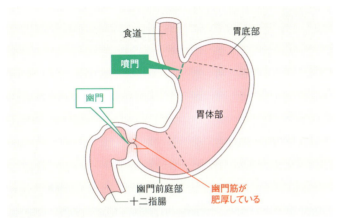

図1　幽門筋の肥厚

注意すべき症状および合併症

●噴水様嘔吐

初めは溢乳程度であるが次第に増強し，噴水様となる．吐物内に胆汁を含まないのが特徴である．嘔吐回数が増えると上部消化管出血を併発し，血性嘔吐が見られることもある．

●脱水，低栄養，体重減少

嘔吐による脱水，水分電解質異常（低カリウム血症，低蛋白血症，低クロール性代謝性アルカローシス）とともに，ミルクの摂取不能のため低栄養，体重減少をきたす．

●幽門部腫瘤の触知と胃蠕動運動亢進

右季肋部に肥厚した幽門筋をオリーブ様の腫瘤として触れる．また幽門部が閉塞しているため胃の内圧が上昇して胃の蠕動運動（gastric wave）が亢進し，蠕動波を腹部に認める．

●便秘

嘔吐やミルクの摂取不能のために起こる．

●黄疸

飢餓，肝臓の未熟性によると考えられる間接的ビリルビン値の上昇を2〜3％に認める．黄疸は幽門筋切開後，すみやかに消退する．

検査・診断

視診	・胃の蠕動運動が認められることがある
腹部X線検査	・拡張した胃を認め，胃以下の腸管ガスの減少が見られる
触診	・肥厚した幽門筋に一致してオリーブ様の腫瘤を触知する
超音波検査	・幽門筋の厚さや幽門の長さを測定し，幽門筋の肥厚（厚さ4mm以上）や幽門管の延長（15mm以上）が認められれば，胃の造影検査を省略して診断できることもある
血液検査	・血清カリウム・クロールの低下，血清ナトリウムの上昇が見られる，ヘマトクリット値・ヘモグロビン値は血液凝縮により上昇，低蛋白血症を呈する
動脈血ガス	・pHの上昇（アルカローシス），base excess（BE，塩基過剰）を呈する
一般尿検査	・尿中クロールが低下する

治療

まず，輸液療法により，脱水，電解質の補正を行う．内科的治療を選択するか，外科的治療を選択するかは，日本では施設による差がある．家族と相談して決定することもある．

内科的治療	
硫酸アトロピン療法	・幽門筋を弛緩させて治療する方法 ・硫酸アトロピンを哺乳10分前に5分かけて静注，ミリステープ®を前胸部に貼付する
	◎ミリステープ®はニトログリセリン経皮吸収型製剤で，幽門筋を弛緩させる効果がある．硫酸アトロピンと併用して治療を行う
	・嘔吐の回数が減少してきたら，経口投与に切り替える ・嘔吐の回数が減少しない場合は，手術の適応となる
外科的治療	
粘膜外幽門筋切開術（ラムステッド手術；図2）	・肥厚した幽門筋を切開して内腔を拡大し，胃から腸へのミルクの流入をよくする

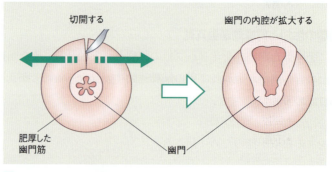

図2 ラムステッド手術

肥厚性幽門狭窄症患児の看護

内科的治療

観察項目

項目	観察のポイント	根拠
バイタルサイン	・心拍数,血圧 ・呼吸数,呼吸窮迫の有無 ・体温	・硫酸アトロピンの副作用として,心拍数上昇,血圧低下,顔面紅潮がある ・アルカローシスによる呼吸抑制が起こることがある
消化器症状	・胃管からの排液の性状・量 ・嘔吐(回数・量) ・腹部膨満	・胃管は胃内減圧のために挿入している ・腹部症状から硫酸アトロピンの投与量の増減,経口投与への切り替えや手術を行うかどうかを判断する
食事・水分摂取状況	・哺乳力 ・哺乳量	・医師が治療効果を判断してミルクの哺乳量を調整していく
黄疸	・皮膚色,眼球結膜	・肝臓の未熟性により,黄染することがある ・胆汁酸による影響
活気・機嫌	・ふだんとの違い ・乏しい表情	・治療初期はミルクの哺乳量が少なく,不機嫌でよく啼泣する

ケア項目

症状	ケア内容
嘔吐 ☞p.258「消化器症状―嘔吐」の項を参照	・乳児は自力で側臥位をとれないため,背中に丸めたバスタオルなどを置き,右側臥位の体位をとる ・嘔吐による誤嚥防止や哺乳したミルクの流入をよくするため,ベッドアップをして上体を挙上する ・哺乳後は十分に脱気する.脱気が不十分な場合は,上体を挙上するようにして抱っこで過ごす ・嘔吐後は,口や衣服に付いた吐物をすみやかに片づける ・嘔吐があった場合は,誤嚥防止の処置をとり,嘔吐の状況を観察し,体重増加に影響しているかどうか経過を観察する
黄疸による皮膚症状	・清拭時に皮膚の観察を行い,乾燥があれば保湿剤を塗布する ・部屋の温度,湿度の調節を行う ・衣服の調節をする(吸湿性のある物や綿の素材を選ぶ) ・寝具の調節を行い,過度な発汗を避ける

患児・家族指導項目

経口摂取時の注意点	・嘔吐しても時間の経過とともに症状は落ち着いてくることを説明する ・哺乳時は，上体を挙上する体勢をとるようにする ・胃から腸へのミルクの流入をよくするため，哺乳後45〜60分は上体を挙上する ・1回の哺乳量が多い場合は，哺乳の中間で一度，脱気させる ・哺乳後は十分に脱気させる．脱気が不十分な場合は，しばらく抱っこで過ごすようにして，嘔吐しないように気をつける ・嘔吐した場合は，誤嚥しないように右側臥位をとり，背中をさする
患児の観察項目	・嘔吐の状況（回数・量・性状） ・哺乳量 ・腹部の状態（膨満，排便の状況）

外科的治療

観察項目

●術前

項目	観察のポイント	根拠
バイタルサイン	・心拍数 ・呼吸数，呼吸窮迫の有無 ・体温	・脱水や電解質異常により，心拍数や呼吸数などの変化が起こる
消化器症状	・胃蠕動運動 ・胃管からの排液の性状・量 ・嘔吐（回数・量） ・腹部膨満	・多量の空気嚥下と胃内圧上昇のため，上腹部が膨隆する **POINT** ◎噴水様嘔吐の有無を確認する
栄養状態	・体重減少 ・血液検査（貧血，低蛋白血症）	・頻回な嘔吐により，低栄養状態となる
活気・機嫌	・ふだんとの違い	・禁食中は，啼泣が激しく，機嫌が悪い **POINT** ◎異常の有無はおしゃぶりなどであやして判断する

●術後

項目	観察のポイント	根拠
バイタルサイン	・心拍数，血圧 ・呼吸数，呼吸窮迫の有無 ・体温	・術後の管理とともに，合併症を早期発見する必要がある

消化器症状	・腹部膨満, 緊張 ・腸蠕動運動 ・排ガス, 排便 ・嘔吐（回数・量）	・術後は, 腸閉塞, 胃穿孔, 十二指腸穿孔, 腹膜炎などの合併症を起こす可能性がある
食事・水分摂取状況	・哺乳量 ・哺乳力	・術直後は幽門部の浮腫があったり, 胃や腸の動きが悪い **POINT** ◎術直後は禁食であるが, 医師の指示で徐々に哺乳量を上げていくため, 問題なく飲めているかを腹部症状と併せて観察する
創部の状態	・疼痛 ・創の発赤・腫脹・離開・出血	・術後感染症を起こすことがある

ケア項目

症状	ケア内容
脱水・低栄養・体重減少	・哺乳量が十分な量になるまでは, 輸液管理を行い, 水分や栄養を補う ・胃管からの排液に対して補正を行い, 電解質を整える
便秘	・綿棒にて肛門を刺激する ・1日排便がなければ, 便通を整え, 嘔吐を防止するために浣腸を行う
疼痛	・啼泣が激しく, おしゃぶりをしても泣き止まない場合は, 解熱鎮痛薬の使用を検討する
創感染	・創部の発赤・腫脹・出血・創離開・発熱がないかを観察する ・疼痛がないかを観察する（創部周辺に触れたときに, 激しい啼泣はないか） ・抗菌薬の投与 ・創部のガーゼや保護剤が汚染されていないかを観察する

患児・家族指導項目

　内科的治療の場合と同様に行う. 特に経口摂取時の注意点として, 術直後は幽門部の浮腫があるため, 嘔吐が続くことがあるが, 嘔吐しても時間の経過とともに症状は落ち着いてくることを説明する.

（遠藤真理）

●参考文献
1）水田祥代：小児の消化器疾患. 永井書店；1995.
2）国立成育医療センター看護基準手順委員会編：すぐに役立つ小児＆周産期の疾患とケア. 中山書店；2009.
3）桑野タイ子ほか：新看護観察のキーポイントシリーズ小児II. 中央法規；2011.

2 消化器疾患

胃食道逆流症

病態関連図

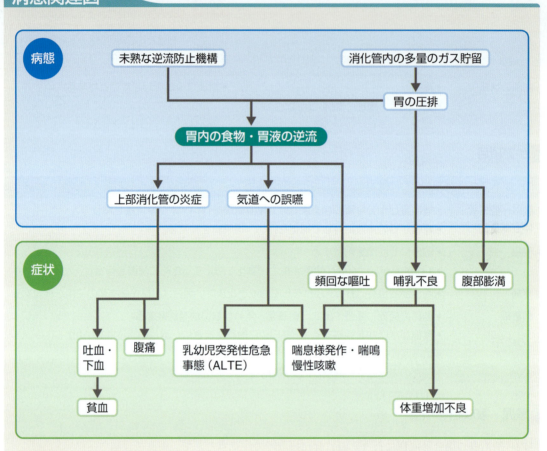

病態生理

　胃食道逆流現象（GER*）は，胃内の食物や胃液などが胃食道接合部（ECJ）を通り食道内に逆流する現象をいい，すべての年齢において認められる．新生児や乳児では，逆流防止機構が未熟なためにこの現象がよく起こる．この逆流が正常以上に起こり，なんらかの症状や合併症を引き起こした場合，胃食道逆流症（GERD*）とよばれる．

　胃食道逆流症の原因は，一過性の下部食道括約筋（LES）の弛緩と考えられており，生理的には噯気（げっぷ）の機序である．下部食道からECJにかけては，胃から食道への逆流を防ぐ機構が存在している．この機構は，腹部食道の長さ，ヒス角（腹部食道と胃底部の角度），食道裂孔の大きさ，食道内圧，LESなどが関連して構築されており，この機構が消失または不完全な状態であると，胃から食道への逆流が発生する．

　症状は頻回な嘔吐が主であり，逆流性食道炎による吐血や，誤嚥による肺炎などをきたすことがある．

　小児の胃食道逆流症は，先天性食道疾患，横隔膜ヘルニア，重症心身障害などの基礎疾患を有する小児に多い．

検査・診断

上部消化管造影検査	・逆流の程度の判定，形態的異常の評価に有用で，最初に行われることが多い
24時間食道pHモニタリング	・下部食道のpHを24時間連続記録する ・GERの評価法として最も信頼性が高い ・pH4.0未満の時間率が4.0％以上を異常と判定 ・H_2受容体拮抗薬，プロトンポンプ阻害薬は検査前に中止
上部消化管内視鏡検査	・逆流性食道炎や食道潰瘍などの診断・評価に重要
腹部超音波検査	・他疾患（肥厚性幽門狭窄症や腸回転異常症など）の鑑別に有効
食道内圧検査	・食道およびLES運動機能評価に有効
GERシンチグラフィー	・GERの観察と胃排出時間の測定

治療

体重増加不良や吐血などの症状がない乳児は，1歳ごろまでに自然軽快する可能性が高い．幼児期以降では薬物治療が第一選択となるが，内科的治療が無効で，食道狭窄・潰瘍，出血，逆流が誘因となる呼吸器症状が遷延する場合には，外科的治療（噴門形成術）の適応となる．

	内科的治療
対症療法	・少量・頻回の哺乳 ・増粘ミルクの使用 ・哺乳後の脱気の励行 ・上体を60度以上に挙上し，哺乳後は縦抱きにする ・便秘に対する治療を行い便通を整える ・逆流が高度な例では，注入用に経鼻的十二指腸チューブ（EDチューブ）を挿入する
薬物治療	・H_2受容体拮抗薬やプロトンポンプ阻害薬を用いた食道粘膜保護 ・蠕動運動促進薬を用いた食道運動・胃運動の改善
	外科的治療
噴門形成術	・ニッセン法（図3）が最も一般的だが，近年では腹腔鏡手術が増加傾向にある ・重症心身障害児は経口摂取が困難になることが多いため，同時に胃瘻造設術が行われることも多い

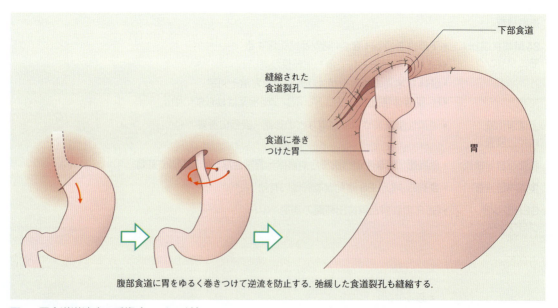

腹部食道に胃をゆるく巻きつけて逆流を防止する．弛緩した食道裂孔も縫縮する．

図3 胃食道逆流症の手術（ニッセン法）
（奈良間美保：系統看護学講座専門分野Ⅱ．小児看護学Ⅱ．小児臨床看護各論．第12版．2014；医学書院．p.226）

胃食道逆流症患児の看護

内科的治療・外科的治療（術前）

観察項目

項目	観察のポイント	根拠
消化器症状	・嘔吐 ・吐血，下血	・頻回な嘔吐による水分・電解質の喪失が起こる ・逆流性食道炎を伴っている場合は，吐物に血液が混入することがある
食事・水分摂取状況	・ミルク・食事の摂取量 ・腹部膨満	・嘔吐の可能性がある
呼吸状態	・慢性的な咳嗽 ・喘息様発作 ・くり返す呼吸器感染症	・胃内容物が食道に逆流し気管内へ誤嚥することで，肺炎や気管支炎などの呼吸器症状を示す．また，迷走神経反射を介して気管支を収縮させることがある

ケア項目

症状	ケア内容
頻回な嘔吐 ☞p.258「消化器症状—嘔吐」の項を参照	●乳児 ・少量，頻回の哺乳 ・増粘ミルクの使用 ・哺乳後の脱気の励行 ・上体を60度以上に挙上し，授乳後は縦抱きにする ●幼児期以降 ・食後は座位とし，すぐに臥位にならないようにする ●重症心身障害児 ・抱っこ，上体挙上，座位が困難な場合は右側臥位とする
腹部膨満 ☞p.331「排便管理に必要なケア」の項を参照	・内服薬，浣腸の使用により，便通を整える
呼吸困難	・医師の指示により，吸入を行う ・適宜，吸引を行う ・必要時，酸素投与を行う ●重症心身障害児 ・胃食道逆流症の重症心身障害児は，喀痰排出が不良であったり，慢性的な呼吸障害を認めることもあり，気管支炎や肺炎となりやすいため，吸入や排痰ケアを行うことがある

患児・家族指導項目（内科的治療）

体位による 嘔吐予防法	●乳児 • 哺乳後は脱気をさせ，上体を60度以上に挙上するか抱っこの姿勢を保つ ●乳児以降 • 食後は座位とし，すぐに臥位にならないようにする
ミルク・食事の 摂取の工夫	●乳児 • ミルクは1回量を少量とし，回数を増やす．市販の粉末状の増粘剤を使用し，ミルクにトロミをつけて使用する ●幼児以降 • 暴飲暴食を避ける

外科的治療（術後）

観察項目

項目	観察のポイント	根拠
バイタルサイン	• 心拍数，血圧 • 呼吸数，呼吸窮迫の有無 • 体温	• 術後の管理とともに，合併症を早期発見する必要がある
消化器症状	• 悪心・嘔吐 • 腹部膨満 • 腸蠕動音 • 排便，排ガス	• 胃底部を下部食道へ巻きつけることにより逆流を防止する手術は，げっぷが出せなくなり，急性胃拡張を起こすことがある • 手術により消化管運動が制限される • 腹腔内の癒着により，腸管内の通過障害を生じることがある
呼吸状態	• 肺雑音 • 分泌物の性状・量 • 呼吸数	• 麻酔・手術の影響により呼吸器合併症を併発しやすい
創部の状態	• 発赤 • 腫脹 • 滲出液	• 感染徴候を検出する

ケア項目

症状	ケア内容
腹部膨満	・胃カテーテル，胃瘻からの減圧を行う ・内服薬，浣腸の使用により，便通を整える ・上体の挙上
呼吸困難	・医師の指示により，吸入を行う ・適宜，吸引を行う ・必要時は酸素投与を行う ● 重症心身障害児 ・胃食道逆流症の重症心身障害児は，喀痰排出が不良であったり，慢性的な呼吸障害を認めることもある．また，麻酔・手術による呼吸器合併症を起こしやすく，術後に酸素投与が必要となることがあるため，予防的に定時吸入を行い，排痰ケアを行う
疼痛	・解熱鎮痛薬を使用する ・痛みの客観的評価の手段の1つとして，3歳以上ではフェイススケール，5歳以上ではナンバースケールを使用することができる ☞p.274「頭痛」の項図1を参照 ● 重症心身障害児 ・疼痛から筋緊張が亢進したり，痙攣を誘発しやすいため，術直後は解熱鎮痛薬の定時投与を検討する
創感染	・創部のガーゼや保護剤が汚染しているときは交換する ・噴門形成術と同時に胃瘻を造設している場合は，胃瘻チューブが皮膚に対して垂直となるように管理し，瘻孔が拡大することを防ぐ ● 重症心身障害児 ・術後の筋緊張の亢進や痙攣によって，巻きつけた胃が食道からはずれてしまったり，胃を巻きつけた食道が胸腔に入ってしまい，胃食道逆流が再発する可能性がある．そのため，患児にとって安楽な体位をとったり，薬剤を使用して，緊張のコントロールを行う．また，薬剤は指示により，坐薬，注射薬，内服薬などを使用するが，内服の場合は，減圧している胃管，胃瘻から投与するため，投与後30分～1時間は減圧を中止し，クランプとする

（松本奈津実）

● 参考文献
1) 山高篤行ほか編：小児外科看護の知識と実際．メディカ出版；2010．
2) 桑野タイ子ほか編．新看護観察のキーポイントシリーズ 小児Ⅱ．中央法規；2011．
3) 国立成育医療センター看護基準手順委員会編：すぐに役立つ小児＆周産期の疾患とケア．中山書店；2009．
4) 石黒彩子ほか編：発達段階からみた小児看護過程＋病態関連図．第2版．医学書院；2012．

1章 疾患別看護

2 消化器疾患

腸重積

病態関連図

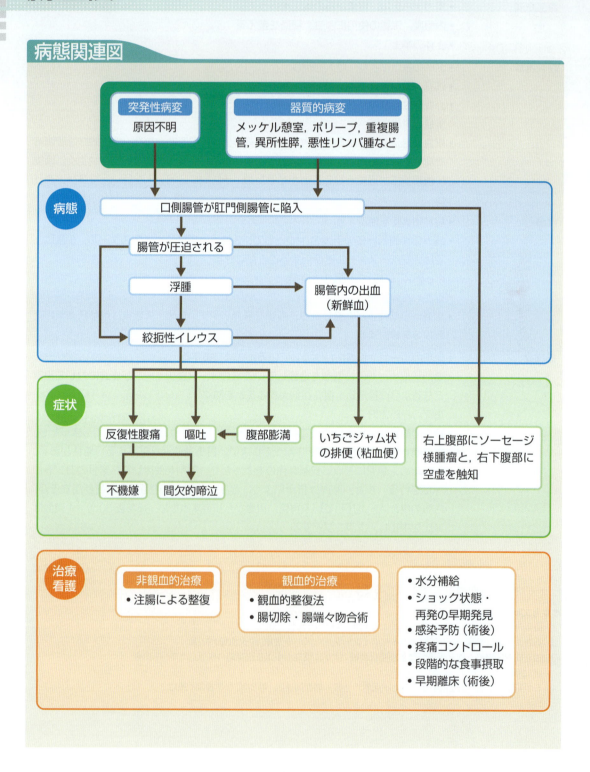

病態生理

　腸重積とは，口側腸管が肛門側腸管内に陥入することによって重複し，重複した腸管が圧迫や浮腫により通過障害を起こして生じる絞扼性イレウスである．乳児の腸閉塞の80〜90％を占め，4〜16か月の乳幼児に好発するが，ほとんどは2歳までに発症する．男女比は2：1である．2歳までの多くは，器質的疾患のない突発性である．ロタウイルス，ノロウイルス感染が発症に関連することがある．それ以降の腸重積には器質的病変が存在する可能性が高い．器質的病変としては，メッケル憩室，ポリープ，重複腸管，異所性膵，悪性リンパ腫などを認める．

分類

　病型は回腸盲腸型，回腸結腸型，回腸回腸結腸型の3つに分けられるが（図4），回腸が結腸内に嵌入する回腸結腸型が最も多い．また，回腸回腸結腸型は，早期にショック状態を起こしやすく，早期の診断・処置が必要である．

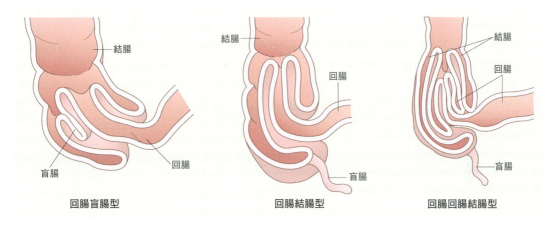

図4　腸重積の分類

注意すべき症状および合併症

●腹痛
　間欠的・発作的で，突然顔面蒼白となり，苦しがって泣き出す．しばらくすると腹痛が治まり楽になったように見えるが，再び腹痛が襲い，苦しがって泣くことを数十分間隔でくり返す．

●嘔吐
　初期は腹膜の刺激に伴う反射的嘔吐で非胆汁性であるが，進行するとイレウスに伴い胆汁性嘔吐となる．

●粘血便
　粘液とうっ滞した重積腸管の血管からの血液（新鮮血）が混じった，いちごジャム状の便が特徴的である．粘血便は浣腸をして初めて気づくことも多い．

● その他

他症状としては腫瘤触知（右上腹部にソーセージ様腫瘤と右下腹部に空虚を感じる）が見られる．症状が進行し，イレウス症状が著明となると腹部膨満が認められる．また，発熱は腹膜炎，敗血症の徴候として見られる．

検査・診断

腹部単純X線検査	・正常に比べ，腸管内ガス像が少ない
腹部超音波検査	・重積部に標的像が認められる
血液検査	・炎症値（白血球数，C反応性蛋白〔CRP〕）の上昇の有無
注腸造影 （治療を兼ねる）	・重積部にカニ爪状やコイルを巻いたような陰影欠損を認める ・陰影欠損部位以降の口側腸管は造影されない ・腹膜炎・穿孔の徴候があるときは禁忌

治療

最初に非観血的整復法が考慮される．腹部単純X線検査・腹部超音波検査で確認した後に，透視下で注腸造影を実施し，整復を行う．非観血的整復法で整復が困難な症例および発症後24時間以上経過したものは観血的整復法，腸切除・腸端々吻合術が施行される．また，発症後数時間〜24時間経過すると腸管の壊死・穿孔によりショック状態に陥るため，観血的整復法の適応となる．再発は1〜6％に見られる．

非観血的治療	
非観血的整復法	・造影剤による高圧浣腸を行う ・約80〜90％は整復できる

観血的治療	
観血的整復法	・肛門側腸管から入り込んだ腸管を押し出すようにするハッチンソン手技（図5）で整復する
腸切除 腸端々吻合術	・穿孔している場合，観血的整復法で整復不能の場合，整復できても先進部に器質的病変・壊死がある場合に行う

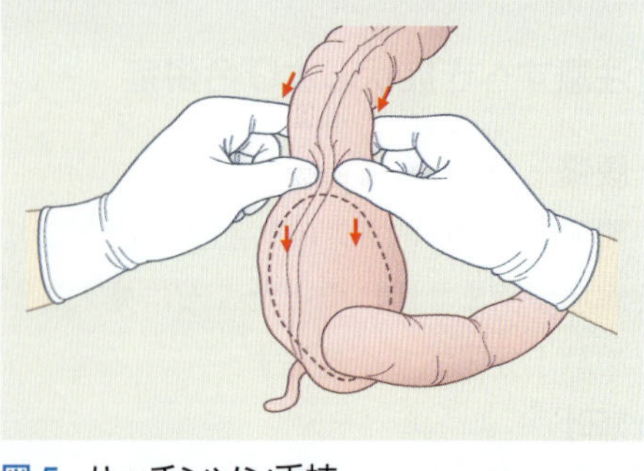

図5 ハッチンソン手技

腸重積患児の看護

観察項目

●整復前

項目	観察のポイント	根拠
バイタルサイン	・発熱 ・頻脈 ・低血圧	・ショック状態の早期発見
消化器症状	・腹痛の程度・間隔（啼泣の程度，遊びや家族への反応，フェイススケールの活用〔幼児後期以降〕） ☞p.274「頭痛」の項図1を参照 ・嘔吐（回数・量・性状） ・便の性状・回数・量	・乳幼児に好発する疾患であるが，乳幼児は痛みの程度を言語で表現することが難しい．表情や泣き方，遊びに集中できるか，家族に抱っこされることで落ち着くかなどにより，痛みの程度を評価する必要がある ・脱水徴候の早期発見
意識状態	・顔色	
脱水症状	・飲水の程度，尿回数，皮膚・口腔粘膜の乾燥	
活気・機嫌	・ふだんとの違い ・乏しい表情	・ショック状態の早期発見 ・脱水徴候の早期発見

●非観血的治療後

項目	観察のポイント	根拠
バイタルサイン	・発熱 ・頻脈 ・低血圧	・ショック状態の早期発見
消化器症状	・腹痛（「整復前」を参照） ・嘔吐，腹部膨満 ・便の性状（粘血便・下痢）・量	・痛みの程度のアセスメントについては「整復前」と同様 ・再重積のおそれがある ・造影剤の刺激により下痢になることがある
意識状態	・顔色	
活気・機嫌	・ふだんとの違い ・乏しい表情	

●観血的治療後

項目	観察のポイント	根拠
バイタルサイン	・発熱 ・頻脈 ・低血圧	・ショック状態の早期発見 ・禁食中は啼泣が激しく，機嫌が悪い **POINT** ◎啼泣が激しいときには，おしゃぶりなどであやし，再重積の徴候と区別をする
消化器症状	・胃チューブからの排液量・性状 ・腹痛（「整復前」を参照） ・嘔吐，腹部膨満 ・便の性状（粘血便・下痢）・量 ・ドレーンからの排液・量（腸切除を行った場合）	・再重積のおそれがある ・痛みの程度のアセスメントについては「整復前」と同様
意識状態	・顔色	
創部の状態	・発赤・腫脹 ・滲出液の量・性状	・感染徴候の早期発見
皮膚症状	・肛門周囲の皮膚トラブル（発赤やびらん） ・下痢	・術後は便の性状が悪く，皮膚が荒れやすい

ケア項目

症状	ケア内容
腹痛 ☛p.250「消化器症状―腹痛」の項を参照	・温罨法 ・鎮痛薬の使用 **POINT** ◎嘔吐・下痢が見られることが多いため，内服薬・坐薬の使用が難しいときもある．注射薬の使用が効果的である場合が多い ・安楽な体位の工夫 **POINT** ◎患児によって個人差がある．抱っこやバギーに乗せることで落ち着くこともあれば，おしゃぶりをくわえさせたり，腹臥位・側臥位にすることで落ち着くこともある．患児が啼泣せずに過ごせる体位を，ふだんの様子を知る家族とともに検討していく
嘔吐 ☛p.258「消化器症状―嘔吐」の項を参照	・口腔内の清拭：うがい，口をすすぐことが可能であれば実施する ・嘔吐時には顔を横向きにし，誤嚥を予防する **POINT** ◎嚥下してしまう可能性があったり，幼児前期までの患児の場合は，ガーゼなどを濡らし，口腔内を清拭する

下痢 → p.254「消化器症状—下痢」の項を参照	• 頻回なオムツ交換 • 皮膚剥離防止のための皮膚保護剤の使用 • 清潔ケア時に殿部浴を実施 • 輸液管理（脱水予防のため，どの治療法であっても禁食の時間があるため，輸液が必要となる）
術後（処置後）合併症	• 段階的な食上げ：腸重積後は非観血的治療，観血的治療のいずれであっても腸管内の浮腫が発生する．イレウス防止の観点からも段階的に食上げをしていく必要がある **POINT** ◎**非観血的治療**：経口摂取は，整復から12時間後にX線撮影を行って腸管内ガス像の確認，イレウス症状の有無を確認したうえで，飲水開始後に再発徴候がなければ，食事（またはミルク）開始となる．食事開始後は徐々にもとの食事形態に戻していく．最初は通常食より少なめで，おかゆ，副菜は細かく刻んであるもの，もしくはペースト状にしたものから開始する．ミルクの場合は，濃度を薄めたり，量を少量にしたりして再開していく ◎**観血的治療**：経口摂取は腸蠕動が確認され，排ガス・排便があってから開始する．腸切除・腸端々吻合術を受けた場合は，医師の指示により術後5～7日から食事（またはミルク）摂取を再開し，徐々にもとの食事形態に戻していく．形態の上げ方に関しては，非観血的治療と同様である． • 癒着予防，イレウス防止（腸蠕動促進）のため，早期離床を図る（発達段階によっては，縦抱っこやバギーを利用する方法を推奨する） • 観血的治療の場合，下痢が落ち着いたらイレウス防止・排便コントロールを目的に浣腸を実施する

患児・家族指導項目

退院後に受診が必要な徴候	• 再発徴候（腹痛，嘔吐，多量の粘血便），排便が2日間以上なく，腹部膨満や食欲低下が見られる，粘血便が鮮血の場合には，ただちに受診するように家族に指導する • 観血的治療後（術後）は，腸蠕動が通常よりも減退し，排便コントロールが難しい場合も多い．そのため再発防止のために内服や浣腸などによる排便コントロールが重要になってくる．退院後，自宅でも内服や浣腸を実施する必要がある場合には，家族にその指導をする

（宮田雪絵）

● 参考文献
1) 赤松園子ほか：腸重積症．桑野タイ子ほか編：新看護観察のキーポイントシリーズ小児Ⅱ．中央法規出版；2011．p.132-136．
2) 近松明美ほか：腸重積．国立成育医療センター看護基準手順委員会編：すぐに役立つ小児＆周産期の疾患とケア．中山書店；2009．p.194-195．
3) 福本陽平ほか：腸重積症．医療情報科学研究所編：病気がみえる Vol.1 消化器．第4版．メディックメディア；2010．p.119．
4) 西村あをいほか：腸重積症．山高篤行ほか編：臨床ナースのためのBasic & Standard 小児外科看護の知識と実際．メディカ出版；2010．p.122-124．

虫垂炎

病態関連図

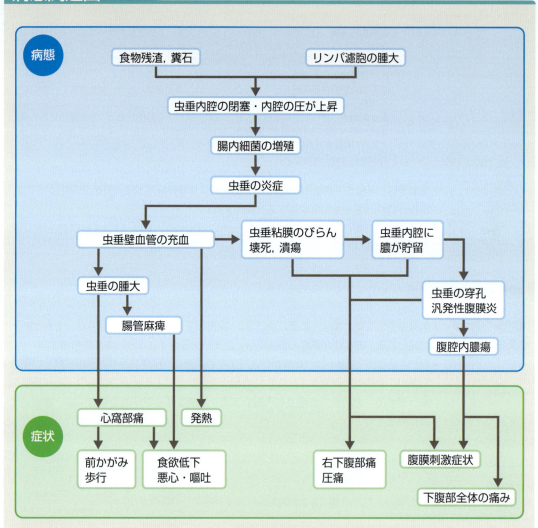

病態生理

　糞石や食物残渣，リンパ濾胞の腫大などにより，虫垂の内腔が閉塞をきたし，内腔の圧が上昇する．この段階では，心窩部付近の鈍痛や不快感，悪心などの症状が出現する．進行すると，内腔の圧の上昇による血流やリンパ流の障害と，末梢の虫垂内での細菌の増殖による炎症が起こる．炎症が漿膜，腹膜に及ぶと，体性感覚性神経で知覚され，右下腹部に限局した痛みとなる．さらに進行すると穿孔，汎発性腹膜炎を起こし，膿瘍・腫瘤を形成する．

　小児の急性腹症として最も多く，10歳前後に好発する．このころの小児は，大網が未発達なため，穿孔すると容易に汎発性腹膜炎になりやすい．一部の患者では遺伝性がある．

　病理的所見から，表3のように分類される．

表3　虫垂炎の分類

カタル性虫垂炎	虫垂壁血管の充血とカタル性変化が粘膜だけを侵しているもの
蜂窩織炎性虫垂炎	充血や浮腫が強い．化膿性変化の初期像であり，粘膜にびらん，壊死，潰瘍のあるもの
壊疽性虫垂炎	暗紫赤色を呈し，浮腫も著明．虫垂動脈閉塞のため壊死状で穿孔を生じやすい

ここが重要！　▶壊疽性虫垂炎の穿孔したもので，腹膜炎を合併しているものを「穿孔性虫垂炎」といい，迅速な診断と治療が必要である．

検査・診断

急性虫垂炎の診断では，症状の経過を聴取することが重要である．初期には虫垂内圧の上昇に伴い心窩部や臍部に漠然とした痛みを生じる．初期の腹痛から数時間経過すると虫垂の炎症が壁側腹膜まで及び，右下腹部に限局した体性痛や圧痛を生じるようになる．通常，腹痛は持続的である．

圧痛点（図6）	・限局性の圧痛を認める部位を圧痛点とよぶ ・急性虫垂炎では，右下腹部に限局した圧痛は，診断上重要な所見である ・マックバニー点（臍と右上前腸骨棘を結んだ線の外側1/3の点）やランツ点（左右の上前腸骨棘を結んだ線の右側1/3の点）が代表的	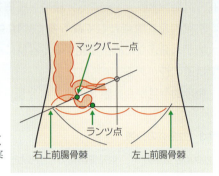 **図6 急性虫垂炎での代表的な圧痛点** （山高篤行ほか編：小児外科看護の知識と実際．メディカ出版；2010．p.105.[2]より）
腹膜刺激症状	・筋性防御 ・腹部の触診で，腹部をそっと押していくと腹壁が著しく緊張して板状に触れる状態をいう．腹腔内の強い炎症の存在を示すものである	
	・ブルンベルグ徴候 ・手で腹壁を押し，手を離すと，手で押したときよりも，手を離すときのほうが痛みが強くなる現象	
	・ロブシング徴候 ・仰臥位で下行結腸を下方より上方に押し上げるように圧迫すると，右下腹部痛が増強される現象	
	・ローゼンシュタイン徴候 ・左側臥位で右下腹部を圧迫すると，仰臥位のときよりも痛みを感じる現象	

血液検査や画像検査，触診などの所見により診断する．鑑別診断としては，急性胃腸炎，腸間膜リンパ節炎，メッケル憩室炎，腸重積，クローン病などが挙げられる．

血液検査	・白血球増多（＞10,000/mm^3，核の左方移動を伴う）：時間の経過が短い場合は，炎症徴候がないこともある． ・C反応性蛋白（CRP）高値（発症早期には上昇しない）
腹部単純X線検査	・腸管麻痺像，腹膜炎が進行すると麻痺性イレウス像を示す
腹部超音波検査	・腫大した虫垂や肥厚した虫垂壁，糞石，周囲への滲出液を認める
腹部CT検査	・腫大した虫垂や糞石のほか，周囲への炎症の波及が描出される ・炎症の広がりや膿瘍などの合併症の有無の検索，ほかの疾患との鑑別に有用である

治療

内科的治療（保存的治療）
• カタル性虫垂炎では，絶食，抗菌薬投与により軽快することが多い
• 発熱，嘔吐により脱水，電解質異常をきたしているため，十分な補液を行う

外科的治療	
虫垂切除術	• 蜂窩織炎以上に進行した虫垂炎は，穿孔のリスクがあるため，診断が確定したらすみやかに，虫垂切除術を行うのが望ましい • 絶食期間が長く，脱水が見られる場合には，術前に十分な輸液療法が必要である • 腹膜炎を併発していない場合は，開腹または腹腔鏡下で手術を行う．腹腔鏡下手術は，開腹術に比べて侵襲が少なく，術後の疼痛も軽度である • 穿孔を認める場合は，虫垂切除後に腹腔内を十分に洗浄し，必要に応じてドレーンを挿入し，ドレナージを行う • 膿瘍形成ないし腫瘤形成例では，先に抗菌薬で治癒させた後に待機的虫垂切除術を行うこともある • 術後合併症は，創感染が最も多く，腹腔内遺残膿瘍や腸瘻が認められることもある．そのほか，癒着性イレウスが多い • 穿孔による腹膜炎では，術後合併症の発症率が上昇する • 炎症が強く，腸管壁が脆弱であり，虫垂根部の結紮処理に難渋する場合，腸切除を選択することもある

虫垂炎患児の看護

術前

観察項目

項目	観察のポイント	根拠
バイタルサイン	• 発熱 • 多呼吸 • 頻脈 • 血圧の低下	• 発熱は通常37～38℃が多く，高熱の場合，穿孔の可能性がある
圧痛・自発痛	• 腹痛の部位，程度（啼泣の程度，全身の緊張，遊びや家族への反応，フェイススケールの活用〔幼児後期以降〕），変化 • 表情，言動，行動 ☞p.274「頭痛」の項図1を参照	• 症状の進行により，痛みの部位が変化する．経時的にくり返し観察する • 穿孔例の腹膜炎では，腹部の膨満や下腹部全体の圧痛があり，膿瘍形成により腫瘤を触知する場合もある

圧痛・自発痛	**POINT** ◎痛みの部位は心窩部から右下腹部へと限局していき，圧痛を生じるようになる	・年齢により訴え方が異なり，言語的訴えでの判断が困難な場合がある．したがって，発達段階に応じた評価スケールや非言語的な表現を観察することが重要である．
		POINT 年齢による痛みの訴えの特徴と対応 ◎年少児：「ポンポン痛い」など言語的に表現できるようになるが，語彙が十分でなく，不快なときはすべて「痛い」と表現したり，部位や程度が不明瞭であったり，医療者に対する拒否反応と混同していることがある．ふだんの様子を知る家族から情報を得ることも必要となる ◎年長児：痛みの訴えと部位が一致してくる ◎学童：より訴えが明確になる．一方で，我慢強い性格であったり，治療に対する不安などから痛みを訴えないこともあるため，痛みを我慢しないでよいことを患児に伝える
	・睡眠状況	・痛みがあることで睡眠が妨げられる
消化器症状	・悪心・嘔吐 ・腹膜刺激症状（☞p.54「検査・診断」を参照） ・腸蠕動音の低下 ・腹部膨満 ・下痢 ◎下痢は，穿孔例の20％程度に認められる	・嘔吐は，腹痛出現後に腹膜刺激症状により生じることが多い ・腹膜炎では腸蠕動音は低下していることが多い
脱水症状	・口腔粘膜の乾燥 ・尿量低下	・発熱・嘔吐により脱水を生じる
食事・水分摂取状況	・最終の固形物・水分の摂取時間と内容	・炎症を抑え，消化管を休ませるため，食事・水分の制限を行う

▶小児の場合，進行が早く，また非典型的な経過をたどる症例も少なくないため，経時的にくり返し観察を行う．
▶年少児の場合，訴えが不明瞭なため，発見が遅れることが多い．
▶症状の経過を把握し，異常を早期に発見する．
▶保存的治療での経過中に，炎症の増悪や腹膜炎症状を認めるときには，緊急手術を要することもある．

ケア項目

症状	ケア内容
発熱 ☞ p.240「発熱」, p.300「環境調整」の項を参照	・冷罨法
腹痛 ☞ p.250「消化器症状—腹痛」の項を参照	・安楽な体位による腹部の緊張の緩和 **POINT** ◎患児の好む体位をとる．一般的に，前屈させて腹部の緊張をとく体位がよい．乳幼児では抱っこをしてもよい
悪心・嘔吐 ☞ p.258「消化器症状—嘔吐」の項を参照	・絶食 ・輸液管理 ・口腔内の清潔
不安	・不安の軽減を図る **POINT** ◎痛みがあることで不安や恐怖を感じる．恐怖心が増強しないように発達段階に応じて，痛みの原因と対処方法をわかりやすく説明する．また，患児にとって家族がそばにいることは，大きな安心感につながる

患児・家族指導項目

- 緊急入院や手術になることが多いため，不安・緊張の緩和に努める
- 経口摂取制限について説明する
- 腹痛の程度，手術の緊急度を考慮し，発達段階に応じて術前プリパレーションを行う

術後

観察項目

項目	観察のポイント	根拠
バイタルサイン	・体温，呼吸，血圧，意識レベル	・全身麻酔と手術侵襲による影響の把握
呼吸状態	・呼吸数，呼吸音，肺雑音・異常呼吸の有無 ・分泌物の量・性状 ・SpO_2	・気管内挿管による気道分泌物の増加，術後合併症により無気肺を生じる可能性がある
疼痛（創部痛）	・痛みの部位・程度 ・顔色，表情，言動 ・機嫌・啼泣の程度 ・姿勢，活動性 ・随伴症状（頻脈，発汗など） ・解熱鎮痛薬の使用	・創部痛により，日常生活動作や遊びなどの活動が妨げられる ・創部痛により，不安や恐怖感が増強する ・創部痛があると早朝離床の妨げになる

創部（ドレーン）	・創部の発赤・腫脹・熱感 ・滲出液 ・出血 ・ドレーンからの排液量・性状（色・におい）	・穿孔性虫垂炎では，術後合併症による創感染が多い ・術後1週間以降でもドレーンから膿瘍が持続する場合，腹腔内遺残膿瘍の可能性がある
消化器症状 ☞p.250「消化器症状」の項を参照	・腹部膨満・緊満 ・腸蠕動音 ・排ガス，排便 ・悪心・嘔吐 ・胃管からの排液量・性状	・術後腸管運動麻痺は，通常48〜72時間後には次第に回復し，排ガスが見られるようになる．しかし回復が遅れ，腸蠕動が低下した状態が続くと，腹部膨満を生じ，麻痺性イレウスの状態へ移行する ・汎発性腹膜炎の術後では，腸管運動麻痺の回復は遷延する ・腹部所見と排ガスを確認後，経口摂取が開始となる
食事・水分摂取状況	・摂取量 ・食欲 ・空腹感	・水分・流動食から開始し，以後，漸時普通食へと進める

ケア項目

症状	ケア内容
発熱	☞p.240「発熱」の項を参照
創部痛	・痛みの観察・アセスメント：フェイススケールなどを用いて痛みの観察とアセスメントを行う ☞p.274「頭痛」の項図1を参照 ・痛みは我慢しなくてよいことを伝える ・鎮痛薬の投与：苦痛緩和を図る．経口投与，静脈内注射，坐薬などの投与方法を選択する ・鎮痛薬使用後は，痛みがどのように変化したか，表情・言動・行動などを観察し，評価する ・安楽な体位：セミファーラー位をとり，腹部の緊張を和らげる ・早期離床：腸管運動麻痺や無気肺などの術後合併症を予防するため，早期離床を図る．疼痛コントロールを図り，術後の経過に合わせて，徐々に活動範囲を広げていくことが，術後回復につながることを説明する **POINT** ◎ギャッチアップ，座位，車イス乗車，立位など，段階的に進める ◎J-VACドレーンなどは，ポシェット型の袋に入れて肩から下げると歩行するときに邪魔になりにくい ◎退院までのスケジュールについてわかりやすく説明する．発達段階に応じてわかりやすい言葉で，①胃管が抜ける，②水分が始まる，③お粥が始まる，④お粥の固さがだんだん固くなる，⑤普通の食事になる，などのように，今後の見通しを伝え，退院までの目標をもって行動していけるように援助する

患児・家族指導項目

- 術後合併症予防のため,早期離床が重要であることを説明する
- 疼痛により離床に対する不安・恐怖を感じる患児も多いため,鎮痛薬を効果的に使用しながら,段階的に離床を進める
- 術後から退院までのスケジュールについて説明する

▶ 術後の早期離床は,術後腸管運動麻痺を早期に回復させ,麻痺性イレウスを予防するうえで重要である.したがって,術前から,疼痛コントロールの方法,早期離床の必要性とその効果について,患児・家族に説明する.

▶ 術後は,輸液やドレーン類が挿入されており,痛みもあることから,患児は不安・恐怖感を感じ,混乱を生じやすい.痛みに対する対処方法をわかりやすく説明し,不安・恐怖の緩和を図る.

(越 由樹子)

● 参考文献
1) 国立成育医療センター看護基準手順委員会編:小児&周産期の疾患とケア.中山書店;2008. p.192-193.
2) 山高篤行ほか編:小児外科看護の知識と実際.メディカ出版;2010.
3) 医療情報科学研究所編:病気がみえるvol.1消化器.第4版.メディックメディア;2010.
4) 浮山越史.小児科診療 2014;77:679-681.
5) 特集:小児の術後管理のポイントと看護.小児看護 2013;36(11):1437-1475.
6) 奈良間美保ほか:系統看護学講座専門分野Ⅱ小児看護学2.医学書院;2009.
7) 松田明子:系統看護学講座専門分野Ⅱ成人看護学5.医学書院;2009.

3 循環器疾患

先天性心疾患

心房中隔欠損症

病態関連図

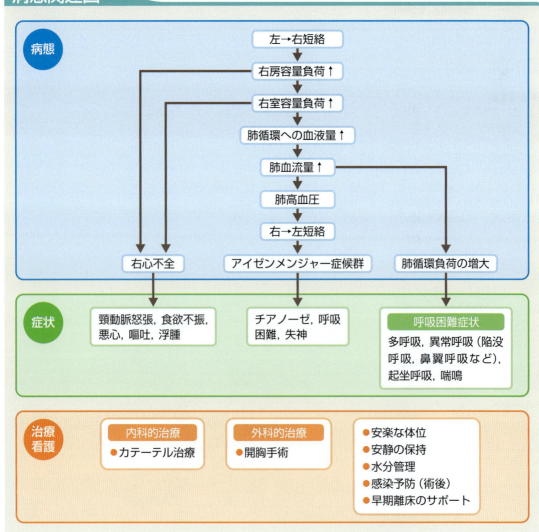

病態生理

心房中隔欠損症（ASD★）とは，左右の心房を隔てている心房中隔に，先天的に欠損孔とよばれる穴が開いている疾患である．合併奇形のない ASD は全先天性心疾患の 7～13％ を占める．先天性心疾患患児の 30～50％ は ASD を疾患の一部として合併している．男女比は 1：2 で女児に多く見られる．乳児期には約半数に自然閉鎖が認められるが，学童期以降の自然閉鎖はほとんどなく，成長とともに欠損孔が拡大する場合もある．

　右心系よりも左心系の圧が高いため，左右の心房の間に穴があると血液は左心房から右心房へと流れる（左→右短絡）．そのため，右心系と肺は容量負荷（静脈の血液＋左心房からの血液）により拡大する．また，肺血流量が多い状態が続くと肺血管壁の障害と肺血管抵抗の増大を引き起こし，肺高血圧となる．肺高血圧になると右室圧も上昇し，さらに右房圧も上昇する．右房圧が左房圧よりも高くなると血流は右心房→左心房（右→左短絡）となる（アイゼンメンジャー症候群という）．

検査・診断

聴診	・心房圧は低く，欠損孔も大きいために，短絡血流は聴取されない ・Ⅱ音の固定性分裂（右心系の容量負荷のため） ・三尖弁性拡張期雑音（右房から右室への血流量が多いため，相対的三尖弁狭窄） ・肺動脈領域の収縮期駆出性雑音（血流量が多いため） ・肺高血圧進行時 ・Ⅱ音亢進 ・収縮期駆出性雑音，拡張期雑音が聴こえなくなる（左房→右房の短絡量減少） ・肺動脈弁閉鎖不全症による拡張期逆流性雑音（肺高血圧による肺動脈弁障害）
胸部 X 線検査	・肺動脈拡張（左右短絡による肺血流量増大）による左第 2 弓の突出 ・右心系拡大による右第 2 弓，左第 4 弓の突出 ・肺血流量増加による肺血管陰影増強
心電図	・右軸偏位，不完全右脚ブロック
心臓超音波検査	・左房→右房への短絡血流 ・心室中隔の奇異性運動，血液量が右室＞左室のため，収縮期に中隔が左室後壁から遠ざかる
心臓カテーテル検査	・Qp/Qs（肺体血流比）の測定（心臓超音波検査より正確，Qp：肺血流量，Qs：全身血流量）

治療

手術適応は，欠損孔を介して左心房から右心房に流れる血流量（短絡量）によって決まる．左右短絡量の少ない場合は手術の必要はないが，Qp/Qs が 1.8 以上では学童期までに閉鎖手術することが望ましい．ただし，アイゼンメンジャー化すると手術適応でなくなる．

	内科的治療
カテーテル治療	・欠損孔の大きさや位置などにより，適応可能かどうかが決まる ・経皮的カテーテル下において閉鎖栓で心房中隔欠損部位を挟み込み，金属メッシュ内部にあるポリエステル製の布パッチにより閉鎖する

	外科的治療
開胸手術	・人工心肺を使用して右房切開し，直視下で手術を行う ・多くの場合は直接縫合が行われるが，欠損孔が大きい場合にはパッチ（自己心膜または医療用の人工布）を用いて欠損部を閉鎖する

（井上萌子，丸山志帆）

心室中隔欠損症

病態関連図

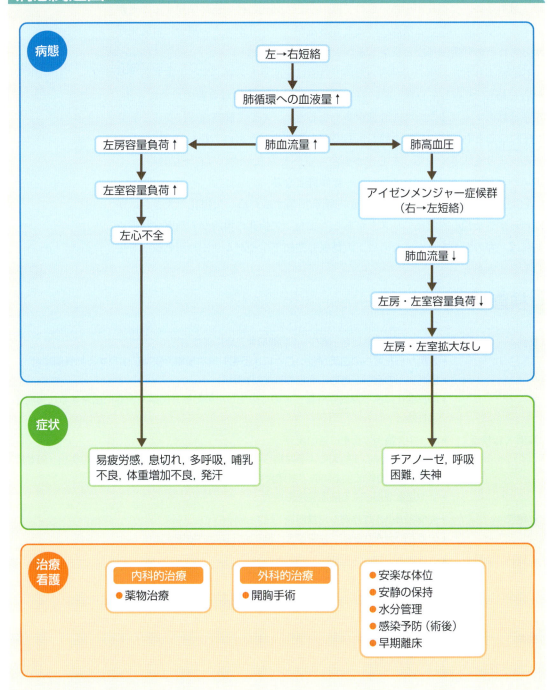

病態生理

心室中隔欠損症（VSD★）とは，左右の心室を隔てている心室中隔に，先天的に欠損孔とよばれる穴が開いている疾患である．先天性心疾患の20～30％を占め，最も多い．欠損孔が小さいものでは，心筋の発達に伴い自然閉鎖することがある．欠損孔が小さいと無症状のこともあるが，欠損孔が大きい場合には乳児期から労作時の呼吸困難などを生じる．

右心室よりも左心室の圧が高いため，血液は左心室から右心室へと流れる（左→右短絡）．すると左心系と肺に容量負荷を生じ，この容量負荷のために左房，左室は拡大する．また，肺血流量が多くなるため，やがて肺高血圧になる．肺高血圧になると右心室の圧も上昇し，右室肥大を伴うとともに，右心室の圧が左心室の圧よりも大きくなる．右心室から左心室へと血液が流れ（右→左短絡），チアノーゼを呈するアイゼンメンジャー症候群となる．

VSDは心室圧が高く，短絡血流が内膜を損傷するため，欠損孔の大きさにかかわらず感染性心内膜炎のリスクがある．また，欠損孔の場所が大動脈弁付近であれば，弁の変形をきたすために，大動脈弁閉鎖不全やバルサルバ洞動脈瘤を生じることもある．

検査・診断

聴診	・全収縮期逆流性雑音（第3～4肋間胸骨左縁に最強点） ・左房から左室への血流が多いことによる相対的な僧帽弁狭窄に由来する拡張期雑音 ・肺高血圧の進行とともにⅡ音の亢進が著明化 ・肺高血圧による肺動脈弁輪拡大のため生じた肺動脈弁閉鎖不全症に由来する拡張期逆流性雑音
胸部X線検査	・小～中欠損例：正常に近い所見 ・大欠損例：左心系拡大による左第3弓（左心房），左第4弓（左心室）の突出，肺動脈拡張（左右短絡による肺血流量増大）による左第2弓の突出 ・肺血流量増加による肺血管陰影増強
心電図	・欠損孔の小さな症例：正常所見 ・欠損孔の大きな症例：左室肥大，肺高血圧時は右室肥大所見
心臓超音波検査	・欠損孔の確認（欠損部位，型分類） ・左房→右房への短絡血流 ・大動脈弁・僧帽弁での逆流の有無
心臓カテーテル検査	・Qp/Qsの測定（心臓超音波検査より正確，Qp：肺血流量，Qs：全身血流量） ・欠損孔部位，短絡量・短絡率，肺血管抵抗，左房・左室容量 ・大動脈造影検査による大動脈弁閉鎖不全，バルサルバ洞動脈瘤などの合併症の有無

治療

 小〜中欠損では経過観察となる．小欠損の多くは2歳までに自然閉鎖する．弁閉鎖不全症を合併する場合や学童期以降に欠損孔が縮小しない場合は手術適応となる．大欠損例では手術による治療が選択される．

内科的治療	
薬物治療	・症状を呈している場合には利尿薬，アンジオテンシン変換酵素（ACE*）阻害薬を使用する場合が多い ・感染性心内膜炎のリスクがあるため，歯の治療やけがの際などには抗菌薬を使用

外科的治療	
開胸手術	・乳児期：体重増加不良，肺合併症のある症例 ・小児期以降：容量負荷所見が著明で欠損孔の縮小傾向がない例，感染性心内膜炎の既往例，大動脈弁の変形・閉鎖不全例，心不全・呼吸不全を生じている例 ・重症心不全を伴う新生児〜乳児例では，体外循環を使用しない姑息的手術として肺動脈絞扼術を施行することもある

（井上萌子，丸山志帆）

心房・心室中隔欠損症患児の看護

術前

観察項目

項目	観察のポイント	根拠
呼吸状態	・呼吸数 ・異常呼吸 ・喘鳴	・肺血流増加に伴い呼吸負荷がかかる
食事・水分摂取状況	・食事・水分摂取量 ・食欲 ・哺乳量・哺乳に要する時間・吸啜力	・心負荷・呼吸負荷により食欲低下・哺乳力低下が認められる
活気・機嫌	・歩行状況，活動量，息切れ ・乳幼児の場合は機嫌，睡眠状況	・心負荷・呼吸負荷により易疲労感，倦怠感などが出現する
排泄状況	・尿量 ・排便状況	・術前に心機能が低下し，心不全を呈した場合，尿量減少が認められることがある
身体所見	・体重 **POINT** ◎毎日，同じ時間・条件で測定する	・浮腫による体重増加，食欲低下・心負荷による体重減少を観察するため

ケア項目

症状	ケア内容
心不全症状	・安静保持（啼泣させない工夫） ・水分管理（哺乳量に制限がある場合には，決められた量で満足できるよう工夫）
呼吸困難	・安楽な体位（側臥位，腹臥位，起座位など）

患児・家族指導項目

- 安静と十分な睡眠
- 啼泣させない工夫
- 感染予防

術後

観察項目

項目	観察のポイント	根拠
循環動態	・心拍数 ・血圧 ・末梢冷感	・術後は循環状態の急激な変化が起こりうる
呼吸状態	・呼吸数 ・異常呼吸 ・喘鳴	・胸水貯留時に呼吸状態の悪化が認められる
身体所見	・体重の増加（術前と比較，日々の変動）	・術中・術後は水分負荷がかかっており，体重増加が認められる
創部（ドレーン）	・感染徴候 ・ドレーン挿入部 ・滲出液・分泌液（性状・量）	・異物からの感染が起こりやすい **POINT** ◎ミルキング，体位変換によりドレナージを行う ・食事・ミルク開始時に性状変化が起こる

ケア項目

症状	ケア内容
活動量低下	・術後早期からの離床 ・活動量拡大時のドレーン・ライン類の事故抜去防止
心不全症状	・安静保持（啼泣させない工夫） ・安楽な体位（表1） **表1　安楽な体位** | 側臥位 | 分泌物が多いときの排痰，誤嚥防止に効果がある．重心が高くなるので，体幹や四肢の位置調整で安定を保つ | | --- | --- | | 腹臥位 | 緊張感が少なく，リラックスできる．胸腹部の圧迫による呼吸困難感に注意する | | 起座位 | 呼吸困難など心不全時にとる | ・水分管理（哺乳量に制限がある場合には，決められた量で満足できるように工夫）
呼吸困難	・酸素投与（必要時） ・吸引，呼吸理学療法（分泌物の貯留時）

患児・家族指導項目

- 退院後の創部感染のリスクについて
- 創部感染（創部の発赤・腫脹・疼痛・発熱・膿の排出）時の早期受診の必要性

（井上萌子，丸山志帆）

ファロー四徴症

病態関連図

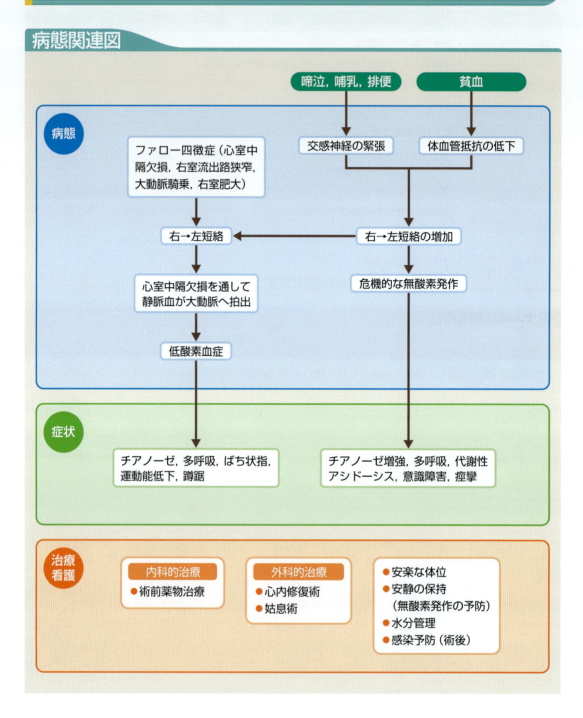

病態生理

ファロー四徴症（TOF*）の四徴とは，心室中隔欠損，右室流出路狭窄，大動脈騎乗，右室肥大を指す．なかでも右室流出路狭窄は漏斗部狭窄と弁性狭窄がさまざまに組み合わさり，程度も軽度から高度まで多彩である．最も重症なものは肺動脈閉鎖例で，ファロー四徴極型といわれ，肺動脈への血行は動脈管または主要大動脈肺動脈側副血行路（MAPCA）によって保たれるのみである．

心室レベルでの右左短絡があり，チアノーゼを示し，それに伴い多呼吸，ばち状指，運動能低下をきたす．年長になると体動時などに蹲踞をとる（体を丸くしてしゃがみこむ）ようになる．心雑音は収縮期に聴取され，肺動脈狭窄部で発生する．チアノーゼが長時間続くと，赤血球増多症をきたし，脳血栓や脳膿瘍を合併しやすくなる．また，乳幼児においては，急なチアノーゼの増強，多呼吸，代謝性アシドーシスを主症状とする無酸素発作（anoxic spell）を見ることがある．生後2～6か月に最も多く，覚醒時の啼泣，哺乳，排便などをきっかけに右室流出路狭窄が発作的に増強し，肺血流減少をきたすことによって起こる．いったん発作が生じて悪循環に陥ると代謝性アシドーシスが進行し，さらに漏斗部の心筋収縮を強めて，危機的な無酸素発作となる．それにより意識障害，痙攣が出現し，脳障害の合併および死亡の可能性がある．

検査・診断

血液検査・血液ガス	・低酸素血症の程度に応じた多血症 ・相対性貧血（MCHC[*1]・MCV[*2] 低値） ・低 PO_2，代謝性アシドーシス
胸部X線検査	・心陰影は左第2弓が陥凹し，心尖部が挙上（木靴型心） ・肺血管陰影の減少
心電図	・右軸偏位，右室肥大，V_1 の高いRが典型的な所見
心臓超音波検査	・大動脈騎乗と心室中隔欠損で診断できる
心臓カテーテル検査	・左右心室の圧は等しく，酸素飽和度が大動脈で低下する ・肺動脈圧はほぼ正常

[*1] 平均赤血球ヘモグロビン濃度　[*2] 平均赤血球容積

治療

無酸素発作の予防と治療が主となる．鎮静，酸素投与，代謝性アシドーシスの補正，β遮断薬の投与が中心となる．発作誘因となる啼泣・興奮・いきみを最小限に抑え，脱水にならないように注意し，発熱や下痢，食欲低下の際には早めに輸液を行う．また，相対性貧血に対して鉄分摂取や造血剤投与，輸血，便秘に対して食事指導や下剤投与を行う．これらの治療を行っても状態に改善がなけれ

ば，緊急手術となることもある．

内科的治療	
術前薬物療法	・β遮断薬の予防的投与

外科的治療	
心内修復術，姑息術（ブラロック・トーシック短絡術）	・低酸素血症の出現やチアノーゼ増強が見られる場合には手術適応 ・適応基準を満たしていれば心内修復術（心室中隔欠損閉鎖，右室流出路狭窄解除），満たしていなければ姑息術であるブラロック・トーシック（BT）短絡術を行う

ファロー四徴症患児の看護

術前

観察項目

観察項目	観察のポイント	根拠
循環動態	・末梢循環	・無酸素発作時にチアノーゼが悪化する
呼吸状態	・呼吸数	・低酸素血症になると多呼吸になる
食事・水分摂取状況	・食事・水分摂取量 ・脱水症状	・脱水が無酸素発作の誘発要因になる
活気・機嫌	・ふだんとの違い ・不機嫌	・ぐずりが無酸素発作の誘発要因になる

ケア項目

症状	ケア内容
チアノーゼ・多呼吸	・膝胸位をとる（両膝を曲げて胸に押し付ける） ・安静保持（落ち着かないときには，早めに抱っこや哺乳で安静を保つ） ・酸素投与（呼吸困難やチアノーゼに対し，積極的に使用する）
心不全症状	・循環管理（バイタルサイン測定や顔色，末梢冷感などの観察で異常の早期発見に努める） ・水分管理（とくに水分過多は心負荷の増大になるため，医師の指示に従い管理する） ・呼吸管理（SpO_2 や呼吸音，呼吸困難を観察し，必要に応じて吸引，酸素投与を行う）

患児・家族指導項目

- 安静と十分な睡眠
- 確実な内服

術後

観察項目

観察項目	観察のポイント	根拠
心不全症状	・浮腫，胸水 ・インアウトバランス ・不整脈	・両心室に容量負荷がかかるため，マイナスバランス管理を行う必要がある ・頻脈や房室ブロックを起こす可能性がある
創部	・感染徴候	・創部感染を起こす危険がある

ケア項目

術前と同様．

患児・家族指導項目

術前と同様．

(井上萌子，丸山志帆)

● 参考文献
1) 国立成育医療センター看護基準手順委員会編：すぐに役立つ小児＆周産期の疾患とケア．中山書店；2009．
2) 岡庭豊：病気がみえるvol.2 循環器．メディックメディア；2010．

3 循環器疾患

川崎病（血管炎）

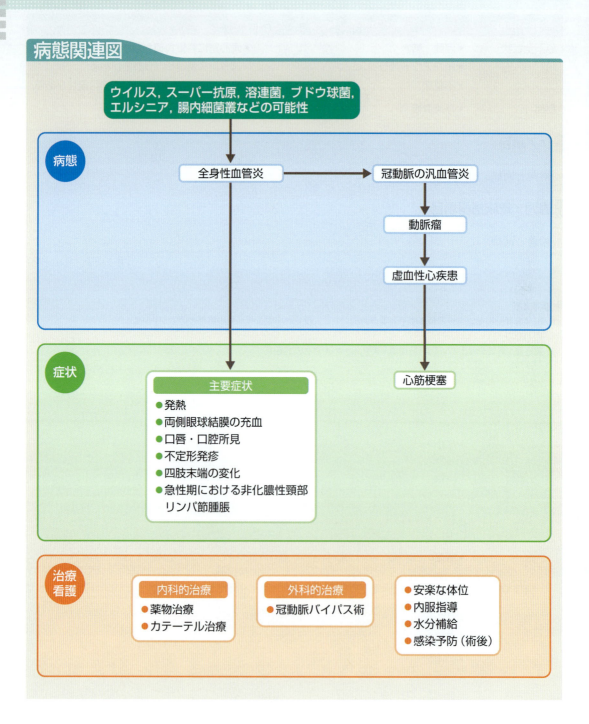

病態生理

川崎病は表2に示す主要症状を5つ以上伴う疾患で,病因・発生機序は不明だが,ウイルス(ヘルペスウイルス,パルボウイルスB19,コロナウイルス,アデノウイルス,HIV),スーパー抗原,溶連菌,ブドウ球菌,エルシニア,腸内細菌叢などが発症に関与していると推定される.また,表2の主要症状が4つしか認められないとしても,経過中に断層心エコー検査もしくは心血管造影検査で冠動脈瘤(いわゆる拡大を含む)が確認され,ほかの疾患が除外されれば本症と診断(不全型)する.

表2 川崎病の症状

主要症状	参考条件
・5日間以上続く発熱(ただし,治療により5日未満で解熱した場合も含む) ・両側眼球結膜の充血 ・口唇・口腔所見(口唇の紅潮,イチゴ舌,口腔咽頭粘膜のびまん性発赤) ・不定形発疹 ・四肢末端の変化:(急性期)手足の硬性浮腫,掌蹠ないしは指趾先端の紅斑,(回復期)指先からの膜様落屑 ・急性期における非化膿性頸部リンパ節腫脹	・心血管(心膜炎,心筋炎) ・消化器(胆嚢腫大,肝障害,麻痺性イレウス) ・尿(白血球沈渣) ・皮膚(BCG接種部位の発赤,痂皮形成,爪の横溝) ・呼吸器(咳嗽,鼻汁,肺野の異常陰影) ・関節(疼痛,腫脹) ・神経(痙攣,顔面神経麻痺,四肢麻痺)

検査・診断

血液検査	・好中球増加を伴う白血球増加 ・血小板増加 ・赤沈値の亢進 ・C反応性蛋白(CRP)陽性 ・低アルブミン血症 ・低ナトリウム血症 ・α_2グロブリン増加 ・軽度の貧血 ・血清トランスアミナーゼ上昇 ・HDLコレステロール低値
尿検査	・蛋白尿 ・沈渣の白血球増加
胸部X線検査	・心陰影拡大

心電図	・PR・QTの延長 ・異常Q波 ・低電位差 ・ST-Tの変化 ・不整脈
心臓超音波検査 （断層心エコー） 心血管造影検査	・心膜液貯留 ・冠動脈瘤

治療

内科的治療		
薬物治療	アスピリン療法	・抗炎症作用を目的に解熱後数日まで高用量投与 ・その後は抗血栓作用を目的に低用量に減量し6〜8週間継続投与
	免疫グロブリン療法（IVIG*）	・急性期治療として行う ・作用機序はいまだ不明だが，臨床症状や炎症マーカーの改善，冠動脈病変合併の抑制に有効
	ステロイド療法	・IVIG療法により解熱しない不応例に対する追加治療 ・強い抗炎症作用を有するプレドニゾロン（PSL）を用いるIVIGとステロイドパルス療法併用は，IVIG療法により解熱しない不応例の冠動脈病変と，IVIG療法反応例の冠動脈病変の両方に対する追加療法
	ウリナスタチン療法	・IVIG不応例・抵抗例に対する二次選択薬の1つ
	血漿交換療法（PE*）	・IVIG不応例に対する有効な選択肢 ・治療適応の制限がきわめて少なく，感染症や心原性ショックの合併時，低体重の乳児など，さまざまな難治性病態に幅広く用いられる
カテーテル治療		・経皮的冠動脈血栓溶解療法（PTCR*） ・経皮的冠動脈形成術（PCI*） ・血管内超音波法（IVUS*） ・経皮的冠動脈バルーン形成術（POBA*） ・ステント留置術 ・ロータブレータ（PTCRA*）術など
外科的治療		
冠動脈バイパス術		・瘤の退縮に伴う狭窄，瘤の血栓閉塞，瘤の流入口部・流出口部狭窄などによる心筋虚血が対象

川崎病患児の看護

観察項目

項目	観察のポイント	根拠
バイタルサイン	・発熱（5日間以上持続）	・川崎病に特徴的な症状である
眼所見	・両側眼球結膜の充血	
口唇・口腔所見	・口唇の紅潮，イチゴ舌，口腔咽頭粘膜のびまん性発赤	
発疹	・不定形	
四肢末端の変化	・急性期：手足の硬性浮腫，掌蹠ないしは指趾先端の紅斑 ・回復期：指先からの膜様落屑	
頸部リンパ節腫脹	・非化膿性頸部リンパ節腫脹	
食事・水分摂取状況	・食欲 ・食事・水分摂取量	・口腔内の発赤・腫脹により経口摂取・内服が思うようにできない場合がある
IVIG 投与時の副作用	・アレルギー反応 ・不整脈（心房細動，心房粗動，心室頻拍，ST-T 変化など）	・IVIG の副作用出現のリスクがある

ケア項目

症状	ケア内容
発熱 ☞p.240「発熱」の項を参照	・冷罨法 ・保温 ・更衣
口唇・口腔症状	・口唇への保湿剤塗布 ・口腔内の発赤・腫脹に応じた食事の形態や選択
膜様落屑	・清潔保持（感染予防） ・刺激を最小限にする
動脈瘤	・狭心症の出現の有無，誘因についての観察 ・バイタルサインの変化 ・確実なモニタリング ・病変の程度に応じた活動制限 ・確実な薬物投与（ワルファリンなど）と副作用の理解

患児・家族指導項目

● **急性期**

- 皮膚に低刺激な衣服や環境の調整（快適に感じる温度・湿度の調整）
- 無理のない食事摂取
- 検査や治療の必要性
- 安静を重視したベッド上での遊びの工夫（手遊びや絵本，ボードゲームやカードゲーム，折り紙やお話など，あまり活動しない遊びとする）

● **回復期**

- 内服方法や副作用
- 定期的な診察と服薬の必要性
- 日常生活の注意点（アスピリン服用に伴う出血傾向に注意）
- IVIG療法後の予防接種の際は医師に相談すること

（外山まゆ，敬礼真代）

● **参考文献**
1) 五十嵐隆編：小児科臨床ピクシス9 川崎病のすべて．中山書店；2009．
2) 浜田洋通ほか：子どもの臨床検査─症候から診断，治療へ．小児科診療2011；74（増刊号）．

4 脳神経疾患

てんかん

病態関連図

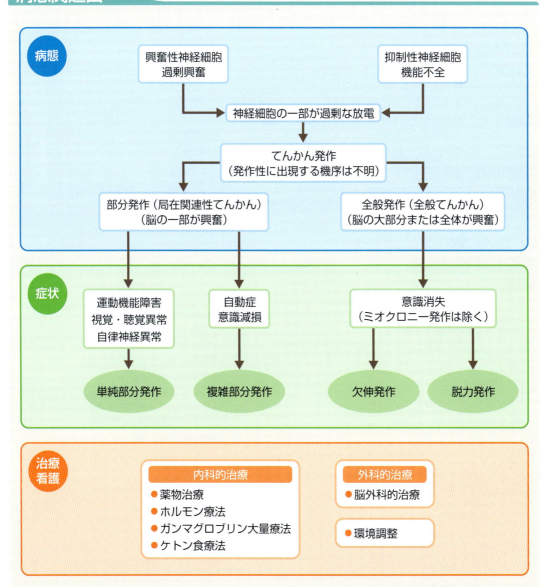

病態生理

てんかんはさまざまな原因によって起こる慢性の脳疾患で、大脳の神経細胞の過剰放電による反復性の発作を特徴とし、多彩な臨床症状と検査所見を伴う[1]。

大脳の神経細胞（ニューロン）は、規則正しいリズムで互いに調和を保ちながら、電気的に活動している。この穏やかなリズムをもった活動が突然崩れて、激しい電気的な乱れ（ニューロンの過剰発射）が生じることによって起きるのが、てんかん発作（表1）である。てんかんはくり返し起こることが特徴であり、1回だけの発作では診断はつけられない。

てんかんは、大きく特発性てんかんと症候性てんかんに分けられる（表2）。また、2010年には疾患としてのてんかんの分類も報告されている（表3）。

表1 てんかん発作

部分発作	脳の一部にてんかんの原因がある 単純部分発作：意識が保たれている 複雑部分発作：意識が減損する
全般発作	脳波検査で左右同時に異常な活動が出る発作 欠神発作：突然意識がなくなり、動作停止があるが、短時間で回復 脱力発作：姿勢を保つ筋力が突然脱力し、転倒することがある
強直間代発作	全身を突っ張らせた後、全身痙攣が起こる
重積発作	30分以上発作が持続し、意識が回復しないまま断続的に起こる場合は、至急医師に報告し、指示を確認する必要がある（15分以上からリスクが高くなる）

表2 てんかん分類

	局在関連性てんかん	全般てんかん
特発性	・検査をしても異常が見つからない原因不明 ・中心，側頭部に棘波を示す良性小児てんかん（BECCT） ・後頭部に突発波をもつ小児てんかん（早期型，後期型） ・原発性読書てんかん ●小児期に発症し，成人前にほぼ治癒する	・良性家族性新生児痙攣 ・良性新生児痙攣 ・乳児良性ミオクロニーてんかん ・小児欠神てんかん ・若年欠神てんかん ・若年性ミオクローヌスてんかん ・覚醒時大発作てんかん ●小児期に発症し，成人前に治癒することが多い．または，思春期ごろ発症し，成人になっても治療を継続する必要があるが，発作の抑制率はきわめて高い
症候性	・脳になんらかの障害や傷があって起こる（生後仮死，低酸素，脳炎，脳出血，髄膜炎，脳梗塞，脳外傷など） ・内側側頭葉てんかん ・新皮質てんかん ・前頭葉てんかん ・新皮質側頭葉てんかん ・頭頂葉てんかん ・後頭葉てんかん ●全年齢で発症し，治療は生涯にわたることが多い	・ウエスト症候群 ・レノックス・ガストー症候群 ・ミオクロニー失立発作てんかん ・ミオクロニー欠神てんかん ・大田原症候群（サプレッション・バーストを伴う早期乳児てんかん性脳症，EIEE） ●小児期に発症し難治性．精神遅滞を合併することが多く，治療も生涯にわたる

(Commission on Classification and Terminology of the International League Against Epilepsy：Epilcpio 1981；22：489-501.)

表3 疾患としてのてんかんの分類（2010年分類）

脳波・臨床症候群（発症年齢別）

新生児期	良性家族性新生児てんかん（BFNE）
	良性家族性新生児てんかん（EME）
	大田原症候群
乳児期	遊走性焦点発作を伴う乳児てんかん
	West症候群
	乳児ミオクロニーてんかん（MEI）
	良性乳児てんかん
	良性家族性乳児てんかん
	Dravet症候群
	非進行性疾患のミオクロニー脳症
小児期	熱性痙攣プラス（FS＋，乳時期から起こることがある）
	早発良性小児後頭葉てんかん症候群
	ミオクロニー脱力（旧用語：失立）発作を伴うてんかん
	中心側頭部棘波を示す良性てんかん（BECTS）
	常染色体優性夜間前頭葉てんかん（ADNFLE）
	遅発性小児後頭葉てんかん（Gastaut型）
	ミオクロニー欠神てんかん
	Lennox-Gastaut症候群
	睡眠時持続性棘徐波（CSWS）を示すてんかん性脳症（CSWS）
	Landau-Kleffner症候群（LKS）
	小児欠神てんかん（CAE）
青年期・成人期	若年欠神てんかん（JAE）
	若年ミオクロニーてんかん（JME）
	全般強直間代発作のみを示すてんかん
	進行性ミオクローヌスてんかん（PME）
	聴覚症状を伴う常染色体優性てんかん（ADEAF）
	その他の家族性側頭葉てんかん
年齢との関連性が低いもの	多様な焦点を示す家族性焦点性てんかん（小児期から成人期）
	反射てんかん

明確な特定症状群

海馬硬化症を伴う内側側頭葉てんかん（MTLE with HS）
Rasmussen症候群
視床下部過誤腫による笑い発作
片側痙攣・片麻痺・てんかん

構造的/代謝性の原因に帰するてんかん（原因別に整理）

皮質形成異常（片側巨脳症，異所性灰白質など）
神経皮膚症候群（結節性硬化症複合体，Sturge-Weber症候群など）
腫瘍
感染
外傷
血管腫
周産期脳障害
脳卒中
その他

原因不明のてんかん

てんかん発作を伴う疾患であるがそれ自体は従来の分類ではてんかん型として診断されないもの

良性新生児発作（BNS）
熱性痙攣（FS）

〔Berg AT, et al.：Revised terminology and concepts for organization of seizures and epilepsies：Report of the ILAE Commission on Classification and Terminology, 2005-2009. Epilepsia 2010；51：676-685.〕

検査・診断

脳波検査	・てんかんの診断に重要 ・覚醒時と睡眠時の両方を記録する ・睡眠時はてんかん波が最も出現しやすい ・抗てんかん薬の効果による変化を確認できる ・長時間記録ビデオ脳波モニター検査という発作状況と脳波を見る検査では，脳のどの部分から発作が始まり，どのように広がっていくのかを確認できる
脳CT・MRI検査	・脳の構造異常を調べる検査 ・とくに症候性てんかんの診断に重要 ・CTは短時間で脳の石灰化を検出できる ・MRIは検査時間がCTよりかかるが，脳の詳細な構造の確認に優れており，難治性てんかん発作時に必須となる
SPECT検査	・脳血流測定や脳の抑制性伝達物質受容体を検査する脳核医学検査 ・てんかん病巣の部位を診断できる **ミニ知識　てんかん焦点** ◎過剰な電気的発射を起こす部位であるてんかん焦点は，疲労していて脳血流が低下しているてんかん病巣で，抑制性伝達物質受容体が減少している
血液・尿検査	・てんかんの原因を精査するための検査 ・低カルシウム血症などは，痙攣を起こしやすい ・抗痙攣薬の副作用チェックの目的でも行われる
その他	・てんかんの外科手術などが検討される場合に，PET[*]検査やMEG[*]（脳磁図）検査などを行う

治療

内科的治療	
薬物治療（抗てんかん薬）	・抗てんかん薬は脳の神経細胞の電気的興奮を抑えたり，興奮がほかの神経細胞に伝わるのを抑制したりすることで発作症状を抑える ・てんかんの病態そのものを改善するわけではない ・単剤から使用することが推奨されている ・全般てんかんにはバルプロ酸（デパケン®），局在関連性てんかんにはカルバマゼピン（テグレトール®）を用いる
副腎皮質刺激ホルモン（ACTH）療法	・脳下垂体ホルモンと同じ合成ACTH[*]製剤（コートロシン® Z）を用いる ・ウエスト症候群の特効薬で，難治性にも効果がある ・副作用（高血圧，易感染，脳が一時的に縮む，心臓の異常，電解質異常，肥満）が見られる
甲状腺刺激ホルモン分泌ホルモン（TRH）療法	・合成ホルモンの大量投与を行う ・副作用はほとんどないが，有効例はまれ

ガンマグロブリン大量療法	・副作用はさほどないが，有効例は少ない
ケトン食療法	・てんかんの食事療法で，尿中ケトン体反応を維持する ・脂肪と蛋白質の多い食事を摂取する
外科的治療	
脳外科的治療	・症候性局在関連性てんかんに対する焦点切除術 ・手術対象は薬剤抵抗性の症例に限られる

てんかん患児の看護

発作時

観察項目

項目	観察のポイント	根拠
発作時期	・覚醒時，睡眠時，入眠期，熟睡期，出眠期	・小児の脳神経回路は未熟で興奮性が高いため，時期を把握することが予後予測につながる
転倒	・転倒で始まった痙攣かどうか（失神との区別） ・転倒の勢いとその方向 ・姿勢，発声の有無	・失神の場合，主体が筋脱力であるため，失神か痙攣かを区別する（てんかんの分類把握のため）
痙攣	・痙攣で始まったのか，転倒で始まったのか ・身体のどの部位から始まったのか．また，全身に広がっていったか ・痙攣はなく，意識障害だけだったか ・発作の持続時間 ・一側性，両側性，左右差の有無 ・四肢の状態（伸展位・屈曲位） ・硬直性か間代性か ・顔面・眼球の方向（左右・上転） ・無呼吸などの呼吸状態，チアノーゼ ・モニター値（SpO_2 モニター値，心電図モニター値）	・小児期のてんかんは，全般発作か部分発作かを区別しにくいものが多く，正常でも見られる運動と異常運動との区別が困難なことも多いため，細かい観察が必要 ・非てんかん発作との鑑別が重要
意識状態	・意識レベルの確認（GCS★，JCS★） ・呼名反応 ・痛み刺激やくすぐりへの反応 ・対光反射	・変化を察知するため ・意識回復が困難な場合はてんかん重積状態となり，緊急の処置が必要となる ・対光反射は中枢神経の変化を評価するための指標となる

全身状態	・バイタルサイン ・発熱，興奮，睡眠不足，過労の有無	・バイタルサインの基準値からの逸脱や値の変動による異常の早期発見・早期対応のため
日常生活	・入浴，食事，運動，遊びの状況 ・光，音，テレビなどの刺激	・てんかんを誘発する原因があったのかどうかを知るため
薬物	・抗てんかん薬の副作用（眠気，めまい，運動失調など） ・勝手に服用を中止していないか ・服用できない状況と原因の有無	・勝手に内服を中断してしまうと，薬剤の血中濃度が低下し，痙攣発作を誘発しやすくなる
活気・機嫌	・突然泣いていないか ・母に抱きついてばかりいないか ・ふだんとの違い	・乳幼児の場合，発作をうまく表現できないため，ふだんの様子を把握することが大事
発作経過	・重積発作とならないか，全身状態の悪化を招かないかを注意深く観察する ・発作の持続時間（何秒，何分） ・体位や姿勢の変化，回転時はその方向 ・表情，顔色，頭部と眼の動き，呼吸状態 ・痙攣部位の変化（硬直性・間代性） ・自動症の有無と種類	・長い発作は脳内で過剰な放電が起きており，脳の疲弊や浮腫など脳損傷を生じるため
発作後の観察	・呼名反応，痛覚反応 ・発作後の終末入眠，もうろう状態の有無と程度 ・四肢麻痺，随伴症状の有無と程度 ・転倒時の外傷の有無と程度 ・自分の名前や物の名前を言えるか ・発作中の記憶，前兆の有無	**POINT** ◎発作後に嘔吐することもあるため，顔を横に向けておくとよい ・発作後に脳の疲弊によって，もうろうとした状態となり，意識障害や幻覚，妄想などの精神症状を生じることがある

自動症の種類

複雑部分発作で見られる自動症（無意識に様々な動作を行ってしまう症状）には以下のものがある．
◎口部自動症：口をモゴモゴさせる．
◎身振り自動症：衣服をまさぐる，身体をなでる．
◎言語自動症：無意味な言葉をくり返す．
◎表情自動症：険しい表情や驚いたような表情をする．
◎歩行自動症：部屋中を動きまわる，部屋の外へ走りだす．

ケア項目

症状	ケア内容
呼吸筋の痙攣	・頭部後屈，可能であれば側臥位にする ・エアウェイ挿入 ・吸引 **POINT** ◎吐物の誤嚥，気道閉塞予防のために顔を横に向け，必要時吸引をする ◎呼吸筋の痙攣により呼吸停止が起こりやすく，唾液の分泌が亢進して気道が閉塞されやすい
血行障害，呼吸抑制，ストレス	・衣服の緊縛をとく ・光や音などの外的刺激の除去 ・精神・心理的ストレスの除去 **POINT** ◎血行障害や呼吸抑制を緩和し，全身をリラックスした状態にする ◎外的刺激により異常脳波が誘発されることもあるため，明るすぎない照明と静かな環境を整える

● 予防ケア

項目	ケア内容
転落・打撲などの二次的外傷や舌咬傷防止	・危険物の除去 ・ベッド柵使用，ベッド柵周囲の保護 ・舌圧子やバイトブロックの使用 **POINT** ◎発作は突然起こるため，転倒・転落，周囲の物品による打撲損傷が起こりやすい ◎患児がイスに座っている場合，ただちに床に寝かせ，患児の頭部を支え，両手でそっと押さえることで，床に激しく打ちつけることによる損傷を予防できる ◎発作中は危険なので無理には行わないが，可能であれば，間代性痙攣期にバイトブロックや舌圧子を用いて舌を咬まないように予防する ◎小児の場合，舌に傷がつくと，経口摂取可能な時期になっても痛みが強く，飲水や食事摂取が進まないことがある
嘔吐・失禁への対処	・防水性のマットレスやシーツを利用 **POINT** ◎発作時には，嘔吐や意識消失により失禁することが多い ◎小児は夜間に発作を起こすことがよくあるため，これらの対処をしておく

ここが重要！

薬物治療の管理
- ▶発作時によく使用される救急用薬品をすみやかに準備し，すぐ使用できるようにする．
- ▶各種薬剤の効果・副作用を熟知しておく．
- ▶薬剤を使用した場合は，薬剤名・投与時間・投与量を確実に記載しておく．

酸素投与
- ▶酸素療法の準備と管理をする．
- ▶発作中の無呼吸の有無とその長さ，喘鳴を観察する．

プライバシーの保護
- ▶発作は，患児自身に心理的苦痛を与え，また周囲の人の不安もあおるため，発作時には外部と遮断する処置をすみやかに行う．

各々の発作の特徴とケア

	発作の特徴	ケア
部分発作	●単純部分発作（意識が保たれている） ・両側性強直姿勢，単純対側性運動（四肢の単収縮・ジャクソン行進），姿勢を伴う頭部および目の回旋，味覚不全，流涎，幻嗅，咀嚼運動，会話中断，幻視，局所性感覚障害（半身の刺痛，しびれ） ●複雑部分発作（意識が減損する） ・前兆先行．目がすわる，口をモゴモゴさせる，辺りをフラフラ歩く，無目的な自動運動，でたらめな音声を発する，介助に抵抗する，意識減損発作 ・言語記憶の異常（左側頭葉てんかん） ・視空間記憶異常（右側頭葉てんかん）	●脳の一部にてんかんの原因部位がある ・見守る．特別な処置は不要 ・危ない場所以外では行動制限をしない（行動を止めると暴力行為を起こすことがある） ・自動症があるため，正面に立たないようにする ・危険を回避しながら行動をともにする．何名かで対応するとよい
全般発作	●欠伸発作 ・突然意識がなくなり，動作停止があるが，短時間で回復する ・まぶたがピクピクする，反応しなくなる ●脱力発作 ・姿勢を保つ筋力が突然脱力し，転倒することがある	●脳波検査で左右同時に異常な活動が出る発作 ・頻発しなければ，特別な処置は不要 ・外傷の可能性が高いため，保護帽や膝当てなどの装着が必要 ・目の前に危険な物を置かないようにする ・予防ケア（☞p.300「環境調整」の項を参照）

強直間代発作	・全身を突っ張らせた後，全身痙攣が起こる ・叫び声とともに始まる ・意識消失または転倒の後に始まる ・四肢，体幹，頭部の筋肉の強直性痙攣が始まり，その後，間代性痙攣へと変わる ・尿便失禁 ・口から泡をふく	・p.83「ケア項目」を参照 ・床やベッドに臥床させ，衣服を緩める ・流涎や嘔吐物での窒息防止（顔を横に向ける） ・頭部の保護（無理に抑えつけない） ・環境整備（周囲の危険物を取り除く） ・気道確保 ・酸素吸入 ・吸引 ・経過観察 ・発作後のもうろう時は危険を回避しながら付き添う
重積発作	・強直間代発作活動が5～10分間を超えて持続 ・2回以上の発作が起こり，その間意識が完全に回復しない状態	・30分以上発作が持続し，意識が回復しないまま断続的に起こる場合は，至急医師に報告（脳の疲弊や浮腫を起こし，脳に損傷を生じるおそれがあるため） ・酸素吸入，SpO₂測定，心拍モニターの監視（呼吸状態不良，チアノーゼ出現時）

ACTH療法時

観察項目

項目	観察のポイント	根拠
バイタルサイン	・高血圧，頻脈，顔色，意識状態，発熱	・副腎皮質刺激ホルモンが血液中にナトリウムを貯留させるため，循環動態の変調をきたすことがある．異常の早期発見，早期対応に努める ・免疫力が低下するため，易感染に陥りやすい
排泄	・尿量 ・浮腫	・副作用による浮腫や尿量の増加，減少など体内水分の移動が見られるため，推移を確認する
食事・水分摂取状況	・食欲 ・食事摂取量・水分摂取量 ・体重	・副作用による脂質代謝，糖代謝への影響から，肥満や満月様顔貌が出現しやすい **POINT** ◎分食を行ったり，油物を控えて野菜を多く摂るようにする ◎水分を摂り過ぎないように工夫する ◎食欲亢進時・肥満時の食事内容の工夫をする
呼吸器症状	・咳嗽，鼻水，咽頭痛	・免疫力が低下するため，易感染状態に陥りやすい

ケア項目

● 予防ケア

項目	ケア内容
感染予防	・清潔隔離 ・病室外はマスクを装着 ・手指衛生の指導（患児・家族・面会者） ・口腔ケア **POINT** ◎免疫力が低下するため，易感染状態に陥りやすい ◎肺炎，気管支炎，尿路感染，下痢などの細菌感染の予防のために行う
ストレスの緩和	・生活と遊びの場を病室につくる（衝撃吸収用マットなどを利用して，身体損傷のない遊びの工夫を行う） **POINT** ◎感染予防のため，室内で過ごすことが多くなり，ストレスが増強する．そのうえ，副作用による不機嫌，興奮，不眠の出現もあるため，ストレス緩和が必要となる
注射部位の硬結の予防	・筋肉注射は上腕と殿部，左右交互に行うなど，注射部位の工夫をする

▶副作用による不機嫌をはじめ，色素沈着，発疹，多毛，満月様顔貌など外的変化が患児に出現するため，家族の不安や精神的苦痛は大きい．そのため，治療による患児の変化（内外的）について事前に説明したり，家族の思いや訴えを傾聴することが重要である．

非発作時

ケア項目

● 予防ケア

項目	ケア内容
環境調整 ☞p.300「環境調整」の項を参照	・角のあるものや硬いものにはカバーをする ・浴室や脱衣所，ベッド周囲に衝撃吸収用マットを敷いておく ・プレイルームの一角に衝撃吸収用マットを敷いて，遊び場を設置する ・ベッド柵には柵に当たって損傷しないようにカバーを付ける ・つかまり立ちのできる患児にはサークルベッドを使用し，衝撃吸収材を巻くなどの工夫をする ・ベッド柵は必ず上げてもらうよう，家族へ説明しながら注意喚起する ・ベッドの中は整理整頓を心がけ，身体に当たると損傷するような物は置かない
患者行動への配慮	・発作の多い時期は，歩行時に手をつなぐ，腕を組むなどする ・発作で転倒してもけがをしないように，サポーターや保護帽を装着する（ふつうの帽子にクッションやベルトをつけるなどの工夫をしたものでもよい）

患者行動への配慮	・入浴，洗面，更衣，内服，遊びのときには，できるだけ座らせて作業させる ・1人での外出・外泊，水泳は避け，家族や知人に付き添ってもらう ・階段ではなく，エレベーターを使用するようにする ・入浴ではなくシャワー浴とし，溺水を予防する．患児1人で浴室（浴槽）に入れさせない ・火のそばには近づかないようにする ・立ったままで刃物を使用しないようにする ・熱い食べ物は冷めてから摂取する．窒息の危険あるアメやガム，グミは控えるようにする
内服・服薬指導	●乳幼児期 ・乳幼児期は少量の薬剤にも反応しやすいため，量を間違えないよう注意する ・粉薬は少量の水で溶き，スポイトや経口用注入器を使用して内服させることもある ・なかなか内服できない場合は，砂糖シロップやお薬ゼリー，オブラートを使用し，しっかり内服が継続できるように工夫する ・水で溶いたものにすると吐き出してしまう場合は，数滴の水で粉薬をペースト状やだんご状に練り，頬の内側に塗りつけたり，舌の奥に入れて，少量ずつ水を飲ませる方法もある ・食後，満腹で内服したがらないこともあるため，食後薬であっても食前に内服してもよい場合がある ・基本的に薬剤を食品に混ぜないようにする（食品やミルク嫌いになってしまうおそれがある） ・アイスクリームやヨーグルト，ジュースなど，味や香りが強いもので苦味を緩和させながら飲ませる場合もある ・予防接種は，主治医と相談しながら進めていく ●学童期・青年期 ・薬剤の種類が多くなることもあるため，服薬する薬の必要性・副作用についてしっかり説明する ・発作が起きそうなときに早めに内服する方法について指導する ・飲み忘れのないように工夫する ・薬剤の名称・量・内服時間・種類の確認など，患児の能力に応じて段階的な服薬指導を行う

患児・家族指導項目

- 発作だけでなく，成長・発達を促す必要性を指導
- てんかんを正しく認識し，納得して治療できる工夫
- 医師と連絡調整を図り，入院生活を支援
- 他職種との共有カンファレンスで個別に立案した看護計画を家族と共有する
- 家族の思いを受け止め，パンフレットや本を活用する
- 疾患や育児に対して悩みがないかを傾聴する
- 疾患の理解や社会制度について情報を提供し，ゆっくり受容へ導いていく

（阿部典子）

●引用文献
1) WHO編：てんかん辞典；1980.

4 脳神経疾患

髄膜炎

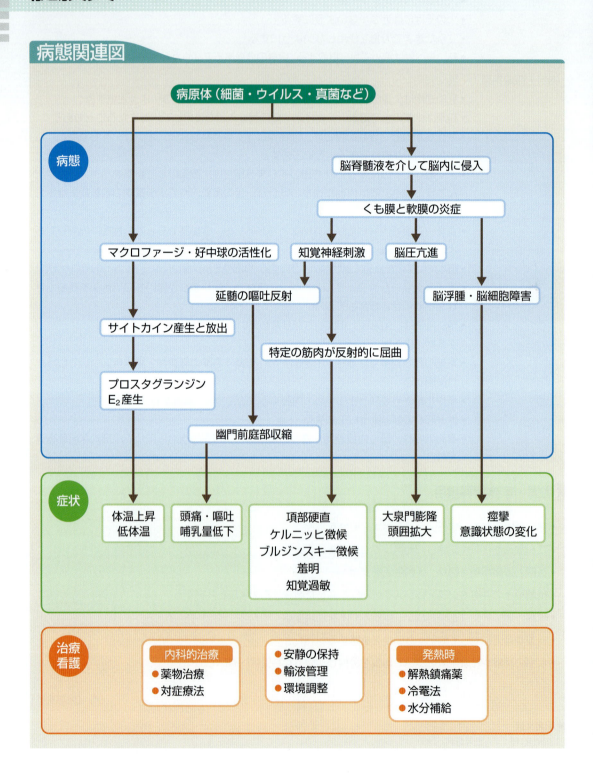

病態生理

髄膜は脳と脊髄を覆う膜で，硬膜，くも膜，軟膜の3層からなり，くも膜と軟膜の間のくも膜下腔は髄液で満たされている．髄膜炎は髄膜の急性炎症であり，鼻咽頭への感染や菌血症から血液を介して脳脊髄液として運ばれる血行性進展と，硬膜外膿瘍など中枢神経系からの直接進展，外傷などの外部からの進展があり，微生物はいずれも脳脊髄液を通して脳と周辺組織に広がる．くも膜下腔に感染巣を形成し，くも膜と軟膜に炎症が起こる．

髄膜炎の発生のピークは生後6～12か月，罹患率が高いのは4歳までである．新生児髄膜炎は死亡率が高く，神経学的後遺症が多い．

分類

髄膜炎は原因微生物によって細菌性髄膜炎と無菌性髄膜炎に分けられる．細菌性髄膜炎のおもな起炎菌を表4に，無菌性髄膜炎を引き起こす要因を表5に示す．

無菌性髄膜炎は髄膜炎の症状を呈し，髄液の培養から細菌が検出されない髄膜炎を指す．おもな原因はエンテロウイルス感染で，感染の初期は中耳炎，副鼻腔炎，気道感染の症状を示す．そのほか，結核性，真菌性，薬剤性などがある．

症状

細菌性，無菌性ともに共通の症状が見られ，髄液検査でそれぞれに特徴的な所見が得られる．通常は発熱，嘔吐，頭痛，痙攣，意識障害などで発症することが多いが，新生児や乳幼児では典型的な症状（表6）を呈さない場合も珍しくない．また，1～2歳の乳幼児では所見をとるのが難しく，これらの乳幼児では，頭部を前屈させたり，下肢を持ち上げたときに急に機嫌が悪くなったりするかどうかで髄膜刺激症状の有無を判断する．大泉門が開いている乳児では大泉門膨隆の有無が髄膜炎を疑う症状として重要であり，頭痛を訴えられない乳幼児では不機嫌が唯一の症状として見られることが多いので，不機嫌を伴う発熱の場合には髄膜炎を疑う．

表4 細菌性髄膜炎の起炎菌

新生児～生後3か月乳児	B群レンサ球菌，大腸菌，黄色ブドウ球菌，リステリア菌
生後3か月乳児～幼児	インフルエンザ菌（Hib），肺炎球菌，黄色ブドウ球菌
学童児から青年期	肺炎球菌，Hib，髄膜炎菌

表5 無菌性髄膜炎を引き起こす要因

ウイルス性	エンテロウイルス，ムンプスウイルス，アデノウイルス，EBウイルス，アルボウイルス，ヘルペスウイルス，インフルエンザウイルス
結核性	結核菌
真菌性	クリプトコッカス，カンジタなど
その他	川崎病，薬剤髄膜内投与，異物など

表6 病変と年齢による臨床症状

病変	乳児	幼児	学童児
髄膜の炎症	低体温，発熱，蒼白，易刺激性，哺乳量低下，嘔吐	発熱，蒼白，不機嫌，易刺激性，傾眠傾向，食欲不振，嘔吐	頭痛，発熱，悪心，嘔吐，食欲不振，易刺激性，項部硬直，知覚過敏，ケルニッヒ徴候，ブルジンスキー徴候，羞明
脳圧亢進	大泉門膨隆	頭囲拡大，大泉門膨隆	知覚過敏
脳浮腫 脳細胞障害 脳神経麻痺 脳血管性障害 硬膜下液貯留	痙攣，嗜眠傾向，髄膜刺激症状，後弓反張，抱き上げると泣く	痙攣，抱いてもらうことをせがむ，抱き上げると背中を痛がる，片麻痺，四肢麻痺，視野障害，顔面神経麻痺	痙攣，意識状態の変化，後弓反張，片麻痺，四肢麻痺，視野障害，顔面神経麻痺
全身感染に伴うもの	敗血症，ショック	敗血症，ショック	敗血症，ショック

経過

細菌性髄膜炎では多くの患児に行動の変化，運動機能障害，知覚障害などの認知の変化をもたらす．低年齢発症，肺炎球菌性，治療開始の遅れや治療抵抗性の場合は予後不良となりうる．無菌性髄膜炎は細菌性髄膜炎より軽症であり，対症療法のみで軽快する予後良好な疾患である．エンテロウイルスによる髄膜炎は，新生児期を過ぎた患児では3〜4日で症状が軽快する．

検査・診断

診断確定については髄液培養による起炎菌同定が必須である．腰椎穿刺前の頭部CT検査はルーチンではなく，頭蓋内圧亢進や神経学的局所症状などがある場合に限り考慮する．1週間以内に痙攣発作の病歴がある患児，意識障害，注視麻痺，視野障害，上下肢の麻痺，失語症状などの神経症状を有する患児では，頭部CT検査で異常が認められる確率が高く，施行が推奨される．

また，小児の場合には腰椎穿刺が脳ヘルニアの危険因子であるとの報告があり，発熱・項部硬直などにより細菌性髄膜炎が疑われ，一側または両眼の瞳孔固定・散大，除脳除皮質肢位，チェーン・ストークス呼吸，固定した眼球偏倚を呈し，脳ヘルニアが起きていると疑われた場合には，腰椎穿刺は行わずにすみやかに抗菌薬治療を開始する．

| 血液検査 | ・全血球検査（白血球増多，核の左方移動，赤沈亢進）
・蛋白分画（C反応性蛋白〔CRP〕上昇）
・血小板数
・血糖（髄液糖/血糖が0.4以下）
・培養
・血清電解質（脱水による血清ナトリウム上昇，血清カリウム低下）|

髄液検査	・細胞数 ・グラム染色（起炎菌の同定） ・培養 ・髄液糖（髄液糖/血糖が 0.4 以下） ・蛋白量（上昇は細菌性髄膜炎を疑う）
腰椎穿刺検査	・脳圧測定
尿検査	・培養
鼻腔培養検査	・培養

治療

　細菌性髄膜炎は neurological emergency（神経学的救急疾患）といわれ，治療の遅れは予後に直結する．細菌性髄膜炎が疑われる場合には禁忌事項がない限り，積極的に髄液検査を行い，菌の培養結果を待たずに抗菌薬を迅速に投与し，治療を開始する．無菌性髄膜炎であっても常に細菌性髄膜炎の可能性を念頭におき，細菌性髄膜炎の疑いが除外されるまで検査し，治療を続ける．

内科的治療	
薬物治療	・起炎菌に対する抗菌薬の静脈内投与
対症療法	・発熱に対する解熱鎮痛薬の使用 ・嘔吐，食欲不振による脱水に対して輸液・電解質の補正

髄膜炎患児の看護

観察項目

項目	観察のポイント	根拠
発熱	・体温（高体温か低体温か）	・微生物の感染に対して体温が上昇する **POINT** ◎新生児では低体温になる場合，年長児では診断時には発熱がない場合もある
頭痛	・部位，程度，拍動性 ・乳幼児では不機嫌	・髄膜の炎症により知覚神経が刺激される
食事・水分摂取状況	・悪心・嘔吐（どのように嘔吐するか） ・胃内容物がなくなっても悪心が持続するか ・食事・水分摂取量 ・哺乳量	・髄膜の炎症により知覚神経が刺激される ・胃腸炎との鑑別

髄膜刺激徴候 項部硬直 羞明	・頭部を挙上すると抵抗を感じる ・乳幼児では不機嫌 ・抱き上げると背中を痛がるように泣くか	・髄膜の炎症による知覚過敏の刺激によって特定の筋肉が反射的に屈曲する **POINT** ◎年齢によって表出する症状に違いがあること，必発の所見ではないことに注意が必要である ◎新生児では症状が出現することはまれである
大泉門膨隆	・膨隆の程度 ・拍動	・頭蓋内圧が上昇するため
痙攣	・型，部位，持続時間 ・眼球の動き	・脳浮腫，脳細胞障害の影響
意識状態	・ふだん（健康時）との違い ・家族を認識するか ・視線が合うか，開眼するか ・痛み刺激への反応	**POINT** ◎小児の意識状態を評価する JCS と GCS を使用する ・脳浮腫，脳細胞障害の影響

ケア項目

症状	ケア内容
発熱 ☞p.240「発熱」の項を参照	・冷罨法 ・解熱鎮痛薬の使用 **POINT** ◎発熱は安静や睡眠に影響を及ぼす可能性があり，とくに乳幼児では不機嫌を伴い，髄膜炎症状を悪化させる．苦痛の緩和，安静保持，睡眠促進のために解熱目的で行う
嘔吐 哺乳量低下 食欲不振	・輸液管理 ・尿量測定 ・インアウトバランスの測定 **POINT** ◎嘔吐および哺乳量・食欲の低下により，血清電解質異常や脱水症状をきたす可能性があるため，輸液によって電解質バランスの補整を行い，脱水症状を改善する ◎尿量低下時や水分バランス異常時には脱水を疑う指標として，水分出納管理を行う
頭痛 項部硬直 痙攣 ☞p.245「痙攣」の項を参照 羞明	・ベッド上安静 ・清拭 ・尿器，便器の使用（幼児，学童） ・部屋のカーテンを閉める，音の出るおもちゃは避ける（乳児，幼児），個室を考慮する（学童） **POINT** ◎急性期には，髄膜刺激症状により，移動や体動が苦痛を増強する場合がある．安静を目的に，清潔ケアは清拭，排泄はベッド上で行うことが望ましい ◎突然の大きな音や強すぎる光の刺激は頭痛などの症状を悪化させる．また痙攣を誘発する場合もある

意識障害 →p.287「意識障害」の項を参照	・禁食・禁乳 ・食事形態の変更 ・転倒・転落予防 ・ベッド上安静

POINT
- 意識レベルによっては誤嚥の可能性がある
- 乳児では飲水を試して嚥下機能を評価し，食事は離乳食中期ごろの舌でつぶせる固さのもの，学童では咀嚼嚥下機能をアセスメントし，気道閉塞を防ぐ食事形態を選択する
- 痙攣発作によるベッドからの転落，ベッド上以外の場所での転倒の可能性を考え，できるだけ発作に備えてベッド上安静とすることがが望ましい

患児・家族指導項目

- 頭囲拡大，嘔吐の有無に注意する（水頭症）
- 発作，ふだんと違う様子が見られたら受診する（症候性てんかん）
- 聞こえ方の変化に注意し，聴力検査を継続する（難聴）
- 片麻痺，不随意運動に対するリハビリテーションと知的障害・言語障害に対する言語療法について（発達障害）

細菌性髄膜炎とワクチン接種

- 7価肺炎球菌結合型ワクチン（PCV7）は2009年10月に日本において承認され，2011年11月から5歳未満の小児に対するPCV7接種の公費助成が開始された．一方，Hib（Haemophilus influenzae b型）ワクチン接種は2008年12月に開始され，2010年11月に5歳未満の小児に対するHibワクチン接種は公費助成の対象となった．2013年4月の予防接種法の改正に伴い，PCV7とHibワクチンは定期接種に組み込まれ，さらに同年11月にはPCVが7価結合型に代わり，6種類の型が加わった13価結合型（PCV13）が定期接種に導入された[1]．
- 厚生労働省班研究（庵原・神谷班）の調査結果から，2011年10月時点でのワクチン公費助成前後の比較では，助成後に細菌性髄膜炎が92％の減少，菌血症を伴う非髄膜炎が82％の減少となっている[2]．

（村山由里子）

引用文献

1) 国立感染症研究所：侵襲性インフルエンザ菌・肺炎球菌感染症．2014年8月現在．IASR 2014；35：229-230．
2) 国立感染症研究所：侵襲性インフルエンザ菌感染症．IASR 2013；34：185-186．

脳性麻痺

病態関連図

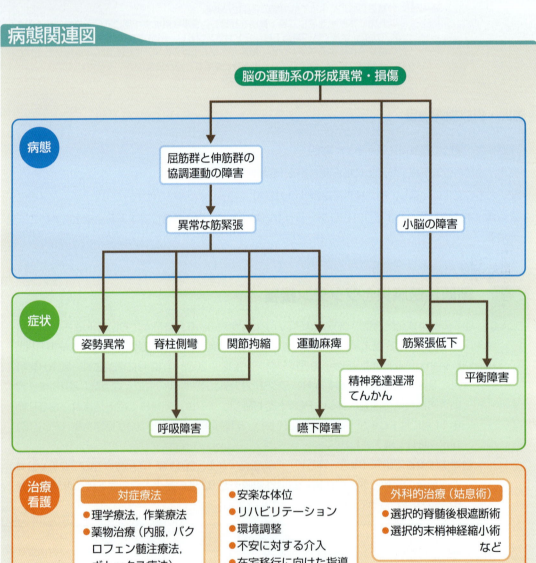

病態生理

脳性麻痺とは，受胎から生後4週間までに脳の運動系の形成異常や損傷により，運動や姿勢を抑制する能力が失われた病態の総称であり，同じ脳性麻痺でも症状や重症度に個人差がある．症状は満2歳までに発現する．

脳性麻痺の病型は，痙直型，アテトーシス型（アテトーゼ型），失調型，弛緩型，混合型（痙直型とアテトーシス型）に分類され（図1），各病型により特徴的な運動機能障害を示す．著しい筋緊張の低下を呈する弛緩型では，多くが2歳ごろまでに痙直型，アテトーシス型，失調型の徴候が徐々に出現する．

屈筋群と伸筋群の協調運動が障害されるため，姿勢の異常，筋トーヌス亢進または低下が起こる．合併症として知的障害（ID★）や脳神経障害，てんかん，痙性の強い患者では関節拘縮や脊柱側彎などが見られる．

脳の非進行性病変に基づく永続性の疾患であるが，症状は変化しうる．また進行性の疾患や一過性運動障害，正常化の見込みがある運動発達遅滞は除外される．

脳性麻痺発症の原因となる障害は，出生前，周産期，出生後のいずれでも起きる．出生前では胎児期の感染症，放射線，有機水銀などの化学因子，妊娠中毒症などがある．周産期の原因としては，早産児における諸因子による脳障害，周産期仮死などがある．出生後の原因としては，中枢神経感染症，頭部外傷，重症黄

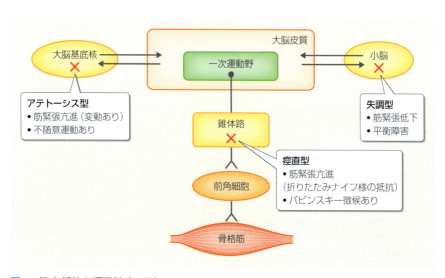

図1　障害部位と運動障害の型
（水口雅：脳性麻痺（CP）．岡庭豊編：病気が見える vol.7 脳・神経．メディックメディア；2014．p.390．）

◎症状は個人差が非常に大きく，診断後より成長発達をほとんど見込めない症例から，脳性麻痺をもちながらも大学まで進学し，社会生活を営める症例まである．

痙などがある．周産期に起きた障害によるものが全体の約7割を占め，近年ではとくに早産期における脳性麻痺が増加している．

検査・診断

発達歴の検討や神経学的検査による異常所見，画像診断による異常所見（脳室周囲白質軟化，多囊胞性白質軟化などさまざま）から，幅広い検査結果と結びつけて診断される．

発達歴の検討	・ブラゼルトン新生児行動評価，ミラニ-コンパレッティ運動評価など
神経学的検査	・脳波，筋電図など
画像診断	・超音波，MRI，CT
生化学的検査	・血液検査

治療

現在の医療では根治は不可能であるため，リハビリテーションや現在ある症状の進行の緩和，予防がおもな治療となる．

理学療法，作業療法は患児の運動能力を最大限発達させることが目的で，症状が固定する前に開始することが重要となってくる．筋緊張が強い場合は，ジアゼパムなどの筋弛緩薬，精神安定薬を用いる．放置すると全身の筋トーヌスに不均衡が生じ，関節拘縮，脱臼，骨変形，筋線維化が起こる場合がある．運動機能障害のみではなく，てんかん，知的障害，視聴覚の障害，情緒障害を併発している場合はそれに対する治療も必要である．

内服薬では緊張のコントロールがつきにくく，筋肉の過緊張によって関節可動域の縮小や不随意運動などを起こす痙縮が強い場合には，選択的脊髄後根遮断術（SDR），局所的であれば選択的末梢神経縮小術（SPN）など外科的介入が考慮される場合がある．また，そのほかの痙縮への注射薬による治療として，バクロフェン髄注療法（ITB），局所的であればボトックス療法がある．

そのほか，変形や拘縮の予防，あるいは矯正の保持の目的で装具療法を導入することもある．

対症療法	
理学療法，作業療法	・患児の運動能力を最大限発達させることが目的で，症状が固定する前に開始することが重要
薬物治療	・筋緊張が強い場合は，ジアゼパムなどの筋弛緩薬，精神安定薬を用いる ・そのほか注射薬による治療（バクロフェン髄注療法〔ITB〕，ボトックス療法〔効果は局所的〕）
外科的治療（姑息術）	・選択的脊髄後根遮断術（SDR） ・選択的末梢神経縮小術（SPN，効果は局所的）

ミニ知識 バクロフェン髄注療法

◎体内にポンプを植え込み，薬剤バクロフェンを脊髄の周囲へ直接持続的に投与することで痙縮の緩和を図る．薬剤の充填は2～3か月ごとに行い，皮膚の上からポンプの注入口に直接注射して充填する．ポンプは電池が切れる5～7年で手術による交換が必要である．

脳性麻痺患児の看護

観察項目

項目	観察のポイント	根拠
バイタルサイン	・体温 ・脈拍数 ・呼吸数 ・血圧 ・意識レベル（刺激への反応） **POINT** ◎担当医から個別のバイタルサイン異常値の報告基準について指示を受ける ◎家族から，ふだんの患者の様子について情報収集しておく	・病態に個人差があり，平常時にRRS（Rapid Response System）基準値を逸脱していることがあるため，平常時のバイタルサインを把握する必要がある
呼吸状態	・呼吸困難	・多くの場合，嚥下障害や胃食道逆流現象（GER）を合併するため，誤嚥性肺炎を起こしやすい ・運動機能障害がある場合は，同一体位による無気肺も形成しやすく，脊柱側彎などによる胸郭の形成異常から肺換気障害を合併することがある ・頭部の変形，舌根沈下から上気道狭窄を合併することもあるため，呼吸予備力が弱く，呼吸器障害が起こった際に重症化しやすい
安静・安楽	・睡眠パターン・リズム **POINT** ◎ストレスへの脆弱性があるため，患児が安楽に過ごせる環境であるかを評価し，環境整備を行う ☞p.300「環境調整」の項を参照	・筋緊張の増強やてんかん発作予防のために十分な睡眠が重要

安静・安楽	・筋緊張の増強の起こる時間 ・てんかん発作（誘発因子，発作のタイミング・継続時間，症状） ・皮膚状態や身体損傷の有無	・筋緊張の増強やてんかん発作に合わせた内服による効果的なコントロールを得るため ・てんかん予防のためにバルプロ酸の長期服用をしている患児や運動不足の患児は，骨粗鬆症を合併することがある ・運動機能障害がある場合，同一体位や骨の突出による褥瘡発生のリスクが高い
食事・水分摂取状況	・食事内容 ・食事・水分摂取量	・嚥下障害を合併することが多く，食事の形態や摂取方法を評価する必要がある ・腸管運動障害を合併することがある

ケア項目

症状	ケア内容
姿勢異常，運動麻痺，関節拘縮	・薬剤投与による筋緊張のコントロール **POINT** ◎緊張の様子や緊張しやすい時間を観察，アセスメントしたうえで投与の時間を検討する ◎薬剤投与開始後も筋緊張の様子の観察を行い，筋緊張に対して適切なコントロールが得られているか，新たな医療的介入が必要かどうかの評価を行う ・リハビリテーション **POINT** ◎運動機能障害の症状が固定する前に開始することが重要 ・患児に合わせたポジショニングの実施 **ミニ知識** ◎腹臥位は，呼吸効率の点と，全身緊張性姿勢反射を抑制しうるという点から推奨される姿勢といわれる．しかし，窒息や体位変換時の骨折などのリスクが高いため，熟練した手技を要し，また腹臥位の最中には注意深い観察が必須となる．さらに患児によって好みや苦手な体位がある．そのため小児のポジショニングは，患児の成長発達のアセスメント，家族からの情報収集や日々のケアに対するアセスメント，他職種とのコミュニケーションから検討していくことが重要である ◎痙直型の場合，多くの患児は緊張の亢進によって股関節脱臼を起こすリスクが高い．膝の間に枕やパッドを挟む（図2）ことは，股関節脱臼の予防となり，膝など下肢の骨突出が多い部位の褥瘡予防に効果がある場合もある ◎体位変換の実施後には，刺激によって筋緊張の亢進が起こる場合があるため，安楽に過ごせているかを観察する

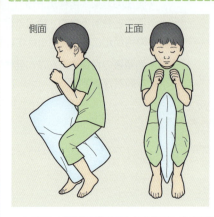

図2 股関節脱臼予防のためのポジショニングの一例
安楽な姿勢を保てるように，必要に応じてその他の部位にも枕やパッドを入れるなどの工夫が必要である

発汗	・衣服・掛け物の調整 ・頭部などの局所に対する冷罨法 **POINT** ◎筋緊張の亢進により発汗が非常に多い患児が多いため,発汗状況や体温を観察,アセスメントし,衣服・掛け物の調整や必要時に冷罨法などを行い,安楽に療養できるように支援する
不安	・医師や看護師のほか,作業・理学療法士,ソーシャルワーカー,地域保健師など,さまざまな職種と連携を取りながらサポートを行う

● 予防ケア

項目	ケア内容
褥瘡予防	・除圧マットの使用(体動がほとんどなく,自力での体位変換が不可能な場合には,除圧マットを用いて褥瘡予防に努める)
筋緊張・てんかん発作の予防	・光刺激によって筋緊張の亢進やてんかんを誘発することがあるため,光源は明るすぎないようにする ・そのほか,過剰な音刺激,触覚刺激などにも留意して環境調整を行う

患児・家族指導項目

在宅に向けた指導	・栄養摂取方法,更衣,清潔ケア,ポジショニング,リハビリテーションなど ・経管栄養,気管切開などが施行されている場合には,それに対する指導
確実な薬剤の投与	・おもに緊張やてんかんをコントロールする目的で投与する.薬剤の血中濃度を維持するために,症状が強くなくても,おおよそ決まった時間に内服すること
病院受診の目安	・個別性が大きいため,医師と相談したうえで指導する

▶脳性麻痺の多くは,予測不能な事象によって生じ,また根治ができないことで,家族は大きな喪失感や悲愴の感情を抱く.
▶医療者には,患者家族の気持ちに寄り添いながら,家族が患児を受け入れられるようにサポートしていくことが求められる.
▶成長に伴う症状の出現や感染などをきっかけに,気管切開など新たなデバイスが必要となる可能性もあるため,現在,それらのデバイスが使用されていなくとも,今後導入される可能性があることも十分に説明する.

(井ノ口卓彦)

● 参考文献
1) 石坂巧:脳性麻痺 cerebral palsy. 武田武夫ほか編:STEP 小児科.第2版.海馬書房;2009. p.462-465.
2) 補富山和徳:第1章 概要 3.原因と病理.穐山富太郎ほか編:脳性麻痺ハンドブック―療育にたずさわる人のために.医歯薬出版;2012. p.22-31.

3) 穐山富太郎：第2章　診断と告知．穐山富太郎ほか編：脳性麻痺ハンドブック─療育にたずさわる人のために．医歯薬出版；2012．p.48-64．
4) 大城昌平：第3章　評価　1．発達評価．穐山富太郎ほか編：脳性麻痺ハンドブック─療育にたずさわる人のために．医歯薬出版；2012．p.66-80．
5) 中村隆幸：第5章　療育の具体的アプローチ　12．手術療法．穐山富太郎ほか編：脳性麻痺ハンドブック─療育にたずさわる人のために．医歯薬出版；2012．p.233-277．
6) 二宮義和：療育の具体的アプローチ　第5章　療育の具体的アプローチ　13．装具療法．穐山富太郎ほか編：脳性麻痺ハンドブック─療育にたずさわる人のために．医歯薬出版；2012．p.278-285．
7) 第一三共株式会社：IBTウェブサイト　http://www.itb-dsc.info/　2015.10.5アクセス

5 腎・泌尿器疾患

急性糸球体腎炎

病態関連図

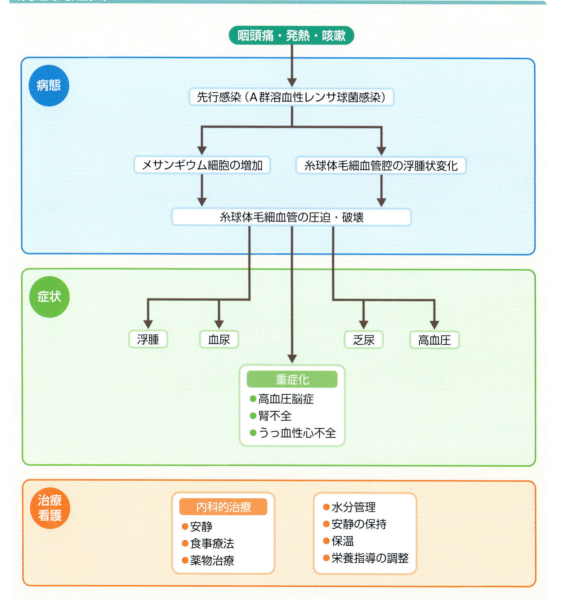

病態生理

急性糸球体腎炎（表1）は，先行感染の起炎菌（おもにA群溶血性レンサ球菌）に由来する腎炎惹起性抗原が糸球体に付着し，それに対する免疫反応が糸球体の炎症を引き起こすことによって発症すると考えられている．そのメカニズムはまだ解明されていない．

先行感染はおもに呼吸器と皮膚に見られ，通常は10日から14日後に発症する．感染後4日以内に急性腎炎が発症する場合は慢性腎炎の急性増悪の可能性があるため注意を要する．先行感染後，4～6週間で治癒する予後良好な疾患である．

三大主徴は血尿，浮腫，高血圧であるが，すべてを呈するものは約40％のみで，多くはすべてを伴わない．三大主徴のなかでも浮腫は全例に見られ，顔面・眼瞼周囲の浮腫として出現するのが特徴で，早朝起床時に顕著に認められる．また，血尿のほか，ときに蛋白尿も見られ，ネフローゼ症候群を合併することもある．

A群溶血性レンサ球菌感染1～3週間後に主症状が見られ発症する．A群溶血性レンサ球菌に感染し好発しやすいのは5～8歳である．

表1 急性糸球体腎炎を呈する疾患

原発性	・急性溶血性レンサ球菌感染後糸球体腎炎 ・急性非溶血性レンサ球菌感染後糸球体腎炎（管内増殖性糸球体腎炎） ・急速進行性糸球体腎炎（管外増殖性糸球体腎炎） ・IgA腎症 ・メサンギウム増殖性糸球体腎炎 ・膜性増殖性糸球体腎炎
続発性・その他	・ループス腎炎 ・紫斑病性腎炎 ・溶血性尿毒症症候群/血栓性血小板減少性紫斑病 ・結節性多発動脈炎 ・グッドパスチャー症候群 ・遺伝性腎炎 ・急性間質性腎炎 ・腎盂腎炎

検査・診断

以下の検査所見を総合し，診断する．

先行感染	・上気道感染，膿痂疹などの皮膚状態を認めた後，2週間ほどの潜伏期を経て三大主徴を認める ・咽頭培養でA群溶血性レンサ球菌検出（全例で検出できるとは限らない）
尿検査	・血尿（赤血球の出現はほぼ必発） ・肉眼的血尿は約1/3の症例で認められ，2週間以内に消失する例が多い ・蛋白尿のほか，極期には白血球が認められる

血液検査	・低補体血症はほぼ全例に認められる ・血中免疫複合体は60〜80％の症例で陽性 ・腎機能低下，ナトリウム（Na）貯留，抗ストレプトリジンO抗体（ASO），抗ストレプトキナーゼ抗体（ASK）などの上昇を認める
病理組織像	・確定診断は腎生検所見による

治療

　急性糸球体腎炎治療の基本は，安静，食事療法，薬物治療である．そのうえで合併症の予防や治療を行う．

内科的治療	
安静	・安静臥床 ・症状の軽快に伴い，安静の度合いも解除 ・臥床することで腎血流量を増加させ，血圧上昇を防ぐ ・新陳代謝が低下して老廃物の産生が抑えられ，腎臓の負担が減少する
食事療法	・急性期には厳重な制限（水，蛋白質，塩分）を行う ・利尿期/回復期に入ったらすみやかに制限を解除
薬物治療	・原因となった先行感染には抗菌薬を投与 ・高血圧には降圧薬，うっ血性心不全には利尿薬や強心薬を投与

急性糸球体腎炎患児の看護

観察項目

項目	観察のポイント	根拠
バイタルサイン	・体温（発熱） ・血圧（高血圧）	・先行感染から発症することが多い ・高血圧脳症を発症する可能性がある
排尿	・乏尿 ・血尿 ・尿の性状	・腎臓のメサンギウム細胞の増加と，浮腫状変化による糸球体毛細血管の圧迫で血尿の出現，尿量の減少が見られる
食事・水分摂取状況	・食事・水分摂取量 ・体重の増減 ・浮腫	・糸球体濾過量の急激な減少により，Naと水分が貯留し，細胞外液量が過剰になる
活気・機嫌	・ふだんとの違い ・活動量	・ふだんより活動量が低下し，倦怠感も増大する

ケア項目

症状	ケア内容
高血圧	・降圧薬の使用の検討 ・高血圧に伴う頭痛や悪心などの症状の観察
浮腫	・水分制限（前日の尿量＋500 mL 以内）
血尿	・安静の保持
乏尿	・尿量の測定 ・利尿薬の使用の検討

- ◎急性期は食欲がなく，また塩分も制限されるため，無理に食べさせずに，楽しい雰囲気をつくるよう努める．
- ◎症状や検査データを把握し，尿量が増加してきたら徐々に食事の規制を緩和していく．

患児・家族指導項目

- 安静を保つ（指導時には，成長発達・年齢に応じた説明の工夫をする）
- 腎血流量を保つために身体の保温に努める
- 水分，蛋白質，塩分制限の必要性（栄養指導の調整）

（井辻彩加，倉林真理江）

● 参考文献
1) 浦島充佳：エビデンスに基づく小児科　専門診療編. 医学教育出版社；2007.
2) 宮崎和子ほか：看護観察のキーポイントシリーズ　改訂版. 小児Ⅱ. 中央法規出版；2000.
3) 東間紘：Nursing Selection⑧腎・泌尿器疾患. 学習研究社；2009.
4) 国立成育医療研究センター看護基準手順委員会：すぐに役立つ小児＆周産期の疾患とケア. 中山書店；2009.

5 腎・泌尿器疾患

ネフローゼ症候群

病態関連図

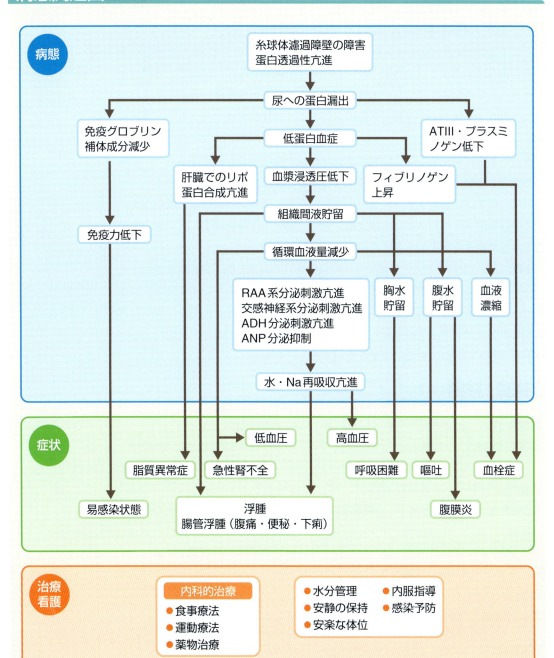

病態生理

ネフローゼ症候群とは，糸球体濾過障壁の障害により蛋白が多量に尿中に漏れ，その結果，体内の蛋白の減少をきたした状態の総称である．ネフローゼ症候群は，尿中への蛋白漏出により，さまざまな合併症を呈する．

具体的には，尿中への蛋白漏出による血漿浸透圧の低下により，循環血液量が減少する．急激な循環血液量の低下が起こると，ショック状態，急性腎不全をきたす．また，血漿浸透圧の低下により組織間液の増加をきたし，浮腫を生じる．さらに，レニン-アンジオテンシン-アルドステロン系（RAA系），交感神経系および抗利尿ホルモン（ADH）の分泌刺激の亢進が見られ，一方で，心房性ナトリウム利尿ホルモン（ANP）の分泌抑制が生じることで腎臓での水とナトリウムの再吸収が亢進して，浮腫がさらに増強する．浮腫が腸管で起こると，腹痛や便秘および下痢をきたす．

尿中へ蛋白が漏出する際には免疫グロブリンや補体成分も漏出するため，免疫力の低下もきたす．さらに腹水貯留を合併すると腹膜炎のリスクが上がる．

尿中へのアンチトロンビン（AT）Ⅲやプラスミノゲンの漏出と低蛋白血症による肝臓でのフィブリノゲン生成亢進，さらに循環血液量の減少による血液濃縮により血栓症を合併するおそれもある．

また，低蛋白血症になると肝臓でリポ蛋白の合成が亢進し脂質異常症をきたす．

小児のネフローゼ症候群の多くは原因不明である．ほとんどの患者はステロイド治療により蛋白尿は消失するが，その多くは再発するおそれがある．頻回に再発する患児やステロイドに依存している患児は，ステロイドの長期内服による副作用を回避するために免疫抑制薬を使用することもある．

検査・診断（表2）

尿検査	蛋白尿，尿pH，尿比重，血尿，尿中電解質
血清生化学検査	血算総蛋白（TP），アルブミン（Alb），尿素窒素（BUN），クレアチニン（Cr），尿酸（UA），電解質，総コレステロール（TC），総トリグリセライド（TG），免疫グロブリンなど
胸腹部X線検査	肺うっ血，心拡大，胸水の程度など
腹部超音波検査	腎サイズ，皮質萎縮の有無，腎血流，血管内容量，腹水の程度など
腎生検	初発のネフローゼ症候群の約80％は微小変化型であるため，基本的には行わない

表2 ネフローゼ症候群の診断基準

① 蛋白尿	蓄尿 0.1g/kg/日もしくは早朝尿 300 mg/dL
② 低蛋白血症	血清TP：学童・幼児/乳児　6.0/5.5 g/dL 以下 血清Alb：学童・幼児/乳児　3.0/2.5 g/dL 以下
③ 脂質異常症	血清TC：学童/幼児/乳児　250/220/200 mg/dL 以上
④ 浮腫	あり

①②は必須，③④は参考所見

治療

	内科的治療
食事療法	・蛋白尿陽性では，水分制限はしないが，塩分は 3〜6 g/日に制限，蛋白質・エネルギー量は食べ過ぎない程度のふつうの量とする ・尿蛋白が陰性化すれば塩分制限はなし
運動療法	・蛋白尿陽性では激しい運動は避けるが，日常生活はふだん通り ・蛋白尿陰性では運動制限なし ・安静の必要性に関するエビデンスはなく，可能な限りふつうの生活をする
薬物治療	● ステロイド感受性ネフローゼ症候群 ・初発・再発時ともにステロイドを第一選択薬とする．ほとんどの患児はステロイド開始後 1〜2 週間で寛解 ・国際法：プレドニゾロン 8 週間投与 　① 60 mg/m^2/日または 2.0 mg/kg/日，分 3，連日投与，4 週間（最大 60 mg/日） 　② 40 mg/m^2/日または 1.3 mg/kg/日，朝 1 回，隔日投与，4 週間（最大 40 mg/日） ● 頻回再発型・ステロイド依存性ネフローゼ症候群 ・ステロイドの副作用が出現するため免疫抑制薬の導入を推奨 ● ステロイド抵抗性ネフローゼ症候群 ・腎生検による組織学的診断を行い，シクロスポリンを第一選択薬とする．ステロイドパルス療法とシクロスポリンの併用は寛解導入に有効

ネフローゼ症候群患児の看護

観察項目

項目	観察のポイント	根拠
バイタルサイン	・血圧 ・心拍数	・ステロイドの使用により，高血圧をきたすことがある
呼吸状態	・呼吸数 ・胸水	・全身の浮腫から肺水腫などをきたし，呼吸困難となることがある
血液検査	・Alb，TP，電解質，免疫グロブリン	・腎機能，全身状態の評価
尿検査	・尿蛋白，Cr	・ネフローゼ，腎機能の評価
身体所見	・体重・腹囲 ・浮腫	・体重の増減や浮腫の状態の評価
食事・水分摂取状況	・食事・水分摂取量 ・インアウトバランス ・尿量	・体重の増減や浮腫の評価

ステロイドの副作用	・食欲亢進，中心性肥満 ・多毛 ・高血圧 ・高血糖 ・白内障，緑内障 ・易感染 ・気分のムラ（気力がなくなる，イライラする，気分がふさぎ込む，何もする気が起きないなど） ・胃炎，胃潰瘍 ・骨粗鬆症，成長障害	・ステロイドの副作用に注意が必要

ケア項目

症状	ケア内容
浮腫	☞p.109「浮腫に対する看護」を参照
便秘・下痢	☞p.254「消化器症状—下痢」，p.331「排便管理に必要なケア」の項を参照
高血圧	・血圧測定，降圧薬の使用の検討
ステロイド副作用症状	・血圧・血糖測定，点眼，患児にあった食事内容の調整など
乏尿	・尿量測定，インアウトバランスのチェック ・点滴やアルブミン，利尿薬の投与の検討
呼吸困難	・酸素投与 ・安楽な体位の保持

患児・家族指導項目

- 内服指導
- 退院後の運動・食事
- 免疫抑制薬やステロイド内服に伴う感染の予防
- 自宅での尿検査における尿の採取法や結果について
- どのような症状が出たら受診するか，受診方法など

（田畑陽平，山田剛史）

浮腫に対する看護（腎疾患による浮腫）

浮腫は，組織間液と血管内体液の体液バランスの異常により生じ，細胞外液のうち組織間液が異常に増加した状態をいう．浮腫が強い場合には，原疾患の状態が悪いことが多く，全身状態が悪いと考えられる．

日常生活のなかで，小児の機嫌，活気の有無，食欲の状態を注意深く観察し，変化がある場合には医師に報告する必要がある．

項目	看護のポイント	根拠
観察	・バイタルサイン（脈拍，呼吸数，血圧） ・呼吸症状（喘鳴，チアノーゼ，湿性ラ音の有無，呼吸の深さ，努力呼吸の有無，呼吸パターンの変化）	
	・浮腫の分布（浮腫が出現しやすい眼瞼・顔面・足背などを中心に観察する） ・浮腫の程度（指圧痕が残るかどうか，衣服などによる圧痕の有無，眼瞼が一重か二重か）	・腎性浮腫は，組織圧の低い場所に出現しやすい
	・体重測定 ・腹囲測定 ・イン・アウトバランス（利尿薬が使用される場合，使用後の排尿時間・排尿量・副作用の有無に注意する）	毎日，同一条件で測定することで，増強・軽減の有無をアセスメントすることができる
	・検査データ（血液検査：電解質，タンパク質，肝機能，腎機能．尿検査：尿中タンパク，比重．胸部X線：肺水腫）	
安静・安楽	●安静の保持 ☛p.329「安静・安楽」の項を参照	
	●体位の工夫 ・腹水がある場合，セミファーラー位とし，安楽枕を使用して膝を立てる ☛p.329「安静・安楽」の項を参照	・浮腫が強く，腹水がある場合，横隔膜の圧迫を少なくする
	●保温 ☛p.300「環境調整」の項を参照	・保温により末梢血管の拡張による血行を促進し，快をもたらし，リラックスさせることができる

食事	●塩分・水分制限 ・食事制限に伴うストレスの緩和		・塩分・水分の過剰摂取は，浮腫の増強につながるおそれがある
	乳幼児	1日の摂取可能な水分量から1回のミルク量を調整し，授乳間隔を工夫する	
	年長児	1日の水分量から食事やおやつ時の摂取量の配分を一緒に考えて決める（子どもが主体的に取り組むことができるようにする）	
	☞p.315「栄養管理」の項を参照		
食事	・安静の保持を考慮しながら，食堂に行ったり，ほかの子どもと食事ができるようにする		・楽しい雰囲気での食事は，食欲を増すことにつながる
清潔	☞p.308「スキンケア」の項を参照		・浮腫のある皮膚や粘膜は傷つきやすく，傷が生じると感染を引き起こしやすいため，保清を行う

（大沼仁子）

5 腎・泌尿器疾患

慢性腎臓病

病態関連図

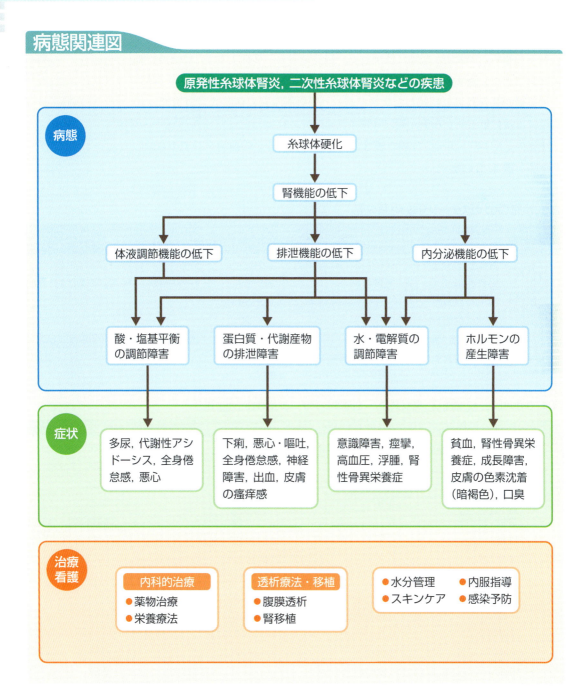

病態生理

小児の慢性腎臓病（小児CKD★）は，長期にわたって進行し，慢性腎不全に至る疾患である．先天性腎尿路異常や糸球体腎炎などの疾患によって，糸球体濾過値（GFR）が著しく低下した状態を指す．急性腎不全が急激で可逆的なGFRの低下であるのに対し，小児のCKDは慢性に経過し，進行性で非可逆的なGFRの低下を認め，腎機能が緩徐に低下して，慢性腎不全に移行する．このとき，血清クレアチニン値は年齢・性別ごとの異なる血清クレアチニンの基準値の2倍以上の高値が3か月以上持続した状態である．腎機能障害の程度は，GFR低下の程度によって第1期から第4期に分類される．

小児のCKDのステージ分類を**表3**に，年齢・性別ごとの血清クレアチニンの基準値を**表4，5**に示す．

表3　小児CKDのステージ分類（2歳以上）

病期ステージ	重症度の説明	GFR（mL/mim/1.73m²）	治療
1	腎障害*は存在するがGFRは正常または亢進	≧90	
2	腎障害が存在し，GFR軽度低下	60〜89	移植治療が行われている場合は1-5T
3	GFR中程度低下	30〜59	
4	GFR高度低下	15〜29	
5	末期腎不全	<15	透析治療が行われている場合は5D

＊腎障害：蛋白尿，腎形態異常（画像診断），病理の異常所見などを意味する
（日本腎臓学会：エビデンスに基づくCKD診療ガイドライン 2013. p.167.）

表4　3か月以上12歳未満（男女共通）　血清クレアチニン基準値（mg/dL）

年齢	2.5パーセンタイル	50パーセンタイル	97.5パーセンタイル
3〜5か月	0.14	0.20	0.26
6〜8か月	0.14	0.22	0.31
9〜11か月	0.14	0.22	0.34
1歳	0.16	0.23	0.32
2歳	0.17	0.24	0.37
3歳	0.21	0.27	0.37
4歳	0.20	0.30	0.40
5歳	0.25	0.34	0.45
6歳	0.25	0.34	0.48
7歳	0.28	0.37	0.49
8歳	0.29	0.40	0.53
9歳	0.34	0.41	0.51
10歳	0.30	0.41	0.57
11歳	0.35	0.45	0.58

基準値は，中央値を中心に95％の範囲で下限（2.5パーセンタイル）から上限（97.5パーセンタイル）までとした
（Uemura O, et al.：Age, gender, and body length effects on reference serum creatinine levels determined by an enzymatic method in Japanese children：a multicenter study. Clin Exp Nephrol 2011；15：694-699）

表5 12歳以上17歳未満（男女別） 血清クレアチニン基準値（mg/dL）

年齢	2.5パーセンタイル		50パーセンタイル		97.5パーセンタイル	
性別	男児	女児	男児	女児	男児	女児
12歳	0.40	0.40	0.53	0.52	0.61	0.66
13歳	0.42	0.41	0.59	0.53	0.80	0.69
14歳	0.54	0.46	0.65	0.58	0.96	0.71
15歳	0.48	0.47	0.68	0.56	0.93	0.72
16歳	0.62	0.51	0.73	0.59	0.96	0.74

（Uemura O, et al.：Age, gender, and body length effects on reference serum creatinine levels determined by an enzymatic method in Japanese children：a multicenter study. Clin Exp Nephrol 2011；15：694-699）

注意すべき症状

●尿毒症状

尿毒症状は，末期腎不全で見られる全身症状のことで（図1），血清クレアチニン値は8.0 mg/dL以上，血中尿素窒素（BUN）は100 mg/dL以上と，高度の高窒素血症を呈する[1]．

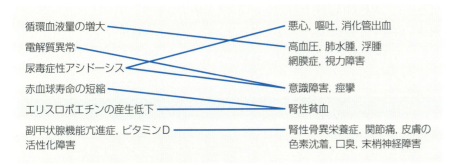

図1 末期腎不全で見られる尿毒症状
（工藤翔二ほか：尿毒症の病態と症状．新体系看護学 疾患の成り立ちと回復の促進⑤ 呼吸器疾患／腎疾患．メヂカルフレンド社；2002．p.256.）

検査・診断

腎機能障害をもつ小児の多くは，かなり進行するまで自覚症状がないため，患児自身が気づかないうちに悪化する．症状がないうちは健康診査の尿検査，血液検査で発見されることが多い．進行の程度などを調べるため，各種の検査を行う（表6）．

表6 腎機能障害の分類（セルディンの分類）に沿った検査項目

第1期 腎機能予備力の減少期	・クレアチニン・クリアランス ・腎生検・レノグラム ・腎血流シンチグラフィ	・GFR 50％程度 ・血清クレアチニン正常
第2期 代償性腎不全期	・フィッシュバーグ濃縮試験 ・血液検査（BUN，クレアチニン，ヘモグロビン，ヘマトクリット，電解質） ・血液ガス分析	・GFR 30〜50％程度
第3期 腎不全期		・GFR 10〜30％程度
第4期 尿毒症期	上記に加え ・胸部X線	・GFR 10％以下

治療

まずは原疾患の治療を行い，CKDの進行を遅らせる必要がある．またCKDによる合併症（成長障害，貧血，骨病変）の防止に努めること，とくに生命予後にかかわる合併症（高カリウム血症，アシドーシス進行，高血圧，心不全）の早期発見と進行防止が重要になる．なかでも高血圧はCKDの進行に多大な影響を及ぼす．CKDの進行により末期腎不全に至ると，透析療法もしくは腎移植が必要になる．

末期腎不全の患児にとって，腎移植は最も状態改善が図れる治療であるが，生涯にわたって免疫抑制薬を内服する必要があり，また成長とともに再度の腎移植が必要になることもある．成長の過程で患児が自分の状態に向き合っていけるよう，さまざまな支援を行う必要がある．

内科的治療	
薬物治療	・腎機能低下の抑制と腎保護のため，アンジオテンシン変換酵素阻害薬（エナラプリル，リシノプリルなど），アンジオテンシンⅡ受容体拮抗薬（バルサルタンなど）を投与
栄養療法	・小児の場合，成長発達を考慮したエネルギー摂取を行う ・浮腫・高血圧がある場合は塩分制限を行う（乳幼児3 g/日，学童期6 g/日） ・食事中のリン（P）の摂取制限および乳幼児では低リンミルクを使用
透析療法・移植	
腹膜透析	・小児の場合は体重あたりの水分・食事摂取量が多いため，老廃物の貯留が著しく，一般的な血液透析では厳しい食事制限が必要になり，成長発達へ多大な影響を及ぼすため，腹膜透析が主流となる ・とくに体重30 kg以下では腹膜透析が望ましい ・おもに夜間に機械による透析を行うため，日中の通園や登校などが阻害されることはなく，個々のライフスタイルに合わせた生活を送ることができる

> **ミニ知識** ◎腹膜透析は腹膜を介して体内の老廃物を排泄する方法で，腹部に透析用カテーテル（テンコフカテーテル）を留置することによって，自宅での治療が可能になる

腎移植	・腎移植後は食事制限がなく，腎機能もほぼ正常値に戻るため，成長発達が良好になるとともに，透析による制約がなくなることで QOL の向上が図れる ・生涯にわたり免疫抑制薬を内服しなければならないことや，原疾患によっては再発も考えられるため，移植後も定期的な通院が必要

>
> ◎腹膜透析は8年ほどで被嚢性腹膜硬化症を起こし，腸閉塞や透析効率の低下が生じるため，腎移植へ移行する必要がある
> ◎移植には生体腎移植，献腎移植の2種類があるが，献腎移植は症例が少なく，小児の場合は親族からの生体腎移植が大半である

慢性腎臓病患児の看護

　CKD は小児の成長・発達の障害となる疾患であり，長期間にわたって治療を行うため QOL の維持が重要である．また，対症療法が主であるため，それぞれの症状に合わせた看護が求められる．

観察項目

項目	観察のポイント	根拠
バイタルサイン	・血圧 **POINT** ◎啼泣している場合などは血圧が測定できない，または高値になることもあるため，落ち着いた後に再度測定を行う	・降圧薬内服前後の血圧の推移を観察する
浮腫	・日内変動（朝・夕） ・皮膚の薄い眼瞼や下肢の衣服による圧迫跡 ・物を握りにくいなどの症状	・浮腫の程度は腎炎の進行度を表すことが多い
身体所見	・体重	・体重の増加は浮腫の増悪や尿量の低下を表す **POINT** ◎前日より体重増加が著しい場合，浮腫や尿量，水分出納と合わせて観察し，アセスメントを行う ◎毎日一定の時間，一定の条件（脱衣など）で測定する．とくに食事や飲水の影響を受けにくい起床後朝食前が望ましい

水分出納（イン アウト）バラン ス	・尿量と飲水・輸液量のバランス ・利尿薬投与後の反応尿の有無	・バランスのくずれは尿量の低下による浮腫の増悪や，尿量の増大による脱水のリスクを表す **POINT** ◎水分制限がある場合，どのように水分を摂取するかを患児または家族と相談し，制限による苦痛を少しでも緩和できるように注意する
皮膚状態	・乾燥 ・掻破痕 ・発赤 ・掻破動作	・腎機能低下に伴う老廃物の蓄積によって瘙痒感が増大する
意識状態	・傾眠傾向 ・活気がない ・ぐったりしているなど **POINT** ◎ふだんの反応や過ごし方について，家族から情報を得ておく．家族が「なんとなくふだんと様子が違う」と感じることがあれば知らせてもらうように説明する	・状態の悪化を早期に発見し，すみやかな対応につなげる

ケア項目

症状	ケア内容
浮腫	☞p.109「浮腫に対する看護」を参照

● 予防ケア

項目	ケア内容
口腔ケア スキンケア	・保清（口腔内は柔らかい歯ブラシか綿棒を使用．陰部は微温湯で洗浄する．皮膚に擦過傷をつくらないように優しく行う） ・保湿（水分制限や浮腫により皮膚を損傷しやすいため，体を締め付けない，ゆるめの服を着用し，またゴムではなくひもやマジックテープにする） **POINT** ◎保湿を行うことで，乾燥による刺激を避けて掻破動作を防ぐことができる ◎皮膚が損傷しやすいため，愛護的にケアを行う ◎年少児では掻破しないよう夜間はミトンなどを使用

患児・家族指導項目

- 内服指導と薬剤投与に使用する物品の選択（スポイトやシリンジなど）方法
- 患児にあった血圧計の選択方法と血圧測定の方法（測定のタイミング；起床時，ふだんと様子が違うとき，尿量が少ないとき）
- 受診のタイミング
- 腹膜透析の方法と感染予防
- 移植後の免疫抑制薬の内服と生活

（泉川幸代）

●引用・参考文献
1) 工藤翔二ほか：尿毒症の病態と症状．新体系看護学 疾患の成り立ちと回復の促進⑤ 呼吸器疾患／腎疾患．メヂカルフレンド社；2002．p.252-256．
2) 小児内科・小児外科編集委員会共編：小児疾患診療のための病態生理2．東京医学社；1997．
3) 原田涼子ほか：我が国の小児慢性腎臓病（CKD）患者の疫学と治療管理上の要点．小児科診察 2014；6：791-800．
4) 服部元史：我が国の小児腎移植の現況と治療管理上の要点．小児科診察 2014；6：801-805．
5) 佐藤舞：第4章 とことん解説 Ⅲ透析療法と腎移植．伊藤秀一編：国立成育医療研究センターBookシリーズ こどもの腎炎・ネフローゼ．メディカルレビュー；2012．p.112-140．

⑤ 腎・泌尿器疾患

水腎症

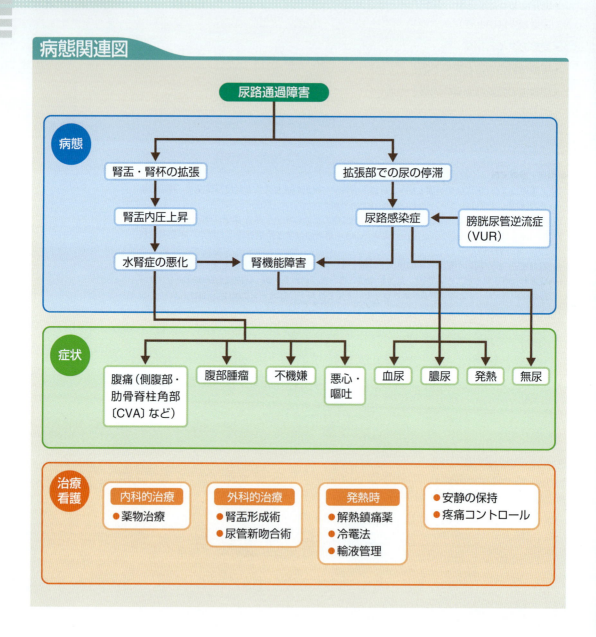

病態生理

　水腎症とは，尿路になんらかの尿の通過障害があり，上部尿路，とくに腎盂・腎杯が拡張した状態をいう（図2，3）．水腎症で最も多いのが腎盂尿管移行部狭窄症で，腎盂尿管移行部の通りが悪くなり腎盂・腎杯が拡張する．拡張の程度はさまざまであるが，治療をしないと腎機能が低下することもある．尿路感染症を契機に発見されることもあり，その場合は膀胱尿管逆流症（VUR★）を合併していることも多い．

- 水腎症は，以前は腹部腫瘤や腹痛などの症状がきっかけで発見されていたが，最近では胎児の出生前超音波検査や新生児乳児超音波スクリーニングで発見されることが多くなった．
- スクリーニングで発見された無症候性水腎症のなかには，出生後拡張が自然に改善する症例も見られる．

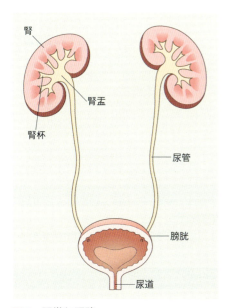

図2　正常な尿路

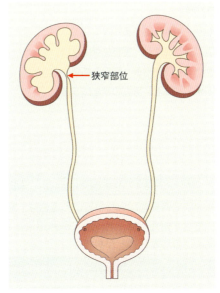

図3　水腎症（腎盂尿管移行部狭窄症）

検査・診断

超音波検査	・腎臓の大きさや拡張の程度を見る ・拡張の程度で Grade 1〜4 の 4 段階に分類する（表7） ・侵襲が少ないため検査しやすい
排尿時膀胱尿道造影（VCUG）	・膀胱と尿道の形をX線で調べる検査 ・尿管の狭窄部を確実に描写できる ・通常 Grade 3 以上の水腎症で行う
利尿レノグラム ▶1	・腎臓の機能と尿路の狭窄の程度を調べる ・水腎症の治療の目的は腎機能の改善にあるため，治療適応を考えるうえで重要である
一般血液検査	・白血球増加や核の左方移動，C反応性蛋白（CRP）上昇を示す
血液培養	・新生児・乳幼児例では敗血症を呈することがある
尿検査（一般・培養）	・尿路に異常があると，血尿や蛋白尿，尿中白血球の高値などが現れる

▶1 利尿レノグラム：シンチカメラを身体に近づけて撮影する

表7 超音波検査による分類

Grade 1	軽度の拡張を腎盂に認める
Grade 2	拡張腎盂は腎盂に限局．腎杯拡張はない
Grade 3	拡張腎盂は腎杯まで進展．腎杯も拡張
Grade 4	腎盂腎杯の拡張高度．実質の厚さは菲薄化

治療

内科的治療	
保存的治療	・無症状で腎機能が保たれている場合は，経過観察を行う ・高度な水腎症では，乳児期に尿路感染をきたす可能性があるため，少量の抗菌薬を予防的に投与することがある
外科的治療	
腎盂形成術	・腎盂尿管移行部が狭窄している場合が適応となる ・内視鏡下に狭窄部を切開・拡張する
尿管新吻合術	・尿管と膀胱のつなぎ目が狭窄している場合が適応となる ・内視鏡下に狭窄部を切開・拡張する

水腎症患児の看護

術前（保存的治療中）

■観察項目

項目	観察のポイント	根拠
バイタルサイン	・発熱（熱型，持続時間，感冒症状）	・尿路感染を起こしている可能性がある ・尿路感染の特徴は発熱のみで，感冒・下痢などの症状を示さない
排尿	・尿量 ・尿の性状 ・残尿感	・尿路感染を起こしている可能性がある ・腎機能障害により無尿となることがある
疼痛	・疼痛の部位・性質・程度 ・背部痛，腹痛（間欠的腹痛の場合が多い）	・肋骨から側腹部にかけての疼痛の強さなどにより，尿路閉塞の程度や感染の有無がわかる ・水腎症の悪化により腎臓が張るため，神経が刺激される
消化器症状	・腹部腫瘤の有無	・腎盂・腎杯が拡張することにより，腹部に腫瘤を触れる
活気・機嫌	・ふだんの様子との違い ・活動性の低下 ・食欲	・症状を訴えられない乳幼児では，不機嫌などの症状を示すことがある ・水腎症による腹部占拠により，食欲低下・嘔吐をきたすことがある

■ケア項目

症状	ケア内容
発熱 →p.240「発熱」の項を参照	・冷罨法 ・解熱鎮痛薬の使用の検討 ・輸液管理
疼痛	・解熱鎮痛薬の使用の検討（疼痛を軽減することで，不安を抑え，活動性を高めることができる） **POINT** ◎清拭など疼痛の出現が予測される処置では，早めに鎮痛薬を使用する

■患児・家族指導項目

・発熱や尿量・尿の性状に変化を認めた場合は受診するよう説明する

術後

観察項目

項目	観察のポイント	根拠
バイタルサイン	・体温（発熱） ・心拍数	・手術後の異常の早期発見
創部（ドレーン）	・創部の状態，創離解 ・創感染徴候，発熱の有無 ・排液量（滲出液の量）・性状	・創感染を早期に発見する ・吻合不全の可能性がある ・縫合不全や感染の有無を観察し，異常時にはただちに医師に報告する
排尿，膀胱留置カテーテルの挿入部位：挿入状況	・膀胱留置カテーテルの固定状況 ・膀胱留置カテーテルの挿入部位：挿入状態，尿流出状態 ・尿量・尿の性状	・尿流出が停滞していると，逆流が考えられる ・尿流出が少ないときは，閉塞・狭窄している可能性がある ・膀胱留置カテーテルが閉塞していると，逆行性尿路感染の危険性がある
消化器症状	・排便状況（前日に排便がない場合は，下剤の内服や浣腸を行う）	・排便時のいきみで手術部位へ圧力をかけないようにする

ケア項目

症状	ケア内容	
発熱 ➡p.240「発熱」の項を参照	・冷罨法 ・解熱鎮痛薬の使用の検討 ・輸液管理	
疼痛	・解熱鎮痛薬の使用の検討	
不快感	・膀胱留置カテーテル留置中はベッド上安静となるため，ベッド上安静によるストレスの軽減に努める	
	乳幼児	早めの疼痛コントロールを行う．音の出るおもちゃや視覚に訴えるおもちゃなどを使用し，あやす工夫をする
	学童	これまでの経過や今後などについて平易な表現で説明し，理解を得る．床上でできる遊び〔カードゲームなど〕の工夫をする．家族の面会をうながす

患児・家族指導項目

・血尿，膿尿，発熱が出現したときは，水分を摂取して様子を観察し，それでも症状が改善しない場合は受診するように説明する

（山崎淳子，佐藤　摂）

● 参考文献
1) 医療情報科学研究所編：病気がみえる8　腎・泌尿器．メディックメディア；2012．
2) 和田尚弘：水腎症の臨床症状．小児外科2003；35：1049-1051．
3) 石和田稔彦：水腎症と尿路感染症．小児外科 2003；35：1052-1055．
4) 青山興司編著：小児外科看護の知識と実際．メディカ出版；2004．p.194-196．
5) 神奈川県立こども医療センター泌尿器科．http://kcmc.jp/hinyoukika/

5 腎・泌尿器疾患

尿路感染症（膀胱炎・腎盂腎炎）

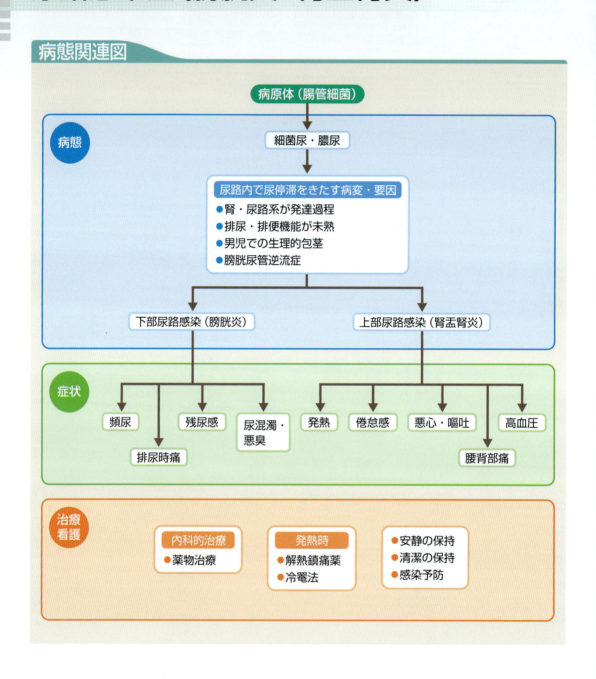

病態生理

尿路感染症（UTI★）は，尿路系の感染症の総称であり，小児の感染症では頻度の高い疾患である．UTIは上部尿路感染症（腎盂腎炎）と下部尿路感染症（膀胱炎）に大別される．感染経路は上行性がほとんどで，外陰部周辺の細菌が尿道を経て膀胱に達し，細菌尿や膿尿を呈する．

検査・診断

UTIは，診察所見上，非特異的症状（発熱，不機嫌など）を呈するのみであり，発熱の原因がわからないことが多い．そのため発熱の感染巣が不明なことが多く，小児の発熱性疾患との鑑別が重要となる．とくに上部尿路感染症で菌血症を伴う症例では，ショック症状や強い中毒症状を呈することもあり，髄膜炎，敗血症などを含めた鑑別が必要となる．

UTIでは，膿尿（白血球尿）を呈することが鑑別に有利であり，さらには尿のグラム染色で細菌の存在および白血球を認めれば，尿路感染症の可能性が濃厚になる．臨床的に有意な細菌尿の存在を証明することがUTIの診断には必須である．

細菌尿の採尿方法とその結果の判定法を表8に示す．また，細菌尿を呈する小児の疾患の鑑別として尿道炎，腟炎，腎膿瘍，膀胱腟ろう，腸管膀胱ろうなどが挙げられる．

表8　細菌培養法による尿路感染症の診断基準

採尿方法	コロニー数*	尿路感染症の可能性
カテーテル法	$>10^5$	95％
	$10^4 \sim 10^5$	感染症の可能性は高い
	$10^3 \sim 10^4$	可能性あり：要再検査
	$<10^3$	感染症の可能性は低い
クリーンキャッチ法	10^6	感染症の可能性は高い
	10^5　3検体で	95％
	10^5　2検体で	90％
	10^5　1検体で	80％
	$5 \times 10^4 \sim 10^5$	可能性あり：要再検査
	$10^4 \sim 5 \times 10^4$	症状がはっきりしていれば可能性あり：要再検査
	$10^4 \sim 5 \times 10^4$	症状がなければ可能性は低い
	$<10^4$	可能性は低い

＊コロニー数：単独菌種のコロニー数/mL のこと
（Hellerstein S：Recurrent urinary tract infection in children. Pediatr Infect Dis 1982；1（4）：271-281.）

治療

内科的治療	
薬物治療	・尿のグラム染色により迅速に起因菌を想定し，適切な抗菌薬療法を始める ・細菌培養の結果および起因菌の薬剤感受性の試験の結果が得られた後，最も適切な抗菌薬を選択する ・治療期間は7〜10日間

フォローアップ
- 画像診断を行いつつ，異常があれば関連各科にコンサルトする
- 排尿・排便のコントロールを行う

尿路感染症患児の看護

観察項目

項目	観察のポイント	根拠
下部尿路感染症の症状	・残尿感，排尿時痛 ・トイレに行くまでの行動（嫌がったり，躊躇したりするか） ・排尿にかかる時間 ・排尿時や排泄後の表情やしぐさ ・下腹部痛，姿勢，活気 ・尿回数，尿量，尿の性状（尿混濁・悪臭），比重，検査データ	・炎症に伴う症状や排尿困難があれば尿路感染を起こしている可能性がある ・頻尿，排尿時痛などの膀胱刺激症状があれば尿路感染を起こしている可能性がある **POINT** ◎不機嫌，活気の有無，下腹部を気にしたり触ったりするかなど，患児の行動を観察し症状を確認することが，下部尿路感染症をくり返す場合の原因検索や予防法の指導につながる
上部尿路感染症の症状	・発熱，倦怠感 ・高血圧，頭痛，悪心・嘔吐 ・腰背部痛，姿勢，活気	**POINT** ◎発熱を伴う場合，上部尿路感染症を示唆する ・上部尿路感染症では，高血圧を認めることがある ・炎症により患側の腰背部痛を生じる

ケア項目

症状	ケア内容
発熱 ⇨p.240「発熱」の項を参照	・冷罨法 ・安静保持 ・解熱鎮痛薬の使用の検討
排尿時痛	・我慢せずに排尿するよう促す **POINT** ◎排尿時痛により排尿を嫌がることがあるため，排尿ができたら「痛いのによくできた」とほめるようにする

患児・家族指導項目

- 清潔の保持
- 排泄ごとのオムツ交換，清拭は前から後ろに行う
- オムツ交換前後の手洗い
- 正しい排泄行為を自立させるためのトイレットトレーニング
- 積極的な水分摂取（乳児：1 L/日，幼児：1.5〜1.8 L/日，学童：2〜2.5 L/日）
- 指示通りの内服
- 便秘をしないように食物繊維を十分摂取する（排尿時痛のために水分摂取を控えたり，発熱などによって水分量が低下し，便秘となることがあるため）

（泉　聖美，益子佳央理）

1章 疾患別看護

6 内分泌・代謝疾患

糖尿病

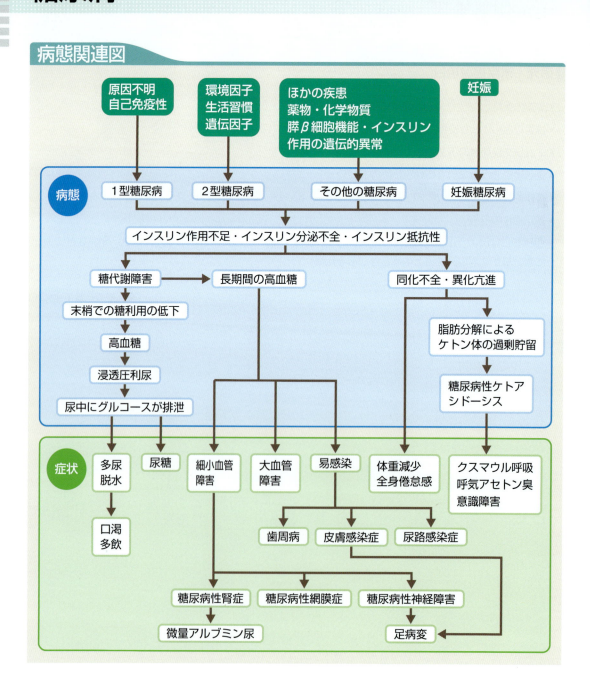

病態関連図

治療看護	内科的治療	患者指導
	・輸液療法　・経口薬物治療 ・インスリン療法　・血糖値の確認と対応 ・食事療法・運動療法　・フットケア ・感染予防	・自己血糖測定 ・インスリン自己注射 ・服薬指導　　など

病態生理

　糖尿病は，インスリンの作用不足による慢性の高血糖を主徴とする代謝疾患群である[1]．糖代謝は，通常，体内でのインスリンの供給と組織内での需要のバランスがとれており正常に保たれているが，インスリンの分泌不足やインスリン抵抗性の増大などによりインスリンの作用不足になると血糖値は上昇する．

　インスリンは膵ランゲルハンス島β細胞（膵β細胞）で生成・分泌され，門脈を通り肝臓に達し，肝静脈を経て全身の組織へ運ばれる．インスリンはインスリン感受性のある肝臓，筋肉や脂肪組織などでインスリン受容体に結合し，ブドウ糖の細胞内への取り込み，エネルギー利用や貯蔵，蛋白質の合成，細胞の増殖などを促進する．

　インスリンが不足すると，血中に糖があってもエネルギーとして利用・貯蔵することができなくなり，さらに蛋白質や脂肪の合成が阻害される．エネルギー不足を賄うために脂肪や蛋白質の異化が亢進し，体重減少が起こる．また，脂肪が分解されるとケトン体が産生される．ケトン体は酸性の物質であり，ケトン体が過剰に貯留すると糖尿病性ケトアシドーシス（DKA★）となる．

分類

　糖尿病はおもに1型糖尿病と2型糖尿病に分けられる（表1）．1型糖尿病は膵β細胞がなんらかの原因で破壊されることによりインスリン分泌が枯渇するため，通常は絶対的なインスリン欠乏となる．特定のヒト白血球抗原（HLA）型をもつ人は膵β細胞に対する自己免疫が惹起されやすい．HLAなどの遺伝因子になんらかの誘因・環境因子が加わって起こると考えられている．また，ほかの自己免疫性疾患（甲状腺疾患など）との合併も多い．好発年齢は8〜12歳で小児〜思春期に多いが，どの年代でも認められる．家系内での発病は2型糖尿病よりも少ない．

　2型糖尿病は遺伝因子や環境因子（過食，運動不足，肥満，ストレスなど），加齢によるインスリン分泌の低下が主体のものと，インスリン抵抗性が主体となり，それに相対的なインスリン分泌不足を伴うものがある．一般的に40歳以上

表1　1型糖尿病と2型糖尿病の比較

	1型糖尿病	2型糖尿病
機序	・原因不明 ・特定のHLA型 ・自己免疫	・遺伝因子 ・環境 ・生活習慣 ・加齢
発症	・小児期〜思春期に多いが，どの年代でも発症	・40歳以上に多いが，小児期の発症も増加している
肥満	・関連なし	・肥満または肥満歴があることが多い
自己抗体	・陽性率が高い	・陰性
治療	・インスリン注射	・食事・運動療法を行っても改善が見られない場合は薬物治療

表2　糖尿病型の定義

- 血糖値：空腹時 ≧126 mg/dL，OGTT[*1] 2時間 ≧200 mg/dL，随時 ≧200 mg/dL のいずれか
- HbA1c（NGSP[*2]）≧6.5％

[*1] OGTT：経口ブドウ糖負荷試験
[*2] NGSP：国際標準値

での発症が多いが，生活習慣，食習慣の変化により近年では若年での発症も増加している．家系内血縁者に糖尿病患者がいることが多い．

また，そのほかの特定の機序や疾患に伴う糖尿病，妊娠に伴う糖尿病などもある．

注意すべき症状および合併症

高血糖は浸透圧利尿により腎臓からの水分の排泄を増加させることから，多尿となる．多尿は体内の脱水を惹起することから，これが口渇として現れる．そのため，患者は口渇を感じ，多飲となる．

また，治療に伴う血糖の変動によって起こる低血糖や長期間の高血糖状態により惹起される合併症（糖尿病性網膜症，糖尿病性腎症，糖尿病性神経障害，大血管障害，易感染，足病変）に注意が必要である．

検査・診断

糖尿病は，高血糖が慢性に持続していることを確認し，診断する．初回検査と別の日に行った再検査で糖尿病型（表2）が再確認できれば糖尿病と診断できる．ただし，初回検査と再検査の少なくとも一方で，必ず血糖値の基準を満たしている必要があり，HbA1cのみの反復検査による診断はできない．

なお，血糖値が糖尿病型を示し，かつ①糖尿病の典型的な症状がある（多尿，口渇，多飲，体重減少），もしくは②確実な糖尿病性網膜症の存在のいずれかが認められる場合は，初回検査だけでも糖尿病と診断できる．

血液検査	<ul><li>血糖値</li><li>HbA1c</li><li>グリコアルブミン</li><li>ケトン体</li><li>自己抗体（GAD抗体，IAA，IA-2抗体，ICA）</li><li>HLA</li></ul>
尿検査	<ul><li>尿糖</li><li>尿ケトン</li></ul>
眼底検査	<ul><li>糖尿病性網膜症の有無の確認</li></ul>
末梢神経伝導速度	<ul><li>糖尿病性神経障害の有無の確認</li></ul>
経口ブドウ糖負荷試験（OGTT*）	<ul><li>ブドウ糖液 1.75 g/kg（上限 75 g）を投与し，負荷前，30分後，60分後，120分後の血糖値と血中インスリン値（IRI）を経時的に測定</li><li>1型糖尿病が疑われる場合は実施しない</li></ul>
Cペプチド	<ul><li>24時間蓄尿と血液検査</li><li>内因性インスリン分泌機能を評価する（残存膵β細胞機能の指標）</li><li>空腹時血中Cペプチド値と24時間尿中Cペプチド排泄量はインスリン分泌能の指標となり，前者が 0.5 ng/mL 以下，後者が 20 μg/日以下であればインスリン依存状態と考えられる</li></ul>

治療

　小児における糖尿病の治療目標は，血糖コントロールのみならず，非糖尿病児と同じ成長発達を遂げることと QOL の確保である．

　1型糖尿病の治療は生理的インスリン分泌に近づけるように強化インスリン療法が基本となる．持続皮下インスリン注入（CSII）療法は小児のすべての年齢で適応となる．なお，生活習慣が原因ではないため，極端な肥満やるい痩がなければ，食事制限は行わない．成長発達に必要なエネルギーをバランスよく摂取する．

　2型糖尿病は初期には食事療法，運動療法を行う．小児の2型糖尿病は肥満を合併していることが多い．肥満を伴う場合の食事制限は健常児の 10% 減を目安とする．これらを行っても改善しないときは，病態に合わせた薬物治療の適応になる．インスリン以外の降血糖薬は小児への適応が承認されていないものもあるため注意する．

	内科的治療	
輸液療法	・1型糖尿病発症時やDKAなど急性期に行う ・脱水・電解質の補正（特にカリウム，リンに注意する） ・インスリン投与による代謝の是正のために行う	
インスリン療法	●1型糖尿病 ・絶対的なインスリン欠乏となるため，インスリン注射が絶対的適応となる ・経口摂取ができるようになるまでは経静脈的に投与し，経口摂取が安定したらペン型注射器，またはCSIIを使用して皮下注射を開始する ・生理的インスリン分泌（基礎分泌と追加分泌）に近づけた強化療法（4～5回/日の皮下注射）が，慢性期の治療の軸となる	
	●DKAや重症の感染症，全身麻酔を伴う外科手術時 ・インスリンを使用して血糖コントロールを行う	
	●2型糖尿病 ・経口薬物治療で血糖のコントロールがつかない場合や，インスリンの自己分泌があっても著明な高血糖が持続する場合は，インスリン療法が相対的な適応となる	
食事療法・運動療法	・2型糖尿病の初期治療として行う ・食事制限は健常児の10％減を目安とする（肥満がある場合）	
経口薬物治療	・2型糖尿病に対し食事療法・運動療法を行っても改善が認められない場合に行う	

糖尿病患児の看護

観察項目

項目	観察のポイント	根拠
意識状態	・意識レベル（GCS★）	・DKAや低血糖時など意識レベルが低下することがある
検査データ	・血液検査（血糖値，ケトン体，電解質，血液ガス，HbA1c，グリコアルブミン，中性脂肪，HDLコレステロール） ・尿検査（回数，尿量，尿糖，尿ケトン，微量アルブミン）	・血糖コントロールが行えているかを把握し，早期に低血糖や高血糖を是正する必要がある ・尿ケトンが陽性のときは，DKAの可能性がある
身体所見	・身長 ・BMI ・体重	・脱水や同化不全，異化亢進のため体重が減少することがある．病前体重や成長曲線と比較する
食事・水分摂取状況	・食事・水分摂取量 ・食事内容（カーボカウント[*3]） ・食欲	・小児は食事摂取量が一定しないことも多く，食事摂取量とインスリンのアンバランスにより低血糖を起こすことがあるため ・食事内容により血糖値が変わるため

合併症	・眼底検査 ・神経伝導速度	・糖尿病性網膜症の評価のため ・糖尿病性神経障害の評価のため
低血糖症状	・冷汗,手指振戦 ・空腹感 ・頭痛 ・傾眠,意識障害,痙攣	・低血糖の起こり方は血糖の低下速度などが異なるため,必ずしも症状が一定しない ・小児は低血糖症状を自ら訴えることができない場合が多い

ミニ知識 血糖値別の症状

血糖値（mg/dL）		症状	
60		・冷汗	・不安感
55	交感神経刺激症状	・手指振戦	・顔面蒼白
50		・動悸	・頻脈
45			
40		・頭痛	・生あくび
35	中枢神経症状	・空腹感	・傾眠
30		・眼のかすみ	・昏睡
25			

高血糖症状	・多尿 ・口渇,多飲 ・倦怠感 ・頭痛,悪心・嘔吐 ・食欲不振 ・クスマウル呼吸[*4]	・小児は高血糖症状を自ら訴えることができない場合が多い ・インスリン作用欠乏により症状が出現する（DKAに注意する）
薬剤	・使用している薬剤 ・投与時間	・使用している薬剤の作用時間により血糖値の変動が起こりやすい時間を予測できる
血糖測定・インスリン注射の手技	・血糖測定・インスリン注射の手技 ・硬結の有無	・不適切なインスリン注射の手技により硬結ができる ・硬結部位はインスリンの吸収が悪い
足部の観察	・炎症の徴候（発赤,腫脹,熱感,疼痛） ・皮膚の色調変化 ・外傷 ・白癬 ・爪の変形・切り方（嵌入爪の防止のため,スクエアカットにする） ・胼胝	・血糖コントロール不良による血流障害や神経障害により感染のリスクが高い **POINT** ◎高血糖状態は,好中球やマクロファージの食菌作用や異物の認識作用を阻害するため,感染のリスクが高まる.特に足の皮膚感染症は壊疽の原因となることがある ・爪の切り方は習慣になっているため,望ましい方法を指導することが重要である
運動	・運動量 ・時間	・運動により血糖値が下がることから,低血糖予防のために食事量やインスリン量の調節を行う必要がある

ミニ知識
◎運動療法によりブドウ糖や脂肪酸の利用が促進され,血糖値が低下する急性効果が得られる
◎運動療法の慢性効果としてインスリン抵抗性の改善や体重減少が得られる

[*3] 食事中の炭水化物量に合わせてインスリン量を決めること.食後の急激な血糖上昇を予防し,炭水化物量に合わせてインスリン量を調節できるため,食事の自由度が広がる
[*4] 異常に深大な呼吸が規則正しく続く状態.吸気のほうが呼気よりも長い

ケア項目

症状	ケア内容
低血糖	- 血糖値の確認 - 補食（ブドウ糖の摂取）：食前であれば，すぐに食事を摂取をする．糖質を含むもの（主食など）から食べる．食事まで2時間程度であればブドウ糖を40kcal程度摂取する．2時間以上ある場合はブドウ糖と多糖類（クッキーやせんべいなど）を40〜80kcal程度摂取する - グルカゴン注射[*5] **POINT** ◎ **乳幼児**：低血糖症状を言語で表現することができない場合も多く，低血糖時に分泌されるインスリン拮抗ホルモンの分泌の反応がやや弱いため，低血糖による痙攣がほかの時期よりやや多い．そのため，血糖測定の回数が多くなりやすい ◎ **学童期以降**：周囲を気にして補食ができない患児もいる．低血糖症状を感じたときには我慢せずに補食をしたり，周囲に伝えるように指導する ◎ **超速効型インスリン**：原則，食直前に投与するが，食事量の一定しない乳幼児の場合は，摂取量を見て，食後に投与することもある
高血糖	- 血糖値の確認（低血糖に比べ，症状として自覚しにくい） - 指示されたインスリンの投与：1型糖尿病では，高血糖時には指示されたインスリンを追加で投与する **POINT** ◎ 小児においては，トイレットトレーニング終了後に夜尿が見られる場合，夜間の高血糖があることが示唆される ◎ 思春期は精神的に不安定になりやすく，成長ホルモンなどの影響で血糖コントロールが乱れやすい．月経周期も血糖コントロールに影響する
足病変	- フットケア - 足の観察：異常時にはすみやかに受診するよう指導する．幼少期は保護者が観察し，学童期以降は子ども自身で観察できるようにする - 爪の切り方：爪の切り方は幼少期からの習慣であることが多いため，スクエアカットを指導する **POINT** ◎ 入浴時に足部を観察するように指導する ◎ 思春期以降では，ファッションを重視し，足に合わない靴を履いて水疱や発赤ができていることもあるため，靴の選び方も助言する．外来時には足の観察を患者と一緒に行う

[*5] 糖新生の亢進，肝グルコーゲンの分解促進により血糖値を上昇させる．意識レベルが低下し，経口摂取ができない重症低血糖時に使用する

患児・家族指導項目

幼少期に糖尿病を発症した場合には，その管理は家族が主体となるが，発達段階に合わせながら，患児自身が主体となって行えるように指導をしていく．

成長発達段階に応じてライフステージやライフスタイルも変化していく．また，患児や家族が抱える問題も変化する．そのため，各ステージの特徴を考えながら看護を行うことが大切である（**表3**）[2]．

糖尿病は生活に密着した疾患であり，自宅で療養行動が継続できるように患児・家族に指導を行う．発症時の指導は患児・家族にとって療養生活の基本となるため，とくに重要である．

自己血糖測定 インスリン自己注射 服薬指導	・自己血糖測定や注射の手技，薬剤の知識について，年齢，発達段階，患児の理解度に合わせて，本人・家族へ指導を行う ・学童期以降では，学校生活を踏まえた指導が必要となる ・手技のみではなく，薬剤の作用機序や作用時間なども薬剤師と協力して指導する
低血糖時の対応	・ブドウ糖を含むものを摂取する ・次の食事までの時間や薬剤との関連を考えて，補食の量や種類を選択できるように指導する ・低血糖症状を感じたら，我慢せずに訴えるように指導する
高血糖時の対応	・医師に高血糖時の対応について確認したうえで，指示されたインスリンの投与が行えるように指導する
シックデイ[*6]の対応	・疾患に罹患した際は，インスリン拮抗ホルモンにより血糖が上昇しやすく，DKAになることがある．食事摂取ができなくてもインスリン注射を中止してはいけないことを伝える ・ふだんよりこまめに血糖測定を行い，高血糖を是正する
グルカゴン注射	重症低血糖時に使用するため，家族へ指導する
幼稚園・保育園，学校での対応	・病状によっては，幼稚園・保育園，学校などでも血糖測定，インスリン注射が必要である ・インスリン注射の場所や補食の保管場所などを決めておく ・可能であれば，退院前に試験外泊として通園，通学をしてもらい，学校関係者と面談を行って，対応について家族，医療チームで共有する ・同級生への疾患についての説明をどうするかなど，不明点・不安点がないようにしておく

[*6] 糖尿病の患者が糖尿病以外の病気に罹ったときのこと（風邪や下痢，発熱，腹痛，食欲不振などのほか，外傷や骨折も該当する）

（鳥井　瞳，紙屋千絵）

1章 疾患別看護

表3 ライフステージ・ライフサイクルから見た患者・家族への看護

ライフステージ	ライフイベント	心理社会的状況	血糖コントロール・治療	
胎児期				
乳児期		従属 食事・運動不規則	血糖値不安定 インスリン2回法〜3回法 糖尿病性ケトアシドーシス 重症低血糖対策	
幼児期	・保育園・幼稚園入園 ・お泊り保育・運動会などの行事 ・交友関係の広がり ・日常生活習慣の獲得			
学童期	・小学校入学（給食の開始・運動会・林間学校・修学旅行） ・日常生活習慣の自立 ・中学受験	親からの分離 学校・友人関係の構築	比較的血糖値は安定 生活に応じたインスリン注射と治療の選択	
思春期	・中学校入学・進学 ・高校・大学入学・進学 ・部活動 ・就職活動 ・交際 ・1人暮らし	自我の目覚め 親への反発	血糖コントロール不良 早期合併症の発症 強化インスリン療法	
成人期	・結婚 ・妊娠・出産 ・遺伝	自我の確立 疾患の受容	血糖値安定 合併症の進展 合併症対策	

（江崎陽子ほか：1型糖尿病を持つ子どもの移行に伴う問題点と対策．Nursing Today 2011；26：25.[2]）より）

● 引用・参考文献
1）日本糖尿病学会：糖尿病治療ガイド2014-2015．文光堂；2014．p.8-112．
2）江崎陽子ほか：1型糖尿病を持つ子どもの移行に伴う問題点と対策．Nursing Today 2011；26：24-29．
3）内潟安子ほか：小児・思春期糖尿病の治療．荒木栄一：小児・思春期糖尿病の対応マニュアル．中山書店；2014．p.110-202．
4）日本小児内科分泌学会糖尿病委員会編：子どもの1型糖尿病ガイドブック．文光堂；2007．p.9-31, 35-36, 42-50, 67-96．

問題となりやすい点	現在行っていること	今後の課題	共通する問題点
●両親,とくに母の自責の念 ●治療の両親の負担感 ●低血糖症状への対応 ●保育園・幼稚園の受け入れ	●糖尿病外来における療養指導 ●糖尿病外来における療養指導		〈初発時の対応〉 →クリニカルパス作成 　初発入院時の統一した対応 　初発入院時からの糖尿病療養指導士による病棟訪問
●自己注射への移行 ●自己血糖測定への移行 ●受験勉強などによる生活の乱れ	●就学前教育 ●糖尿病外来における療養指導		〈一貫した教育の必要性〉 →指導マニュアル作成(概論,発達段階に応じたケアのポイントについて)
●通院先の検討 ●月経開始 ●気持ちのゆれから,血糖コントロールが難しくなる ●友人・交際相手などへの病気の伝え方	●糖尿病外来における療養指導	●月経・妊娠・出産と血糖コントロールについての教育 ●合併症についての教育 ●思春期に向けての準備教育	〈日常生活習慣が確立するまでの習慣づけ:フットケア・血糖測定・自己注射手技など〉 →月1回の外来における糖尿病療養指導 　糖尿病キャンプ
●結婚相手・相手の両親などへの伝え方 ●血糖コントロールが悪い状態での妊娠・出産 ●遺伝に対する心配 ●就職できない ●長期血糖コントロール不良による合併症の出現 ●キャリーオーバー患者への対応 ●小児慢性特定疾患の助成の終了による経済的問題	●糖尿病外来における療養指導	●妊娠糖尿病の入院中・退院後のフォロー ●妊娠糖尿病/糖尿病合併症についての冊子の作成	〈糖尿病という疾患の受け止め・気持ちの変化〉 →月1回の外来における糖尿病療養指導 　糖尿病キャンプ 〈社会資源についての情報提供〉

7 免疫・アレルギー疾患

気管支喘息

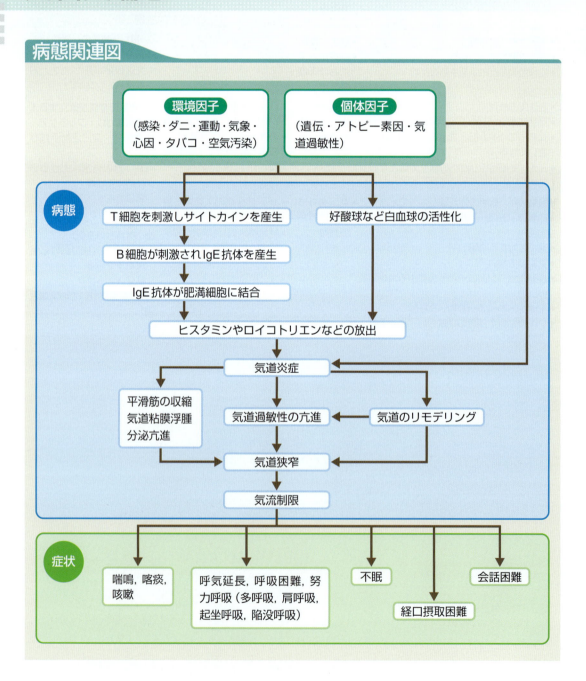

7 免疫・アレルギー疾患—気管支喘息

治療看護	内科的治療		患者指導
	● 薬物治療 ● 環境調整 ● 運動療法	● 安楽な体位 ● 安静の保持 ● 吸入・吸引 ● 呼吸理学療法 ● 酸素投与	● 環境調整 ● 吸入指導 ● 自己管理法　など

病態生理

　気管支喘息は発作性に起こる気道狭窄によって，喘鳴や呼気延長，呼吸困難をくり返す疾患である．気道狭窄は，気道平滑筋収縮，気道粘膜浮腫，気道分泌亢進をおもな成因とする[1]．また，気道の慢性的な炎症は気道のリモデリングを起こし，気道狭窄をさらに亢進する（図1）[2]．

　気管支の慢性炎症では，危険因子として個体因子と環境因子が関与している．個体因子にはアトピー素因や遺伝などがある．環境因子は，ウイルスなどの感染やダニなどのアレルゲン，大気汚染から気象，心因までさまざまある．小児は

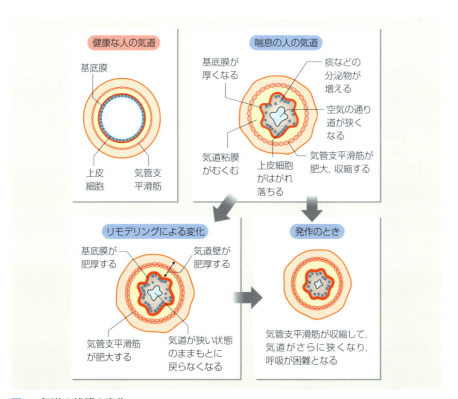

図1　気道の状態の変化
（環境再生保全機構：小児ぜん息のことがよくわかる本．すこやかライフ；2009 特別号．p.11.[2]）

成人に比べアトピー型が多いこと，気道可逆性が高いことが特徴であり，気道狭窄が気管支拡張薬によって正常化しやすい特徴がある．

喘息発作の強度には小発作，中発作，大発作，呼吸不全があり（表1）[1]，重症度は治療前の臨床症状に基づいて5つに分類される（表2）[1]．

表1 発作強度の判定基準

		小発作	中発作	大発作	呼吸不全
呼吸の状態	喘鳴	軽度	明らか	著明	減少または消失
	陥没呼吸	なし〜軽度	明らか	著明	著明
	呼気延長	なし	あり	明らか[†]	著明
	起坐呼吸	横になれる	座位を好む	前かがみになる	
	チアノーゼ	なし	なし	可能性あり	あり
	呼吸数	軽度増加	増加	増加	不定
覚醒時における小児の正常呼吸数の目安			<2か月　　<60/分 2〜12か月　<50/分 1〜5歳　　<40/分 6〜8歳　　<30/分		
呼吸困難感	安静時	なし	あり	著明	著明
	歩行時	急ぐと苦しい	歩行時著明	歩行困難	歩行不能
生活の状態	話し方	一文区切り	句で区切る	一語区切り	不能
	食事のしかた	ほぼ普通	やや困難	困難	不能
	睡眠	眠れる	時々目を覚ます	障害される	
意識障害	興奮状況	正	やや興奮	興奮	錯乱
	意識低下	なし	なし	ややあり	あり
ピークフロー	（吸入前）	>60 %	30〜60 %	<30 %	測定不能
	（吸入後）	>80 %	50〜80 %	<50 %	測定不能
SpO₂（大気中）		≧96 %	92〜95 %	≦91 %	<91 %
PaCO₂		<41 mmHg	<41 mmHg	41〜60 mmHg	>60 mmHg

判定のためにいくつかのパラメータがあるが，全部を満足する必要はない．
[†] 多呼吸のときには判定しにくいが，大発作時には呼気相は吸気相の2倍以上延長している．
注）発作強度が強くなると乳児では肩呼吸ではなくシーソー呼吸を呈するようになる．呼気，吸気時に胸部と腹部の膨らみと陥没がシーソーのように逆の動きになるが，意識的に腹式呼吸を行っている場合はこれに該当しない．
（日本小児アレルギー学会：小児気管支喘息治療・管理ガイドライン 2012．協和企画；2012．p.12.[1]）

表2 治療前の臨床症状に基づく小児気管支喘息の重症度分類

重症度	症状の程度ならびに頻度
間欠型	・年に数回，季節性に咳嗽，軽度喘鳴が出現する ・時に呼吸困難を伴うこともあるが，β₂刺激薬の頓用で短期間で症状は改善し，持続しない
軽度持続型	・咳嗽，軽度喘鳴が1回/月以上，1回/週未満 ・時に呼吸困難を伴うが，持続は短く，日常生活が障害されることは少ない
中等度持続型	・咳嗽，軽度喘鳴が1回/週以上，毎日は持続しない ・時に中・大発作となり日常生活が障害されることがある
重症持続型	・咳嗽・軽度喘鳴が毎日持続する ・週に1〜2回，中・大発作となり日常生活や睡眠が障害される
最重症持続型	・重症持続型に相当する治療を行っていても症状が持続する ・しばしば夜間の中・大発作で時間外受診し，入退院をくり返し，日常生活が制限される

（日本小児アレルギー学会：小児気管支喘息治療・管理ガイドライン 2012．協和企画；2012．p.12.[1]）

検査・診断

気管支喘息の診断は，おもに問診や家族歴，喘息日誌から得られた症状に基づいて行われるが，診断の補助として以下の検査を行う．

血液検査	・総 IgE 値 ・特異的 IgE 抗体 ・血液ガス
皮膚テスト	・原因抗原の診断
呼吸機能検査	・気流制限の評価 ・6 歳くらいから測定可能
ピークフロー（PEF）	・気道閉塞の程度や変化を客観的に評価
薬物吸入負荷試験	・気道の過敏性の評価
運動負荷試験	・気道の過敏性の評価
呼気 NO 濃度（FeNO）	・気道炎症の評価（20ppb 以下が正常） ・6 歳くらいから測定可能
喀痰検査	・好中球，好酸球の有無
胸部 X 線検査	・肺炎など他疾患との鑑別

治療

年齢，重症度に基づいた治療を行う．

内科的治療	
薬物治療	●発作治療薬（リリーバー） ・短時間作用性 β_2 刺激薬，全身性ステロイド薬など ・気道収縮を改善し，呼吸を楽にする作用がある ・発作がひどくなる前に使用するとよい ●長期管理薬（コントローラー） ・吸入ステロイド薬，ロイコトリエン受容体拮抗薬など ・気道の慢性的な炎症を改善する ・効果が出るまで数週間かかる **POINT** ◎吸入ステロイド薬の副作用には口腔カンジダや声がれなどがあるため，吸入後にうがい・飲水を勧める
環境調整	・アレルゲンを生活から取り除く ・小児喘息はアトピー型が多いため，環境調整が効果的
運動療法	・成長に伴う身体機能の発達に加え，体力づくりを行うことで，刺激に反応しにくくなる ・発作が起きない程度の運動を続ける

ミニ知識
◎吸入器にはさまざまなタイプがあるため，年齢や発達に合わせて使う必要がある．
◎加圧噴霧式定量吸入器（pMDI*）の場合，吸入補助器具を使い，効果的な吸入をする．
◎啼泣時の吸入は肺の奥まで薬が届かないだけでなく，患児にとって吸入自体が苦痛になってしまうため効果的ではない．

気管支喘息患児の看護

観察項目

項目	観察のポイント	根拠
呼吸状態	・呼吸数，呼吸困難の程度 ・SpO_2 ・喘鳴，咳嗽など ・分泌物の性状・量 ・ピークフロー値	・発作の強度の把握 ・気道狭窄の程度の把握
食事・水分摂取状況	・悪心・嘔吐 ・食事内容・摂取量	・摂取量の減少は，脱水や痰の粘稠度を増す可能性がある
睡眠	・時間，深さ ・咳嗽による覚醒	・睡眠不良は体力回復に影響を及ぼす
活気・機嫌	・会話 ・ふだんとの違い	・日常生活への影響を評価する必要がある

ケア項目

症状	ケア内容
呼吸困難 ➡p.262「呼吸困難」の項を参照	◉吸入 ・効果的な吸入を行うため，年齢・発達に合った吸入方法を選択する ・マスク吸入の場合はしっかりとマスクを顔に付ける
	◉排痰 ・乳児の場合，吸引を実施する ・幼児・学童の場合は排痰を促す
	◉呼吸理学療法の実施 ・ゆっくり腹式呼吸をするように促す（図2）．横隔膜を使って腹式呼吸をすることで，必要量の空気を吸って吐き出すことができる ・手のひらを少しくぼませて，胸や背中を軽くたたく
	◉酸素投与 ・必要時，医師の指示のもと酸素投与を行う

食事・水分の摂取困難	● 頻回な水分の経口摂取 ● 乳児の場合，哺乳瓶などで飲めないときには，シリンジやスプーンを使って少しずつ経口摂取させる ● 発作時には温かいお茶やお湯を飲ませる **POINT** ◎お茶やお湯の摂取は，脱水予防のみならず，粘稠な分泌物を軟らかくするため，排痰にもつながる
不眠	● 安楽な体位をとらせる（図3） ● 胸郭や肺を拡張させる体位をとることで呼吸困難を軽減できる ● 乳児の場合，縦抱っこがよい ● 幼児，学童では仰向きに寝るより，座位になれるようにクッションや枕，タオルケットなどで支え，楽な体位をとれるようにする

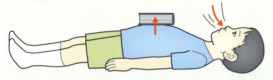
仰向きに寝て，腹部を出っ張らせるように息を吸う．ひざを立てるとお腹の動きがわかりやすくなる

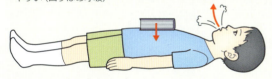
腹部をへこませるように，息を吐く．口をすぼめて吐くとわかりやすい（口すぼめ呼吸）

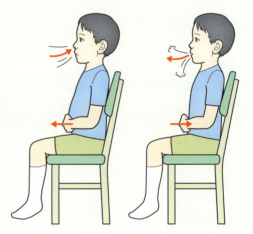
慣れてきたら，腹部に手を当て，座って行う

図2　腹式呼吸の方法

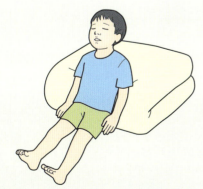
クッションや枕，タオルケットなどで上半身を起こし，呼吸が楽な体位にする

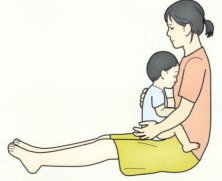
縦に抱くようにする．
抱っこは呼吸を楽にするだけでなく，子どもの不安を軽減できる

図3　安楽な体位

患児・家族指導項目（表3）

適切な吸入方法の確認	・定期的に確認を行うことで，正しい吸入が実践できるだけでなく，患児の自覚を促すことにつながる ・患児の生活リズムの中で継続して行える時間・方法を考える．歯磨きや食事の前に実施すると忘れにくい
年齢・発達に合わせた病態の理解や治療の必要性に関する指導，自己管理を促すかかわり	・図や絵などを用いて，患児が理解しやすいように工夫する ・病態や治療に理解が深まることで，治療の継続につながる ・ピークフロー・喘息日誌などを用いて患児が病態について把握できるようにかかわる ・小学校入学前後から積極的に治療に参加できるように促していく ・小学校高学年になったら患児自身で吸入やピークフロー測定日誌の記載が行えるようケアの移行を促す．ただし，患児が主体的にケアを実施できるようになっても，家族の確認は必要である
発作時の対処の指導	・発作の程度や進行具合は患児によって異なるため，発作の程度に応じた対処方法を医師と事前に確認する
環境整備の指導	☞表4を参照

表3 指導時の確認事項

確認事項	根拠
掃除状況	・アレルゲンを除去する必要がある
発作・内服・吸入状況	・生活の中で患児が継続して行えるような具体的な指導を行う必要がある
患児・家族の状況	・患児の病態や治療への理解度を確認し，どこまで本人が管理できるか把握する必要がある ・慢性疾患であるため，家族の協力が不可欠．家族が本人にどこまで介入するか調整する必要がある ・高年齢になっても家族の確認は大切である

表4 環境整備

項目	対策
寝具	1週間に1回は天日干しを行う，もしくは布団乾燥機を使用し，布団に掃除機をかける 布団は羊毛・羽毛をできるだけ避ける シーツ・カバー類は定期的に洗濯する（1週間に1回） 高密度繊維カバーを使用する
ぬいぐるみ・クッション・カーテン	ダニの温床となってしまうため，定期的に洗濯し，不要なものは処分する
床・家具	じゅうたん・布製のソファーは避ける．フローリングがよい
ペット	毛の生えている動物はできるだけ避ける
タバコ	同居者の禁煙
掃除機がけ	1週間に1回は1m^2につき20秒以上をかけてていねいにかける（布団） リビングや寝室は毎日掃除機がけを行う 紙パックはゴミが7割程度溜まったら交換する
換気	カビの発生を防ぐために，定期的に換気を十分に行う
植物	家の中にはなるべく植物を置かない

（原口　純）

●引用・参考文献
1) 日本小児アレルギー学会：小児気管支喘息治療・管理ガイドライン．協和企画；2012．p.12．
2) 環境再生保全機構：小児ぜん息のことがよくわかる本．すこやかライフ；2009特別号．p.11．
3) 大矢幸弘：ぜんそく．こどものアレルギー．メディカルトリビューン；2013．p.112-143．
4) 亀田誠：気管支喘息．日本小児難治喘息・アレルギー疾患学会編：小児アレルギーエデュケーターテキスト基礎編．診断と治療社；2013．p.9-40．
5) 益子育代：気管支喘息の患者教育．日本小児難治喘息・アレルギー疾患学会：小児アレルギーエデュケーターテキスト実践編．診断と治療社；2013．p.26-50．
6) 大島美穂子：気管支喘息．石黒彩子編：発達段階からみた小児看護過程＋病態関連図．医学書院；2008．p.482-501．
7) 林田明美：気管支喘息患児．山口瑞穂子監：疾患別看護過程の展開．学研；1999．p.32-42．
8) 環境再生保全機構：吸入実践テキスト．毎日映画社；2007．

アトピー性皮膚炎

7 免疫・アレルギー疾患

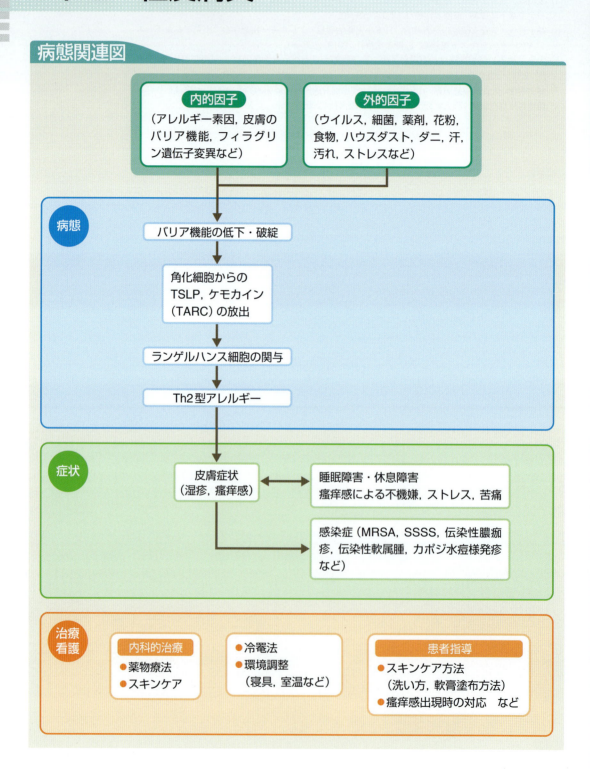

病態生理

アトピー性皮膚炎は慢性に経過する湿疹の1つである．いわゆる湿疹の発症には皮膚のバリア機能，免疫機能などの内的因子と，皮膚から侵入しようとするウイルス，細菌，薬剤，花粉，食物，ハウスダストなどの外的因子が複雑に関係している．

湿疹の発症のきっかけとなるのが皮膚のバリア機能の低下である．皮膚のバリア機能を構成するものは，表皮細胞と角化過程でつくられる細胞間脂質，天然保湿成分などである．このバリア機能が低下，破綻したところからさまざまな刺激因子，異物が侵入し，角化細胞からはアレルギー性の免疫細胞を誘導するケモカイン（TARC★）が放出される．アレルゲンは抗原提示細胞であるランゲルハンス細胞によって異物として認識され，さまざまなアレルギー反応が起こる．その結果として皮膚炎が起こる[1]．

検査・診断

アトピー性皮膚炎の診断は，おもに問診や視診によって行われる（**表5, 6**）[1]．また，一般血液検査（白血球数，好酸球数など），血清総IgE値，アレルゲン特異的IgE抗体価や皮膚テスト（プリックテスト，パッチテストなど）の所見も参考になる．

表5 アトピー性皮膚炎の診断の手引き

Ⅰ．アトピー性皮膚炎の定義
アトピー性皮膚炎は，増悪・寛解をくり返す，瘙痒のある湿疹を主病変とする疾患であり，患者の多くはアトピー素因をもつ アトピー素因：①家族歴・既往歴（気管支喘息，アレルギー性鼻炎・結膜炎，アトピー性皮膚炎のうちのいずれか，あるいは複数の疾患），または②IgE抗体を産生しやすい素因
Ⅱ．アトピー性皮膚炎の主要病変
1. 乳児について 　a. 顔面または頭部を中心とした紅斑または丘疹がある．耳切れが見られることが多い 　b. 患部皮膚に搔破痕がある 2. 幼児・学童について 　a. 頸部または腋窩を中心とした紅斑，丘疹または苔癬化病変がある．耳切れが見られることが多い 　b. 乾燥性皮膚や粃糠様落屑を伴う毛孔一致性丘疹がある 　c. 患部皮膚に搔破痕がある
Ⅲ．アトピー性皮膚炎の診断基準
1. 乳児について 　Ⅱ-1に示す病変のうちa，bの双方を満たし，[別表]に示す皮膚疾患を単独に罹患した場合を除外し，慢性（発症後2か月以上）の経過をとっている 2. 幼児・学童について 　Ⅱ-2に示す病変のうちaあるいはbおよびcの双方を満たし，[別表]に示す皮膚疾患を単独に罹患した場合を除外し，瘙痒感を伴い，慢性（発症後6か月以上）の経過をとっている
[別表] 以下に示す皮膚疾患を単独に罹患した場合はアトピー性皮膚炎から除外する 　①おむつかぶれ　②あせも　③伝染性膿痂疹　④接触性皮膚炎　⑤皮膚カンジダ症　⑥乳児脂漏性湿疹 　⑦尋常性魚鱗癬　⑧疥癬　⑨虫刺され　⑩毛孔性苔癬

（藤実彰一：チーム医療と患者教育に役立つ小児アレルギーエデュケーターテキスト基礎編．診断と治療社；2013．p.46-47．）

表6 アトピー性皮膚炎の重症度の目安

軽症	面積にかかわらず，軽度の皮疹のみ
中等症	強い炎症を伴う皮疹が体表面積の10％未満
重症	強い炎症を伴う皮疹が体表面積の10％以上，30％未満
最重症	強い炎症を伴う皮疹が体表面積の30％以上

（藤実彰一：チーム医療と患者教育に役立つ小児アレルギーエデュケーターテキスト基礎編．診断と治療社；2013．p.46-47．）

治療

内科的治療	
スキンケア	・皮膚の清潔保持・皮膚の保湿
薬物治療	・外用療法（保湿剤，ステロイド外用薬〔表7〕，タクロリムス軟膏〔表8〕） ・急性期の炎症の制御の基本はステロイド外用薬である ・寛解維持期には間歇的にタクロリムス軟膏やステロイド外用薬を保湿剤と組み合わせて使用する

表7 ステロイドの強さ

ステロイドの強さ		おもな商品名
強 ↑↓ 弱	I群	デルモベート　ジフラール　ダイアコート
	II群	フルメタ　アンテベート　トプシン　シマロン　リンデロンDP マイザー　ビスダーム　ネリゾナ　テクスメテン　パンデル
	III群	エクラー　メサデルム　ボアラ　ザルックス　リンデロンV ベトネベート　プロパデルム　フルコート
	IV群	リドメックス　レダコート　ケナコルトA　アルメタ　キンダベート ロコイド
	V群	プレドニゾロン

（片山一郎ほか監：アトピー性皮膚炎診療ガイドライン2012．協和企画；2012．p.63．）

表8 タクロリムス軟膏（プロトピック®軟膏）使用時の注意点

- 傷のある部位には使用してはいけない
- 2歳未満の小児には使用してはいけない
- 妊娠中や授乳中は使用してはいけない
- 正常皮膚からは吸収されない
- 使い始めにヒリヒリ，ほてりを感じることもある
- 1回使用量が制限されている（2歳以上1g/回）

▶薬剤は顔や陰部からは吸収されやすく，腕や足からは吸収されにくい．

▶長引いて象の皮膚のようになった湿疹は治るのに時間がかかる．

ステロイド外用薬の副作用

◎皮膚が薄くなる，部分的な多毛，毛細血管の拡張（赤ら顔），色素の脱失（白く抜ける），創傷治癒の遅延などが認められるが，ほとんどは使用を中止すれば回復する．

アトピー性皮膚炎患児の看護

観察項目

項目	観察のポイント	根拠
皮膚状態	・湿疹の症状，部位，出現状況，程度 ・瘙痒感の有無，部位，出現状況，程度 ・搔破による滲出液，出血 ・発汗の有無，程度	・外用薬や内服薬の効果，悪化要因はなにか，スキンケアが適切かなど，多くの診断指標になる
悪化要因	・アトピー素因，食物，ダニ，発汗，洗剤，細菌，ウイルス，ストレスなど	・心理的要因は瘙痒感に影響する **POINT** ◎原因は複数存在するため，それぞれについての対策が必要 ◎原因を除去してもすぐに効果は現れないため，根気づよく長期間続ける必要がある ◎各対策を日常生活の一部として取り入れ，負担感を軽減させる
スキンケア	・方法 ・自立度，スキンケアに対する意欲	・正しいスキンケアができていないと，皮膚状態の悪化につながる
日常生活の様子	・患者の言動，表情 ・精神状態（イライラ，不機嫌など） ・日中の過ごし方 ・睡眠状態（入眠状況，夜間覚醒，睡眠時間など） ・寝具・寝衣 ・室温・湿度	・退院後も継続していけるかを判断するための指標になる ・入院や制限の多い生活はストレスを増強させるため，搔破行動が増え，皮膚状態の悪化につながる ・合成繊維は瘙痒感を増強させる ・外気温の上昇は発汗を促し，瘙痒感を増強させる
全身状態	・バイタルサイン（体温，脈拍数） ・検査データ（血清総IgE値，アレルゲン特異的IgE値，白血球数，C反応性蛋白〔CRP〕，好酸球数，総アルブミンなど） ・感染徴候（発赤，熱感，疼痛，腫脹）	・入眠によって体温が上がると瘙痒感が増強する ・感染が起こると，体温や脈拍数の増加，検査データが変化する

ケア項目

症状	ケア内容		
湿疹	● スキンケア（表9） 　▶ p.308「スキンケア」の項を参照		
		乳幼児	洗顔を不快に感じるケースが多い．洗顔のポイントとして，初めはあまり嫌がらない頬部や額，顎などを洗い，その後にシャワーをかける準備をしてから眼の周りを洗う．眼の周りが洗えたらすぐにシャワーで流す．顔だけはシャワーをかけたらすぐにタオルなどで水分を拭きとる．お風呂が楽しい場所と思えるように洗い終わったらおもちゃなどで遊ぶなどの工夫をする
		学童	スキンケアを嫌がる患児の場合には，自分で時間を決めて行うよう促す．少しずつ自分でスキンケアができるようにかかわる
	● 必要時，チュビファースト®（チューブ型包帯；図4，表10）の使用 ● 湿疹部は掻破による摩擦の予防のために，長そで・長ズボンの着用や，チュビファースト®を使用するなどし，露出を避ける		
瘙痒感	● 冷罨法 ● 環境整備 ● 遊びの工夫 ● 温度が高いと体温も上昇し，瘙痒感が増すため，冷罨法や室温調整を行う		
		乳幼児	抱っこをしている人の洋服や寝ている布団にこすりつけたりしやすい．遊びに集中することで，掻破行動が減るため，患児の好むおもちゃなどでの遊びを取り入れる
		学童	苦手なことなど，ストレスを感じるときには掻破しやすく，好きなことをしているときには掻破しにくい傾向にある
不眠・休息障害	● 冷罨法 ● 環境整備（寝具，寝衣，室温） ● 瘙痒感により不眠・休息障害があると，成長発達に影響が出ることがある ● 寝具や寝衣は皮膚への刺激が少ない素材を選ぶとよい（合成繊維は瘙痒感を増強させる） ● 寝ると体温が上昇し，汗をかきやすくなるため，室温調整や冷罨法が必要		

表9　スキンケアの方法

洗い方	● 石けんは泡立てて使用する
	● タオルなどは使用せず，しわを伸ばして素手で揉むように洗う
	● 最後に石けんが残らないように流す
軟膏の塗り方	● 洗ったあとは早めに塗る
	● すり込まず，たっぷりと，のせるように塗る
	● 湿疹がなくても保湿剤を塗る

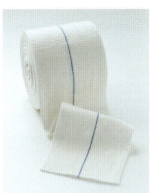

表10 チュビファースト®の効果

- 薬剤や保湿剤の経皮吸収能を高める
- 痒みの軽減
- 掻破を防ぐ
- 保湿を保つ

図4 チュビファースト®
(メンリッケヘルスケア. 発売:アレルギーヘルスケア)

患児・家族指導項目

- 正しいスキンケア方法(洗い方,軟膏の塗り方;表9)
- 皮膚状態悪化時の対処方法
- 瘙痒感出現時の対処方法
- 規則正しい生活リズムの獲得
- 継続することの必要性,重要性
- 環境整備(→p.138「気管支喘息」の項を参照)

ここが重要! 軟膏の塗り方

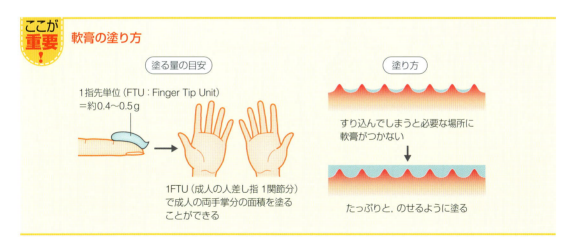

(福島加奈子)

引用・参考文献

1) 藤実彰一:病態整理と症状,検査 チーム医療と患者教育に役立つ小児アレルギーエデュケーターテキスト基礎編. 診断と治療社;2013. p.46-47.
2) 片山一郎ほか監:アトピー性皮膚炎診療ガイドライン. 協和企画;2012. p.63.
3) 大矢幸弘:ぜん息悪化予防のための小児アトピー性皮膚炎ハンドブック. 環境再生保全機構;2009.

⑦ 免疫・アレルギー疾患

食物アレルギー

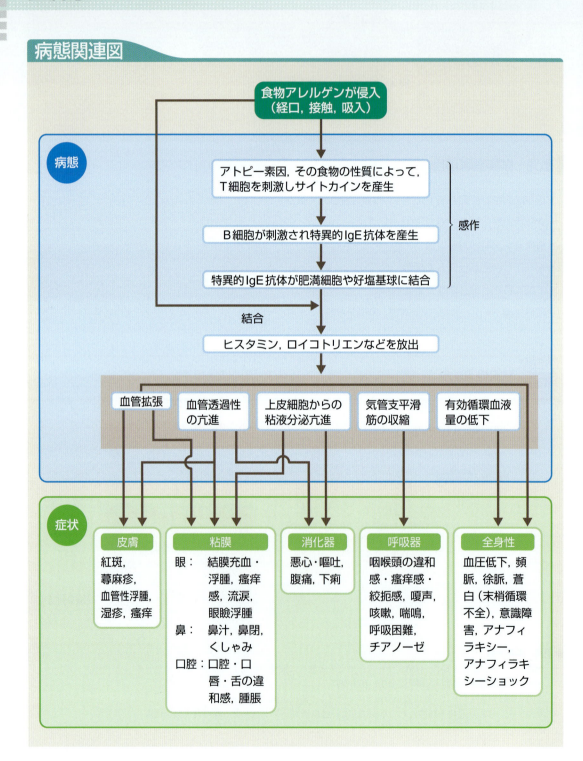

治療看護	内科的治療	患者指導
	●食事療法 ●緊急時対応 　（アドレナリン筋肉注射など）	●アレルゲンの除去方法（アレルゲン食品表示の見方，誤食事故の防止など） ●緊急時の対応（エピペン®の使用など） ●患児への食物アレルギー教育　など

病態生理

　食物アレルギーとは，食物によって引き起こされる抗原特異的な免疫学的機序を介して生体にとって不利益な症状が惹起される現象[1]と定義されている．代表的な食物アレルギーは，アレルゲン特異的IgE抗体が関与する即時型アレルギー（IgE依存型）であり，原因食物を摂取後2時間以内に症状が現れる．IgE抗体が関与せずリンパ球がはたらくことで症状を引き起こす非即時型アレルギー（非IgE依存型）も存在し，数時間～数日後に症状が出現する．

　即時型アレルギーでは皮膚症状の誘発率は非常に高く，呼吸器，粘膜，消化器症状が続く．また，1つの臓器にとどまらず複数の臓器に重篤な症状が現れる場合を「アナフィラキシー」という．アナフィラキシーは急速に進行することがあり，迅速かつ適切な対応が必要になる．アナフィラキシーにおいて，ショック症状（血圧低下や意識障害）を伴う場合をアナフィラキシーショックという．

　アレルゲンは食物中の蛋白質であり，IgE抗体やリンパ球は蛋白質に対して作用する．即時型アレルギーの主要原因食物は鶏卵，牛乳，小麦であるが，年齢別にその頻度は異なる（図5，表11）[1]．

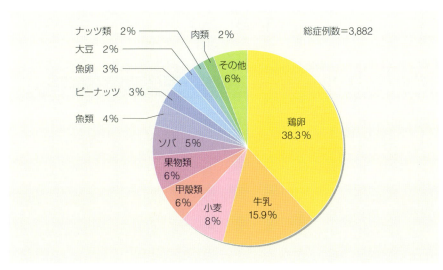

図5　原因食品の内訳
対象は食物摂取後60分以内に症状が出現し，かつ医療機関を受診した患者
（宇理須厚雄ほか：食物アレルギー診療ガイドライン2012. 協和企画；2011. p.17.[1]）

表11 年齢別原因食品

年齢群	0歳	1歳	2, 3歳	4〜6歳	7〜19歳	20歳以上	合計
症例数	1,270	699	594	454	499	366	3,882
第1位	鶏卵 62.1%	鶏卵 44.6%	鶏卵 30.1%	鶏卵 23.3%	甲殻類 16.0%	甲殻類 18.0%	鶏卵 38.3%
第2位	牛乳 20.1%	牛乳 15.9%	牛乳 19.7%	牛乳 18.5%	鶏卵 15.2%	小麦 14.8%	牛乳 15.9%
第3位	小麦 7.1%	小麦 7.0%	小麦 7.7%	甲殻類 9.0%	ソバ 10.8%	果物類 12.8%	小麦 8.0%
第4位		魚卵 6.7%	ピーナッツ 5.2%	果物類 8.8%	小麦 9.6%	魚類 11.2%	甲殻類 6.2%
第5位			甲殻類 果物類 5.1%	ピーナッツ 6.2%	果物類 9.0%	ソバ 7.1%	果物類 6.0%
第6位				ソバ 5.9%	牛乳 8.2%	鶏卵 6.6%	ソバ 4.6%
第7位				小麦 5.3%	魚類 7.4%		魚類 4.4%

(宇理須厚雄ほか:食物アレルギー診療ガイドライン 2012. 協和企画;2011. p.18.[1])

　日本における食物アレルギーの有病率は，乳児で約5〜10％，幼児で約5％，学童期以降が1.5〜3％と考えられており，年齢とともに耐性を獲得し，自然に治ることが多いという特徴がある.

検査・診断

　診断には，以下の2つの条件が必要である.

1. 特定の食物摂取（経口，接触，吸入）後に症状が誘発され，再現性がある	
問診 食物日誌	・摂取した食物の種類，摂取量，症状が誘発されるまでの時間，症状の持続時間，症状の特徴と再現性
食物負荷試験	・確定診断，耐性獲得の診断，症状誘発のリスク評価：アレルギーが疑われる食品を15〜30分間隔で3〜6回分割摂取させ，症状の出現を観察する
食物除去試験	・非即時型アレルギーの場合，疑わしい食品を除去し，症状が改善するかを判定する
2. 反応が免疫学的機序を介するものと判定される	
血液検査	・血中抗原特異的IgE抗体検査，好塩基球ヒスタミン遊離試験
皮膚テスト	・プリックテスト（図6）[2]など

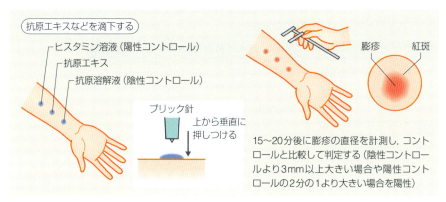

図6 プリックテスト
(宇理須厚雄総監:ぜん息予防のためのよくわかる食物アレルギー対応ガイドブック2014. 環境再生保全機構;2014. p.49.[2])

- 血液検査や皮膚テストはアレルゲンの感作の状況を調べる補助的な検査であり,検査が陽性であっても,その食物を摂取して症状が出なければ除去をする必要はない.

- ▶食物アレルギーで起こる皮膚の瘙痒感や湿疹,咳嗽や喘鳴などはアトピー性皮膚炎や喘息でも出現する.
- ▶これらの疾患がある患者を診断する際は,アトピー性皮膚炎や喘息を日ごろからコントロールして症状をなくしたうえで,正しく評価する必要がある.

治療

内科的治療	
食事療法	・正しい診断に基づいた必要最小限の食品除去 ・原因食物の除去(栄養面とQOL維持の配慮) ・調理による低アレルゲン化(食品によっては加熱調理によりアレルゲン性の低下が可能) ・除去食品解除のため評価を定期的に実施(成長に伴う耐性獲得) ・日常の集団生活での注意(園や学校給食,宿泊学習,調理実習などでの誤食防止) ・心理的な負担に対する配慮(同じ食物を食べられないことへのストレス,恐怖心など) ・経口免疫療法(アレルゲンとなる食物を計画的に摂取する積極的介入:現在はまだ研究段階)
緊急時対応	・エピペン®(アドレナリン自己注射薬)(表12),アドレナリン筋肉注射:アナフィラキシー症状のすべてを軽減 ・抗ヒスタミン薬:皮膚の瘙痒,蕁麻疹,紅斑,浮腫,腹痛などの軽度な症状を軽減 ・気管支拡張薬:気管支を広げて咳嗽や喘鳴を軽減 ・ステロイド薬:重篤なアナフィラキシーの際の遅延型アレルギー症状抑制の可能性 ・急速輸液(糖,カリウムを含まない等張液):アナフィラキシーショックへの対応

緊急時に使用する薬剤と効果が現れるまでの時間

薬剤	効果が現れるまでの時間
エピペン®，アドレナリン筋肉注射	すみやか
抗ヒスタミン薬	30分～1時間後
気管支拡張薬	内服：30分以上，吸入：すみやか
ステロイド薬	4～6時間後

表12　エピペン®の適応（日本小児アレルギー学会）

エピペン®が処方されている患者でアナフィラキシーを疑う場合，下記の症状が1つでもあればエピペン®を使用すべきである

消化器症状	・くり返す嘔吐 ・持続する強い（がまんできない）腹痛
呼吸器症状	・のどや胸が締めつけられる ・声がかすれる ・犬が吠えるような咳，持続する強い咳こみ ・ゼーゼーする呼吸 ・息をしにくい
全身の症状	・唇や爪が青白い ・脈をふれにくい・不規則 ・意識がもうろうとしている ・ぐったりしている ・尿や便を漏らす

- アドレナリン筋肉注射の効果は数分以内に現れ，すべての臓器症状に対して有効であるが，薬剤の代謝が早いため，効果は15～30分で減弱する．
- そのため，症状の改善が不十分，あるいは再燃する場合は，アドレナリン筋肉注射の再投与を考慮する．

食物アレルギー患児の看護

観察項目

項目	観察のポイント	根拠
呼吸器症状	・咳嗽，喘鳴 ・咽喉頭違和感・瘙痒感 ・絞扼感，嗄声，呼吸困難，チアノーゼ	・進展すれば致命的となる ・特に咽頭浮腫による上気道閉鎖を示唆する症状は緊急性が高い
皮膚症状	・紅斑，蕁麻疹，血管性浮腫 ・瘙痒，湿疹	**POINT** ◎局所的な症状であれば1～2時間で消失することが多いが，全身に広がる場合はほかの臓器症状にも注意する必要がある
粘膜症状	・眼（結膜充血・浮腫，瘙痒感など） ・鼻汁，鼻閉，くしゃみ ・口腔・口唇・舌の違和感，腫脹	・分泌亢進や瘙痒を伴う
消化器症状	・悪心・嘔吐 ・下痢，腹痛	・嘔吐はアレルゲン排出のための防御反射 ・腹痛，下痢は消化管の浮腫と蠕動亢進によるもの
全身状態	・血圧低下，意識障害 ・頻脈，徐脈，蒼白（末梢循環不全） ・アナフィラキシー ・アナフィラキシーショック	・血圧低下は末梢血管拡張や血管透過性亢進による循環血漿量の低下よって起こり，それに伴う臓器不全や咽頭粘膜症状による窒息が致命的になりうる

▶食物負荷試験は症状を誘発する可能性がある検査である．症状出現時は苦痛や不安感を和らげると同時に，症状は刻々と変化するため，バイタルサインの確認と，進展の観察をきめ細かく行い，新たな症状の出現を想定しながら対応する．

▶アナフィラキシー症状の出現時，急激な体位変換（臥位から立位など）を行うことにより，血圧低下を引き起こす危険があるため，注意する．

ケア項目

症状	ケア内容
呼吸困難	・吸入（β_2刺激薬：SpO_2が95％以下であれば酸素投与下で行う．マスク吸入の場合はしっかりとマスクを顔に付ける） ・酸素投与 ・半座位（胸郭や肺を拡張させることで呼吸困難を軽減する）
瘙痒，蕁麻疹	・局所の冷罨法（多くは自然に消失するが瘙痒感が強い場合は冷却し，瘙痒を軽減させる）
付着による粘膜・皮膚症状	・付着部位の洗浄（経皮的に発症するアレルギー性接触皮膚炎や接触蕁麻疹を軽減させる）
腹痛	・温罨法
悪心・嘔吐	・側臥位とし，吐物による窒息を防ぐ
血圧低下，意識障害	・バイタルサインの測定 ・ショック体位（循環血漿量を増加させる．仰臥位，下肢挙上），安静：やむを得ず体位変換をする場合はできるだけゆっくりと行う．移動の必要がある場合は，頭を高くしないよう注意し，横抱きかストレッチャーなどで運ぶ ・酸素投与
不安	・治療と症状の変化について説明し，漠然とした恐怖心を和らげる

患児・家族指導項目

食事療法における実施上の留意点	・アレルギー物質の食品表示の見方：特定原材料7品目（卵，乳，小麦，そば，落花生，えび，かに）が表示義務とされ，特定原材料に準ずる20品目の表示が推奨されている ・家庭での誤食事故の防止：誤食の具体的な例（コンタミネーション[*1]，保護者が目を離したすきに患児自身が食べてしまう，兄弟の食べこぼしなど）を提示し，日常生活に潜む危険（洗浄の不徹底，箸の使い回しなど）を意識し，配慮するよう指導する[3] ・家庭外での誤食事故の防止：表示確認ミス，飲食店でのコンタミネーションなどがあり，利用は慎重に行う．子ども同士の遊びなど保護者がそばにいないときにはアピールカードを持たせるなどの工夫が必要 ・園・学校での対応：アレルギー対応が必要な場合は，医師が記載した生活管理指導表をもとに保護者が園や学校と話し合いを行い，給食や緊急時の対応など具体的な対応方法を検討する ・外食・旅行などでの対応：原因抗原に曝露されない対策を講じることと，万が一症状が誘発されたときの対応を十分に考えておく必要がある ・妊娠・授乳中の母親の食事：偏食をしない．妊娠中に母親が食物除去をしても，児のアレルギー疾患の発症率は低下しない ・離乳食の進め方：5〜6か月頃に開始．症状が出てもすぐ医療機関を受診できる平日の昼間の時間帯を選んで食べさせるなど，保護者が抵抗なく進めていける方法を指導 ・成長発達と栄養管理：食べられる食物からバランスよく食事をとることが重要．体重増加不良などがある場合は栄養素摂取量を評価し，患児に合わせた摂取方法を指導 ・患児・家族のQOLの向上：必要な情報を適切に提供する（必要最小限の食物除去，食物除去を行う際の食材や調理の工夫）．問題に遭遇したときに相談を受ける ・重篤な症状と緊急性の判断：症状が悪化し始めると急速に進行することが多く，症状の進展に応じた注意深い観察と迅速な対応が求められる
治療薬の選択と効果	・エピペン®の使用：作用，副作用，保管方法，使用のタイミング，使用方法，使用後の対応などについて指導し，練習器を使用してシミュレーションを行う ・患児への教育：年齢に合わせた食物アレルギー教育の実施（学校での対応方法，エピペン®の使用方法，食品表示の見方など）

[*1] 加工食品を生産する際に，原材料として使用していないにもかかわらず微量混入してしまう場合をいう

（山野織江）

引用・参考文献

1) 宇理須厚雄ほか：食物アレルギー診療ガイドライン2012．協和企画；2011．p.12.
2) 宇理須厚雄総監：ぜん息予防のためのよくわかる食物アレルギー対応ガイドブック2014．環境再生保全機構；2014.
3) 日本小児難治喘息・アレルギー疾患学会編：チーム医療と患者教育に役立つ小児アレルギーエデュケーターテキスト応用編．診断と治療社；2013．p.78.
4) 日本小児難治喘息・アレルギー疾患学会編：チーム医療と患者教育に役立つ小児アレルギーエデュケーターテキスト基礎編．診断と治療社；2013．p.62-93.
5) 大矢幸弘編：こどものアレルギー．メディカルトリビューン；2013．p.80-109.

8 感覚器疾患

滲出性中耳炎

病態関連図

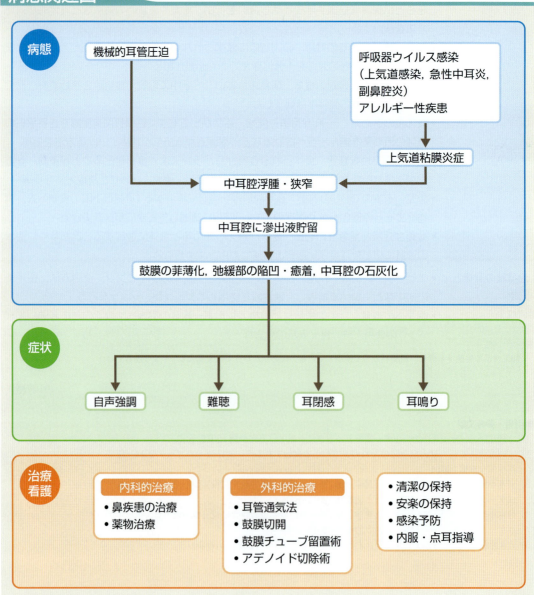

病態生理

中耳は鼓膜・鼓室・耳管からなり，滲出性中耳炎は鼓膜に穿孔が認められず，中耳に貯留液が認められる病態を指す．炎症は軽度であり，難聴を主体とする疾患である．中耳に貯留液を認める疾患であるが，耳痛や発熱といった急性感染症状のない中耳炎であるため，気づかずに放置すると鼓膜が菲薄化し，内側に陥凹する．中耳の炎症と耳管機能不全が関与し，耳管咽頭口からの正常な排液が失われた状態である．

原因

滲出性中耳炎の原因は，おもに①なんらかの原因による耳管の狭窄に伴い通気障害が起こった際，鼓室内の酸素が粘膜血管に吸収されて陰圧となり，粘膜に病変を生じて滲出液が貯留する，②ウイルス感染，③急性中耳炎からの移行，④アレルギー疾患の4つが挙げられる．小児期ではアデノイド増殖症や副鼻腔炎が増悪因子となり発症することが多い．

好発年齢は生後半年から10歳ごろであり，頻度的には4〜5歳で多く見られる．

検査・診断

拡大耳鏡，顕微鏡	・鼓膜所見（黄色〜黒褐色，鼓膜の内陥・菲薄化，混濁・石灰化）
聴力検査	・正常者の平均聴力を0 dBとし20〜30 dBまでを正常と判断 ・半数弱は正常域で，半数強が中等度の難聴 ・どの音域が聴こえにくいかもわかる ・学校での検査は異常が出ないことが多い
ティンパノメトリ	・鼓膜の位置（外耳道と中耳の気圧差） ・鼓膜の動き（可撓性：受動的な動きやすさ） ・外耳道を塞ぐように棒状の測定器を装着し，気圧を測る
耳管機能検査	・耳管の開閉機能
X線	・乳突蜂巣の発育やアデノイド，副鼻腔炎の有無 ・とくに乳突蜂巣の発育は鼓膜チューブ留置術（チュービング）の適応を決めるうえで有用
内視鏡検査	・鼻咽腔の耳管開口部やアデノイドの状態を見る

◎純音聴力検査は1〜2歳の患児に対しては行えないため，問診での音に対する反応や家庭での反応を確認する．

治療

内科的治療	
鼻疾患の治療	・アレルギー性鼻炎や副鼻腔炎の治療
薬物治療	・粘稠な滲出液の排出を促す粘液溶解薬の内服
外科的治療	
耳管通気法	・中耳の陰圧改善，貯留液の排出が目的 ・鼻咽腔の耳管開口部より空気を送り込んで鼓室内の陰圧状態を改善し，鼓膜の内外の圧差をなくす ・医師は通気音を聞くことによって，鼓室に空気が入ったかどうかを確認する
鼓膜切開	・内科的治療で貯留液がとれない場合や，両耳性で聴力が悪く，学校・社会生活に支障をきたす場合に適応 ・鼓室内圧の正常化と貯留液の排出が目的 ・鼓膜切開刀で鼓膜を1～2mm程度切開し，貯留液を吸引する ・鼓膜を表面麻酔するため痛みはないが，貯留液を吸引する際の音は消せない ・切開部は1～5日で閉鎖する ・外来で処置が可能
鼓膜チューブ留置術（チュービング）	・再発する場合に適応 ・鼓室内圧の正常化と貯留液の排出が目的 ・鼓膜切開ではすぐに穴が閉じてしまうため，その効果をより長期間保つために考案された治療法 ・入院，全身麻酔，顕微鏡下で行う．安全が確保できれば外来で行うこともある ・鼓膜切開をして，チューブを鼓膜に挿入し，換気孔をつくる ・1～1年半にわたり留置する必要があるが，4～6か月で自然に脱落してしまうこともある ・脱落後，鼓膜は自然閉鎖する
アデノイド切除術	・アデノイドが大きい場合，耳管開口部を狭くし，副鼻腔炎の長期化にも影響する ・鼻咽腔感染巣の除去，耳管圧迫の解除が目的 ・入院のうえ，全身麻酔下で行う

◎鼓膜チューブ留置後に耳漏などがなく，医師が許可をすれば，2～3週間で水泳を行うことができる．ただし鼻汁を認めるときは不可である．水泳時の耳栓の装用は絶対条件ではない．

滲出性中耳炎患児の看護

術前

観察項目

項目	観察のポイント	根拠
耳症状	・耳漏 ・耳をしきりに触る	・感染予防
音への反応	・自声強調 ・耳鳴り ・難聴（呼名や音への反応，テレビの音量）	・日常生活や学校生活への影響を把握する ・コミュニケーション障害を把握する

ケア項目

症状	ケア内容
不安	・発達に応じた術前プリパレーションを用いた術前指導

術後

観察項目

項目	観察のポイント	根拠
バイタルサイン	・体温，血圧，脈拍，呼吸	・麻酔と手術侵襲による影響の把握
耳症状	・出血（量・性状） ・耳漏	・感染予防，感染の早期発見
疼痛	・耳痛 ・活気 ・機嫌	・手術操作による創部への影響の把握

ケア項目

症状	ケア内容
疼痛	・必要時，鎮痛薬を使用する
耳漏	・耳漏が見られたら，医師へ連絡する

患児・家族指導項目

- 鼻のかみ方，鼻うがいの方法
- 内服薬，点耳薬の確実な投与方法
- 感冒，耳漏，耳痛に注意し，症状がある場合は外来受診する
- 水泳や激しい運動は避ける
- 気圧の変化が激しい場所へ行く場合の対処方法
- 手洗い，うがいを徹底し，感冒に注意する
- 耳栓の装用法および耳栓のサイズの選択や購入方法

- 点耳後は側臥位を5分程度保つ．2種類の点耳薬を使用するときは，1種類目を点耳し5分経過したら一度起き上がり，ティッシュなどで拭いてから，次の薬剤を点耳する．

（本間香織，岩渕滉子）

● 参考文献
1) 国立成育医療センター看護基準手順委員会編：すぐに役立つ小児＆周産期の疾患とケア．中山書店：2009. p.128.
2) 森山寛ほか：耳鼻咽喉科看護の知識と実際．メディカ出版；2011. p.100-104.
3) 飯島昭子：滲出性中耳炎の患児の看護．小児看護2005；28：1625-1631.
4) 井上陽子ほか編：病気・病態・重症度からみた疾患別看護過程＋病態関連図．医学書院；2012. p.1874-1891.
5) 工藤典代：子どものみみ・はな・のどの診かた．南山堂；2009.
6) 阪本浩一：小児の聴力検査．小児看護2005；28：1578-1584.

8 感覚器疾患

アデノイド増殖症

病態関連図

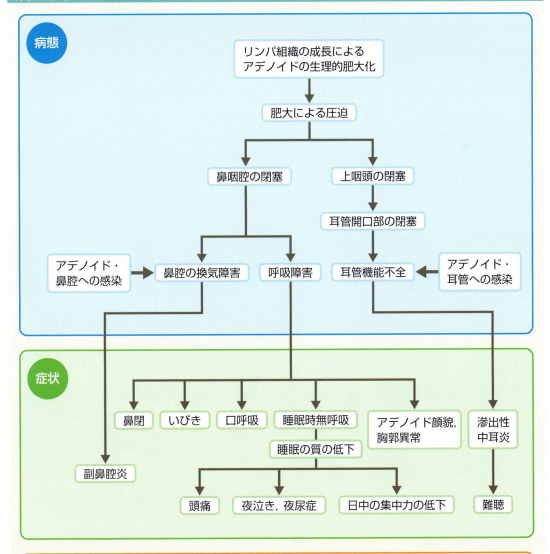

病態生理

　扁桃は咽頭に位置するリンパ組織であり，口蓋扁桃，咽頭扁桃，舌扁桃などリンパ組織群（ワルダイエル扁桃輪，図1）により形づくられ，口や鼻から侵入してきた細菌やウイルスを捕獲して，その情報を全身の免疫系に受けわたす役割を担う．

　アデノイドとは鼻の奥にある咽頭扁桃（図2）を指し，2～3歳ごろから発育し，4～6歳ごろが最も大きく，その後は自然に縮小する．思春期以降の退縮は著明で，成人では痕跡程度となる．アデノイドが増殖すると鼻腔後部を塞いでしまうため，鼻閉や副鼻腔炎の原因にもなる．アデノイド肥大によって鼻呼吸ができなくなった状態の特徴的な顔つきをアデノイド顔貌（口呼吸のため鼻唇溝が浅くなり，しまりのない顔つき）とよぶ．また，耳管咽頭口の閉塞あるいはアデノイドの炎症の耳管への波及のため，滲出性中耳炎の原因となる場合も多い．

　これらの組織が単純に大きいだけで，ほかになんらかの臨床症状を伴わない場合には，治療の必要性は低い．

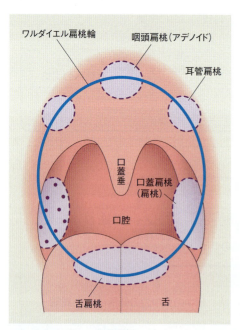

図1　ワルダイエル扁桃輪

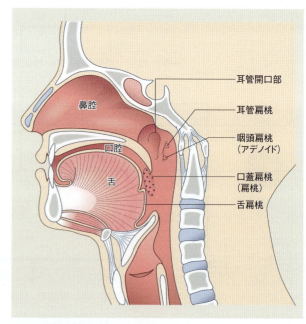

図2　咽頭の構成図

注意すべき症状および合併症

●睡眠時無呼吸症候群
アデノイド増殖と扁桃肥大の関与により，気道が閉塞され，夜間の呼吸が妨げられることにより発生する．睡眠時に呼吸が無呼吸あるいは低呼吸となる疾患である．口呼吸に伴うエネルギー消費のため，起床時に疲労感が残る．さらに，頻回の覚醒反応が起こると睡眠障害となり，夜泣きや夜尿症，頭痛，日中の眠気など，認知の面の発達に影響を及ぼすおそれがある．このような睡眠中の呼吸障害が長期にわたると高血圧や心疾患を合併する危険性が高くなる．

●滲出性中耳炎
アデノイド肥大により上咽頭と鼓室をつなぐ耳管が狭窄されることで生じる．耳管の圧調整や排液機能が低下するために中耳腔が陰圧となり，粘膜に病変を生じ，滲出液が貯留する．症状として難聴と耳閉感がある．

検査・診断

視診	・肥大かどうかは直視することができない ・口蓋垂の後方にアデノイドの下端が見えることがある
X線 （頸部側面画像）	・アデノイドの大きさや形状，鼻腔，舌，軟口蓋，咽頭などの状態や関係性を把握するのに有効
内視鏡検査	・アデノイドが肥大していると後鼻孔がアデノイドで塞がれることがあり，耳管扁桃部分が圧迫されているのがわかる
睡眠時検査	・睡眠時無呼吸の評価に用いる ・無呼吸が強い場合には，入院中にアプノモニタ®や睡眠ポリグラフを用いて重症度を判定する

治療

内科的治療	
鼻処置・鼻腔 ネブライザー	・鼻腔内の分泌物を排泄しやすくする ・炎症を抑える

外科的治療	
アデノイド 切除術	・肥大化したアデノイドを切除する ・睡眠時無呼吸症候群を合併している場合，口蓋扁桃摘出と同時に行う ・滲出性中耳炎を合併している場合には，鼓膜切開術や鼓膜チューブ留置術が同時に行われることが多い

（齊藤彩乃，山田由佳）

8 感覚器疾患

扁桃肥大

病態関連図

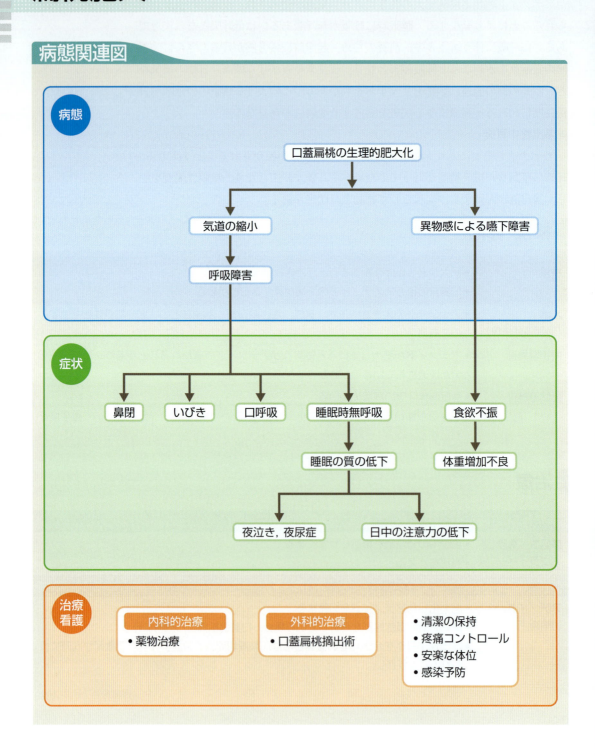

病態生理

扁桃肥大とは，おもに口蓋にある左右一対の口蓋扁桃の病的肥大をいう．扁桃の大きさはその程度によりⅠ～Ⅲ度に分類する（図3）．

咽頭扁桃（アデノイド）と同様に，口蓋扁桃はワルダイエル扁桃輪のリンパ組織の1つである．肥大はアデノイドより1～2年遅れ，3～6歳で生理的な肥大のピークを迎え，その後は徐々に萎縮していく．肥大のみで炎症を伴わないのであれば手術の必要はないが，極端に大きくなって睡眠時無呼吸や食物がのどを通りにくくなる症状を生じた場合には手術を考慮する．また，扁桃炎をくり返すために通園や通学に影響を及ぼす場合にも手術適応となることがある．扁桃肥大があっても，呼吸や食物の飲み込みに支障がなく，とくに扁桃炎をくり返さなければ，口蓋扁桃が自然に萎縮して小さくなる年齢まで経過観察とする場合もある．

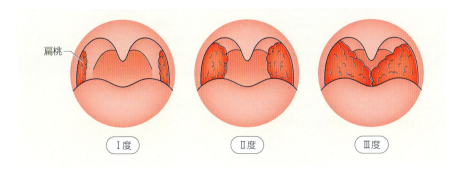

図3　口蓋扁桃の大きさの分類（マッケンジーの分類）
口蓋扁桃肥大の評価法で，Ⅰ度は扁桃が前後の口蓋弓を含む面よりわずかに突出するもの，Ⅲ度は左右の扁桃が正中で接する，あるいは接しそうなもの，Ⅱ度はその中間のものである．

注意すべき症状および合併症

●睡眠時無呼吸症候群

口蓋扁桃が大きいと，同時に咽頭扁桃も大きい場合が多く，鼻からも口からも十分な呼吸ができずに睡眠中に大きないびきをかいたり，ひどくなると無呼吸を生じたりすることがある．これにより睡眠の質が低下し，夜泣きや夜尿症が起こり，日中もウトウトしたり，注意力が散漫になったりすることがある．

●体重増加不良

食事の際に食物の飲み込みが悪くなることがある．大きな食物を飲み込めず，少しずつしか食べられないために，食事に時間がかかってしまう．また，食の細い子になり，体重増加不良として現れることがある．

検査・診断

視診	・舌圧子で舌を軽く押さえて診る ・口蓋扁桃肥大の程度は，口の中をのぞくだけで見分けられる
X線 （頸部側面画像）	・扁桃肥大の大きさを評価 ・鼻腔，舌，軟口蓋，咽頭などの状態や関係性を把握するのに有効
睡眠時検査	・睡眠時無呼吸の評価に用いる ・無呼吸が強い場合には，入院中にアプノモニタ®や睡眠ポリグラフを用いて重症度を判定する

治療

	内科的治療
薬物治療	・感染症で腫大した際には消炎薬，細菌感染であれば抗菌薬治療を行う ・慢性的な炎症には，併せて環境改善（食事や同居人の禁煙など）しながら経過観察する

	外科的治療
口蓋扁桃摘出術	・くり返す扁桃炎や睡眠時無呼吸症候群が見られる場合などに適応 ・咽頭扁桃の影響も強い場合は，アデノイド切除術も同時に施行 ・術後は抗菌薬および鎮痛薬が投与される

アデノイド増殖症・扁桃肥大患児の看護

術前

観察項目

項目	観察のポイント	根拠
呼吸状態	・呼吸音，エア入り ・いびき，鼻閉 ・SpO_2 ・無呼吸・異常呼吸の有無	・気道の閉塞により呼吸困難をきたすため
活動・睡眠	・睡眠パターン ・夜泣き，夜尿	・睡眠時無呼吸症候群があると睡眠が浅く，夜中に起きてしまう
食事	・食事中の様子 ・食事の嗜好	・異物感による嚥下障害や食が細いことがある

ケア項目

症状	ケア内容
呼吸困難	・入眠時にSpO₂モニタを装着し，呼吸状態の評価を行う ・呼吸状態が悪い場合，肩枕で気道確保，もしくは側臥位や腹臥位などの安楽な姿勢が保持できるように体位を工夫する
不安	・家族の疾患，治療の理解度を知る ・患児の疾患，入院の受け止め方を知る ・発達段階に応じたプリパレーションを用いた術前指導を行う 　（手術室見学ツアー，医療器具によるデモンストレーション）

術後

観察項目

項目	観察のポイント	根拠
バイタルサイン	・体温，血圧，脈拍，呼吸	・麻酔と手術侵襲による影響の把握
呼吸状態	・呼吸音，エア入り ・いびき，鼻閉 ・SpO₂ ・無呼吸・異常呼吸の有無	・術創部の腫脹や分泌物の増加により，一時的に術前より呼吸状態が悪化することがある
出血	・鮮血かどうか，色の変化 ・量の突然の増加 ・白苔の有無 ・悪心・嘔吐	・術直後と白苔のはがれやすい術後1週間ごろの出血に注意する
疼痛	・咽頭痛，嚥下時痛 ・口内炎	・頭痛や耳痛として訴えることもある ・手術操作により口内炎を生じやすい

ケア項目

症状	ケア内容
呼吸困難	・入眠時にSpO₂モニタを装着し，呼吸状態の評価を行う ・分泌物貯留時は，口鼻腔吸引で出血を起こすおそれがあるため，医師の指示を仰ぐ ・呼吸状態が悪い場合，肩枕で気道確保，もしくは側臥位や腹臥位などの安楽な姿勢が保持できるよう体位を工夫する ・改善が見られない場合，医師の指示により酸素投与を行う
出血	・術直後は，泣かないように抱っこなどで安静を図る ・出血混じりの唾液は，飲み込まずにティッシュで拭い取るよう説明 ・頸部の冷罨法を行う

疼痛 嚥下困難	・頸部の冷罨法を行う ・手術当日は痛みが強く，飲み込めない場合が多いため，状況に応じて水分やゼリーを摂取させる ・嗜好に応じて食事形態を少しずつ上げていく ・嚥下が困難な場合は，食前に鎮痛薬を用いる

● 予防ケア

項目	ケア内容
感染予防	・抗菌薬の投与 ・毎食後，含嗽（ぶくぶくうがい）を促す ・口腔ケア（歯磨きは可能だが，のどを突かないようにする）

患児・家族指導項目

- 退院後の入浴では，出血予防のために長時間温まらないようにする
- 歯みがきの際に，のどを突かないようにする
- 創部に刺激を与えるため，硬い食べ物を避ける
- 汗をかくような激しい運動は制限する
- 鎮痛薬の投与方法
- 口内に血が広がるようなら，病院を受診する

◎扁桃を取ることに不安をもつ家族は多い．
◎術後1週間～10日ごろに突然起こる後出血に注意する．
◎後出血は扁桃床に付着した白苔（かさぶたのようなもの）が脱落した際に起きるといわれている．これを膿だと勘違いし，無理に剥がそうとすると大出血を起こすことがある．

◎扁桃のはたらきである免疫機能は乳幼児期にさかんはたらくため，摘出後は一時的に免疫機能に変化が見られるようだが，身体全体の免疫力が弱まることはないといわれている．

（齊藤彩乃，前田和興，山田由佳）

● 参考文献

1) 国立成育医療センター看護基準手順委員会編：すぐに役立つ小児＆周産期の疾患とケア．中山書店；2009．p.30, 66.
2) 二宮啓子ほか編：系統看護学講座専門分野Ⅱ 小児看護各論 耳鼻咽喉疾患と看護．医学書院；2009．p.447-456.
3) 工藤典代：子どものみみ・はな・のどの診かた．南山堂；2009．
4) 氷見徹夫：特集/お母さんへの回答マニュアル 耳鼻咽喉科Q&A 2010．JOHNS 2010；26（9）：1436-1437.
5) 新谷朋子ほか：入院診療における看護 アデノイド切除術，口蓋扁桃摘出術．JOHNS 2011；27（3）：345-348.
6) 安田明美ほか：全身麻酔下におけるアデノイド切除，口蓋扁桃肥大摘出手術を受けた幼児の看護．小児看護 2005；28：1632-1640.

1章 疾患別看護

8 感覚器疾患

斜視

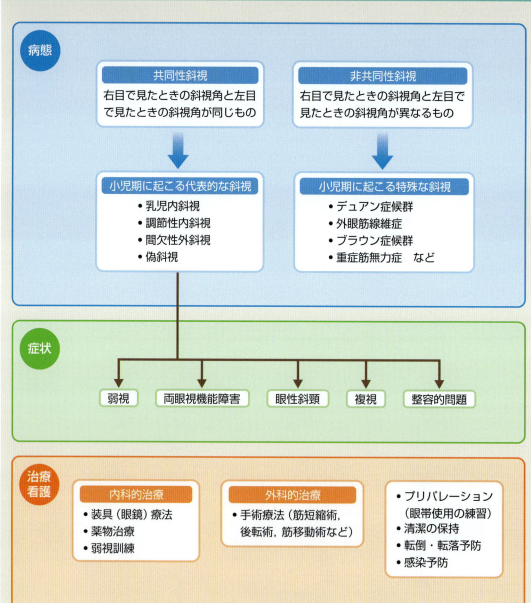

病態生理

斜視とは，右目と左目の視線が一致せず，両目の位置（眼位）にズレをきたす病態を指す（表1）．両目の位置がわずかにずれているように見えても視線が一致している場合もあり，これを偽斜視とよぶ．斜視を頭位で代償する場合，眼位は正常に見えても異常頭位をとり，眼性斜頸を呈する場合もある．

斜視には生後6か月以内に発症する先天性斜視と，それ以降に生じる後天性斜視がある．片目が正常な位置にあるときに，もう片方が内側（鼻側）に向いている状態を内斜視，外側（耳側）に向いている状態を外斜視，上側に向いている状態を上斜視，下側に向いている状態を下斜視という（図4）．常に斜視が存在する状態を恒常性斜視，時々斜視の状態になる場合を間欠性斜視という．

右目がまっすぐ見ているときの左目の斜視角（正面からの眼位のずれ角）と，左目がまっすぐ見ているときの右目の斜視角とが一致する場合を共同性斜視といい，そうならない場合を非共同性斜視というが，小児期に発症する斜視の多くは共同性斜視である．

表1 小児期の代表的な斜視

乳児内斜視	・原因不明で，生後6か月以内に発症する先天性内斜視 ・斜視角が大きく，斜視弱視を合併しやすい ・早期の手術が必要とされるため，早期発見が重要
調節性内斜視	・1歳以降に見られ，頻度の高い内斜視 ・遠視眼で過剰な調節に関連した輻輳（眼の内寄せ運動）の結果生じる斜視で，遠視矯正で斜視が軽快する
間欠性外斜視	・通常は正位を保っているが，眠いときや疲れたときに眼位異常が明らかになる斜視 ・両眼視機能は正常であることが多いが，恒常性となれば機能異常をきたす
偽斜視	・乳幼児期においては，鼻が低く鼻根部の皮膚が内眼角にかかるため，偽内斜視となりやすい

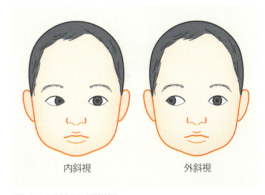

図4 内斜視と外斜視

注意すべき症状と合併症

なによりも注意すべき点は，斜視であるからといって，目の異常だけが原因ではないことである．脳腫瘍や水頭症，脳血管障害，また重症筋無力症でも斜視を生じ，早期の治療が行われなければ生命にかかわることがある．

恒常性斜視で，交代視（両目交互で見る）がない場合，斜視眼が弱視となるため，弱視訓練が必要である．立体視[*1]を含む両眼視機能は生後約3年以内には完成するが，本機能の獲得には斜視のない状態を維持することが条件であるため，生後早期に発症する乳児内斜視などは早期手術の適応となる．また，網膜芽

細胞腫や網膜剥離などの重篤な疾患が斜視で気づかれることも多い．さらに眼位のズレは整容上の問題として，からかいの対象になり，精神的ストレスにつながることもある．

[*1] 両目の中心窩に投影された画像を大脳皮質で認識して三次元としてとらえる能力

検査・診断

●乳幼児（3歳まで）

一般眼科検査	・前眼部，眼底検査
眼位検査	・ヒルシュベルク試験（ペンライトによる角膜反射位置の確認） ・遮蔽試験 ・交代遮蔽試験 ・プリズム遮蔽試験 ・クリムスキープリズム試験
眼球運動検査	・ひき運動 ・むき運動
視力検査	・固視 ・追視 ・嫌悪反応 ・視覚誘発電位 ・視運動性眼振 ・PL法 ・絵指標による視力検査
屈折検査	・オートレフラクトメーター ・検影法

●幼児以降（3歳から）

一般眼科検査	・前眼部，眼底検査
眼位検査	・ヒルシュベルク試験（ペンライトによる角膜反射位置の確認） ・遮蔽試験 ・交代遮蔽試験 ・プリズム遮蔽試験 ・クリムスキープリズム試験 ・大型弱視鏡
眼球運動検査	・大型弱視鏡 ・ヘス赤緑試験
両眼視機能検査	・大型弱視鏡 ・チトマスステレオテスト ・ラングステレオテスト
視力検査	・ランドルト環を用いた視力検査：字ひとつ検査（幼児），字づまり検査（学童以降）

治療

	内科的治療
装具（眼鏡）療法	・調節麻痺薬を用いた屈折検査後に，必要に応じて眼鏡を装用 ・とくに調節性内斜視では遠視の完全矯正が必要である ・軽度の斜視にはプリズムを用いることがある
薬物治療	・重症筋無力症などの内科疾患による斜視では，抗コリンエステラーゼ薬，ステロイド薬，免疫抑制薬などを使用
弱視訓練	・弱視をきたした場合には，健眼遮蔽による弱視訓練を行う
	外科的治療
手術療法	・各斜視に応じた筋短縮術，後転術，筋移動術，縫縮術，切筋術の施行 ・術前は抗菌薬の点眼を行い，術後は抗菌薬の点眼と内服を行う

ミニ知識
◎弱視を合併した 9 歳未満の小児に対しては，眼鏡を使用する場合に医療費の療養給付制度がある．
◎市町村によっては，自己負担分も補助するところがある．

斜視患児の看護

術前

観察項目

項目	観察のポイント	根拠
全身	・感冒症状	・術前麻酔診察の評価のため
局所	・視力，眼鏡使用の有無 ・眼位のズレ ・異常頭位	・日常生活で支障となることを把握する

ケア項目

症状	ケア内容
視力障害	・各発達段階に応じて日常生活の援助を行う
不安	・家族の疾患，治療の理解度を知る ・患児の疾患，入院の受け止め方を知る ・発達段階に応じたプリパレーションを用いた術前指導を行う：眼帯使用の練習（図 5）

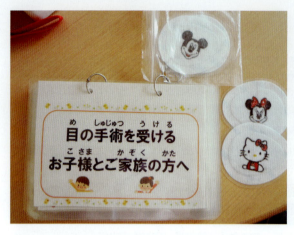

図5 眼帯使用の練習
プリパレーションブックと眼帯に見立てたキャラクター付きのグッズを用いてデモンストレーションを行う

● 予防ケア

項目	ケア内容
感染予防	・抗菌薬の術前点眼を開始する

術後

観察項目

項目	観察のポイント	根拠
バイタルサイン	・体温，血圧，脈拍，呼吸	・麻酔と手術侵襲による影響の把握
眼症状	・眼脂，眼充血 ・眼の異物感 ・疼痛 ・腫脹	・2〜3週間は充血と縫合糸による異物感がある ・2〜3日は自発痛や眼球運動痛がある
視覚の異常	・複視 ・めまい ・悪心・嘔吐	・ものが二重に見えたり，めまいや悪心が出ることがある

ケア項目

症状	ケア内容
疼痛	・必要時，鎮痛薬を使用する
めまい 悪心・嘔吐	・入院中，腹臥位は禁止 ・手術当日は臥床安静（理解のある患児は，ベッド上で過ごし，トイレ歩行も可能），翌日からは制限なし ・めまいや悪心を生じたときは目を閉じ，安静にする
平衡感覚の欠如	・眼帯で保護するため，転倒・転落に留意する ・安静解除後も，ふらつきがあるときには介助を行う
不快感，不穏 （眼帯着用による）	・眼帯を取ろうとする行動が見られたら，患児にわかりやすい言葉を用いて説明する ・必要時，家族の承諾のもと，上肢の抑制を行う

予防ケア

項目	ケア内容
感染予防	・術後1日目まで眼帯を着用する ・抗菌薬の内服と点眼薬を投与 ・創部の汚染防止（医師の指示があるまでは洗顔は禁止，手術の翌日から首下入浴，洗髪は可能）

患児・家族指導項目

- 退院後1週間は洗顔禁止，退院後3週間はプール禁止
- 目をこすらないこと，泥遊びなどの外遊びや激しい運動を控えること
- 点眼の方法および眼脂などの異常の発見と受診のタイミング
- 通園・通学は可能だが，遊びの制限や点眼があることを保育士や教員に相談すること

（横井　匡，山田由佳）

参考文献
1) 国立成育医療センター看護基準手順委員会編：すぐに役立つ小児＆周産期の疾患とケア．中山書店；2009．p.101．
2) 今野美紀ほか編：系統看護学講座専門分野Ⅱ 小児看護各論 眼疾患と看護．医学書院；2009．p.434-440．
3) 佐藤美穂：目でみる斜視検査の進めかた．金原出版；2014．
4) 佐藤美穂ほか：眼手術学3　眼筋・涙器．文光堂；2014．

8 感覚器疾患

流行性角結膜炎（アデノウイルス感染症）

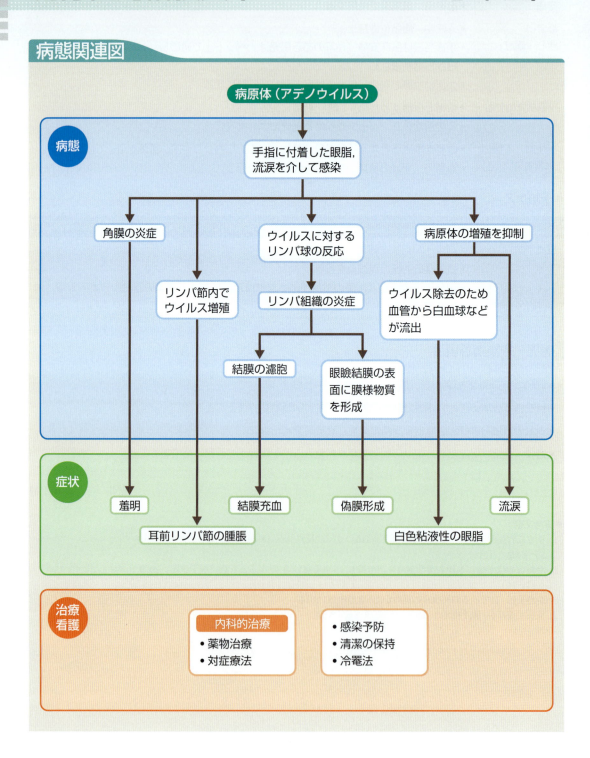

病態生理

流行性角結膜炎はアデノウイルスによる角膜・結膜の感染症である．一般に夏季に好発し，「はやりめ」ともよばれる．感染経路は飛沫・接触感染のほかに，プールで水を介して直接または経口的に感染し，手指についた眼脂や流涙によるものが最も多い．ウイルスは乾燥しても2週間程度感染性を失わないとされており，感染力が強いことが特徴である．

5日〜2週間の潜伏期間後，急激な眼球充血，白色粘液性の眼脂にて急に発症する．頸部，耳前リンパ節の腫脹と圧痛，眼瞼結膜の濾胞形成，角膜上皮下混濁を伴い，3日〜1週間持続する．眼症状は一般的に片眼から始まるが，その後，反対眼も発症する．

 ◎アデノウイルスによる感染症には，ほかに咽頭結膜炎（プール熱），急性胃腸炎，急性出血性膀胱炎などがある．

注意すべき症状および合併症

● 角膜上皮下混濁

炎症の強い症例でしばしば発生し，長期のステロイド点眼を必要とする．結膜炎症状が終息していれば，他者への感染性は消失する．

● 結膜偽膜形成・細菌感染

乳幼児では結膜偽膜形成や細菌感染により重度の角膜障害を生じ，視力予後不良となる場合もある．偽膜の形成は10歳以下に多い．

● 眼球運動障害

偽膜形成した重症例を漠然と治療した場合に，眼球癒着を起こし発症する．

検査・診断

症状の経過と家族歴から診断でき，迅速診断キットで診断は確定する．診断キットにはさまざまなものがあるが，清潔な綿棒で角結膜から上皮を擦過，抽出液へ撹拌し，検査プレートに少量を滴下させる簡便なものである．

診断に有用な特異性の高い症状として，有熱性の耳前リンパ節腫脹，眼瞼結膜の点状出血が挙げられる．また，ほかのウイルスに比べ白血球やC反応性蛋白（CRP）などの炎症反応が高値を示す．

濾胞を形成する結膜炎で，片眼性の場合は，ヘルペスウイルス，クラミジアによるもの，両眼同日発症の場合は急性出血性結膜炎（エンテロウイルス，コクサッキーウイルス）を考える．確定診断に至らない症例であっても，感染の拡大を防ぐため，少なくとも数日間は流行性角結膜炎として日常生活の指導を行う必要がある．

> ● アデノウイルス診断キットは検出感度が高くなく，また結膜からウイルスDNAを採取することは容易ではないため，検査で陰性と判定されても，症候が流行性角結膜炎に該当する場合には本疾患を想定し，十分に注意する．

治療

	内科的治療
薬物治療	・アデノウイルスに対する特異的な薬剤はない ・細菌の混合感染予防のため抗菌薬および非ステロイド性抗炎症薬の点眼が中心となる ・結膜炎症状がほぼ消失し，角膜上皮下混濁だけが持続している場合，ステロイド点眼薬を長期間継続する必要がある ・ステロイド点眼薬を短期間で休薬すると再発しやすく，羞明をくり返す
対症療法	・発熱や脱水に対する対症療法を行う ・充血，眼脂などの結膜炎症状が消失するまで治療を継続

流行性角結膜炎患児の看護

観察項目

項目	観察のポイント	根拠
バイタルサイン	・体温（発熱） ・心拍数 ・呼吸数	・リンパ節腫脹に伴い発熱する
眼症状	・結膜充血 ・流涙 ・眼脂の性状 ・羞明 ・眼痛	・急に発症し，異物感により開眼できない ・少しの刺激でも流涙が著しい ・眼脂は細菌感染では黄色膿性，ウイルス感染では白色漿液〜粘液性である
咽頭炎症状	・耳前リンパ節腫脹 ・圧痛の程度 ・咽頭痛	・ウイルスはリンパ節を経由する ・疼痛により固形物の咀嚼や嚥下に支障をきたし，急性期はリンパ節腫脹が著明で感染力も強い
活気・機嫌	・ふだんの様子との違い ・活動量 ・表情（苦悶様，不安） ・眼周囲の不快な様子	・開眼困難になりやすく，視野制限により行動が制限される．また，それによりストレスを抱えやすい ・少しの刺激でも流涙が著しいため，どの行動が苦痛であるかを把握する
食事・水分摂取状況	・食事・水分摂取の様子 ・食事・水分摂取量	・疼痛により固形物の咀嚼や嚥下に支障をきたす

ケア項目

症状	ケア内容
発熱 ☞ p.240「発熱」の項を参照	・十分な睡眠・安静 ・冷罨法 ・解熱鎮痛薬の使用の検討 ・発熱や発汗が続くため，清拭は毎日行い，こまめに寝衣を交換する ・全身状態がよく，個室内で行える場合は入浴やシャワー浴を行う
眼症状（眼脂，流涙，充血，偽膜形成，羞明）	・閉眼または眼帯を使用し，目の安静を保持する ・眼周囲に冷罨法を行い，症状の鎮静を図る ・接触および飛沫感染対策を実施する ・閉眼状態でも可能な気分転換を図る（接触・飛沫感染対策に注意しながらの抱っこ，音の鳴るおもちゃの選択，学童であれば好きな音楽を聴くなど）
耳前リンパ節腫脹	・解熱鎮痛薬の使用を検討し，疼痛緩和を図る ・冷罨法で疼痛緩和・症状の鎮静を図る ・安楽な体位を整える（枕の高さ，身体の向きなど）

● 予防ケア

項目	ケア内容
感染対策	● 隔離 ・個室隔離とし，部屋の扉（またはカーテン）を閉め，他児と接触させない ・眼帯による視野の制限や隔離により精神的ストレスを抱えやすいため，抱っこや音の鳴るおもちゃ，学童期では好きな音楽で気分転換を図る
	● 分泌物の取り扱いと処分 ・分泌物の取り扱いと処分に注意し，手洗い，消毒をきちんと行う ・手や眼を拭く際は，タオルではなく，使い捨てのティッシュなどを使用する ・感染者の眼脂，涙液を拭き取ったティッシュなどは密封して廃棄する
	● 洗浄・洗濯 ・汚染された病院内の器具類は，オートクレーブで滅菌する ・タオルや洗面器，洗濯は家族と別にする．感染者が使用したものは，洗濯およびすすぎの後に，次亜塩素酸ナトリウム0.02％液へ5分以上浸し，再度，すすぎをする
	● 入浴 ・入浴は最後に行い，使用したお湯はすべて流し，十分に洗浄する ・100℃で3秒間，56℃で5分間の加熱によりウイルスを不活化できるため，最後に熱湯で流す

▶ 予防の基本は，接触予防策の徹底（ガウンテクニック）である．
▶ アデノウイルスは感染力が強いため，感染予防指導が重要である．

患児・家族指導項目

- 症状悪化・感染予防のため，目を擦らないように注意すること（乳幼児で眼周囲に触れてしまう場合，眼帯を使用する，両手にミトンを装着するなど）
- 感染力が強く，流行する可能性が高い．医師に感染のおそれがないと認められるまで出席・登園停止となるため，学校や幼稚園などへ発症報告をするよう依頼する（学校保健安全法の第3種学校感染症指定）
- 個室隔離の必要性と家族への感染予防の方法を説明する（☞p.183「予防ケア」を参照）

（藤野旬子）

● 参考文献
1) 井上陽子ほか編：病気・病態・重症度からみた疾患別看護過程＋病態関連図．第2版．医学書院；2012．p.1824-1835．
2) 国立成育医療センター看護基準手順委員会編：すぐに役立つ小児＆周産期の疾患とケア．中山書店；2009．p.32．
3) 澤充：2. 頭とくびの病気．結膜炎．鴨下重彦ほか監：こどもの病気の地図帳．講談社；2002．p.40-41．

9 血液疾患

急性白血病

病態関連図

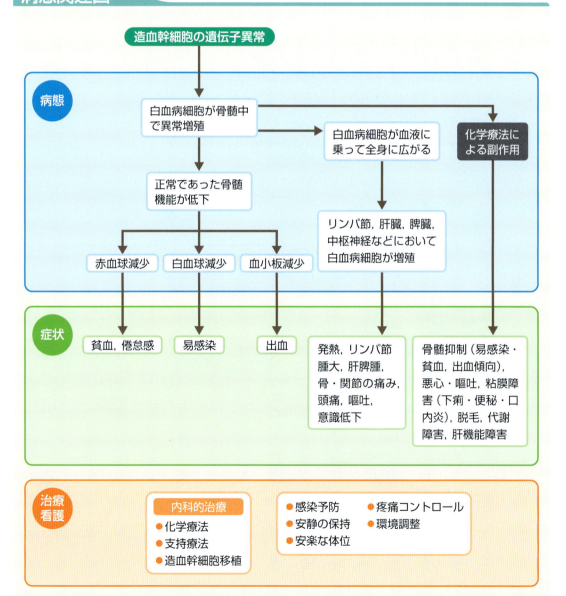

病態生理

　急性白血病は造血幹細胞に遺伝子異常を生じ，分化能を失った芽球（白血病細胞）が増殖する疾患である．骨髄が白血病細胞で置き換えられることにより正常な造血が行えなくなり，造血不全（白血球・赤血球・血小板などがつくられなくなること）による症状と増殖した白血病細胞が各種臓器に浸潤し引き起こす臓器障害による症状が現れる．骨髄系の細胞が増殖すれば急性骨髄性白血病（AML★），リンパ系の細胞が増殖すれば急性リンパ性白血病（ALL★）という．白血病の70％はALL，25％はAMLであり，ALLが大部分を占めている．

　白血病の原因は不明であるが，環境因子として放射線照射，薬物の服用，発がんウイルス，体質要因として染色体異常（ダウン症候群など），免疫不全症，骨髄不全症候群（ファンコニー〔Fanconi〕貧血など）との合併が挙げられる．

　白血病細胞はFAB分類として形態学的にALL（L1〜L3）とAML（M0〜M7）に分けられ（図1），ペルオキシダーゼ染色によりALL（ペルオキシダーゼ陰性）とAML（ペルオキシダーゼ陽性）に区別される．また，AML（M1〜M3）ではアウエル小体の出現が特徴的である．さらに，白血病細胞表面抗原の検索によりALLはB前駆細胞型，成熟B細胞型，T前駆細胞型に分類される．

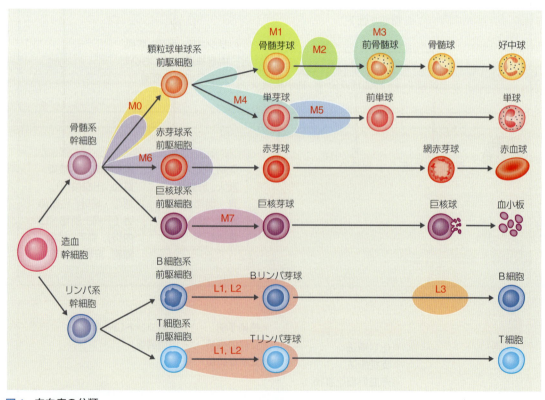

図1　白血病の分類
（医療情報科学研究所編：病気がみえる 5 血液．メディックメディア；2008．p.73．）

検査・診断

診断はおもに血液検査・骨髄検査により行われ，形態診断と表面マーカー，染色体・遺伝子検査で鑑別を行う．

血液検査	・貧血，血小板減少，白血球増加または減少 ・白血病細胞（幼若芽球）が出現することがある
生化学検査	・白血病細胞の崩壊により LDH，尿酸，リン，カリウムの上昇を認めることがある ・単球系白血病（M4，M5）では血清リゾチームの上昇が認められる
骨髄穿刺・生検	・骨髄検査で芽球が 20％以上あると急性白血病の診断となる ・細胞数が著しく増加している場合，骨髄穿刺の際に骨髄液を吸引できないことがある（ドライタップ） ・芽球のペルオキシダーゼ染色が陽性なら AML，陰性なら ALL となる ・白血病細胞の染色体異常は ALL では 70〜90％に，AML では 50〜80％に見られる ・白血病に関連する遺伝子異常のうち，予後不良因子として Ph 染色体陽性，11q23 転座（MLL 遺伝子）陽性などがある
髄液検査	・中枢神経浸潤がある場合は細胞数の上昇が見られる
画像検査	・X 線，CT，MRI などにより骨・腎臓・縦隔などへの浸潤を確認

治療

内科的治療	
化学療法	・すべての白血病細胞を根絶させるために多剤併用化学療法が行われる ・完全寛解（化学療法により骨髄中の白血病細胞が 5％以下となり，さらに正常造血が回復）を目指し，寛解導入療法が行われる ・寛解導入療法後に寛解後療法（地固め療法，維持・強化療法）を行い，白血病細胞の根絶を目指す ・ALL に対しては副腎皮質ステロイド，微小管阻害薬，アルキル化薬，代謝拮抗薬を用い，AML に対してはおもにアントラサイクリン系，トポイソメラーゼⅡ阻害薬，代謝拮抗薬を用いる ・中枢神経浸潤の治療や予防のために，抗がん剤の髄腔内注射が行われる
支持療法	・抗がん剤の副作用に対する予防策や治療を支持療法という ・貧血，血小板減少に対して成分輸血を行う ・骨髄抑制，悪心・嘔吐，粘膜障害，脱毛などは共通して見られる副作用であり，適切な抗菌薬の投与や予防策，対症療法が行われる
造血幹細胞移植	・前処置として放射線や多量の抗がん剤を投与し，その後に他人（同種移植）や自分自身（自家移植）の造血幹細胞を移植する治療法である ・難治性白血病などの血液疾患に対する根治療法として行われる ・造血幹細胞移植には骨髄移植，末梢血幹細胞移植，臍帯血移植がある

急性白血病患児の看護

観察項目

項目	観察のポイント	根拠
バイタルサイン	・体温（発熱） ・心拍数 ・血圧 ・呼吸数，肺雑音 ・腸蠕動音	・感染，薬の副作用により発熱を認める ・頻脈は感染，脱水，貧血，出血の徴候 ・血圧低下は感染（敗血症性ショック），脱水，貧血，出血を示す ・頻呼吸は発熱による酸素消費量増大，呼吸不全，貧血を示す **POINT** ◎バイタルサインから得られる情報は非常に多く，経時的にチェックする必要がある
意識状態	・機嫌，活気，視線，声かけへの反応，痛み刺激への反応，痙攣の有無	・意識状態の低下は白血病細胞の中枢神経浸潤，頭蓋内出血，脳症，重篤な心不全や呼吸不全，敗血症性ショックを示す
感染徴候	・検査データ（白血球，好中球，C反応性蛋白〔CRP〕など） ・発熱，咳嗽，鼻汁，下痢，痛みなど ・感染予防行動の実施状況・理解度（含嗽，手洗い，歯磨き，清潔ケア，環境調整など）	・好中球減少期（<500/μL）の感染症は敗血症などが重篤化しやすい ・患児や家族が，感染リスクが高いことを理解し，日常的に感染予防行動を取れるようになることは感染症リスクの軽減につながる **POINT** ◎小児は自ら訴えることが困難なため，早期発見のために，日常のケア介入のなかでも注意深く観察する必要がある
貧血	・検査データ（赤血球，ヘモグロビンなど） ・頭痛，倦怠感，顔色不良，ふらつき，頻脈，活気不良など ・ADLの様子	・貧血によるふらつきなどから転倒リスクが高く，身体損傷リスクにつながる ・倦怠感により活動性が低下しやすく，ADLが低下する

出血	・検査データ（血小板，プロトロンビン時間〔PT〕，部分トロンボプラスチン時間〔PTT〕など） ・紫斑，出血点，鼻出血，粘膜出血，月経時の出血量の増大 **POINT** ◎小児には自覚症状がなく，安静を守ることができないため，環境調整など周囲の配慮が必要となる（表1） ☞p.300「環境調整」の項を参照	・血小板の低下により出血傾向が増大すると脳出血や臓器出血などの重大な出血のリスクが上昇する **表1　必要な環境調整** ・ベッド柵は確実に上段まで上げ，転落を防止する ・寝返りやつかまり立ちの初期にはベッド柵で体を損傷しないよう，タオルや緩衝材を使用する ・適切な大きさの衣類を選択する ・ベッド周囲の整理整頓　など
粘膜障害	・気分不快，悪心・嘔吐，口内炎，下痢 ・使用した抗がん剤の確認 ・食事・水分摂取量	・化学療法による粘膜障害は患児の苦痛が大きく，食事の工夫や補液，適切な制吐剤や鎮痛薬（解熱鎮痛薬，オピオイド鎮痛薬）の投与が必要 **POINT** ◎口腔粘膜障害を予防するために含嗽や口腔ケアの実施を習慣づける ◎粘膜障害の起こりやすい抗がん剤を使用する際は，粘膜障害を予防のため口腔の中と外を氷で冷却することがある
疼痛	・頭痛，腹痛，骨・関節の痛み	・白血病の初期では白血病細胞の各種臓器や骨への浸潤により疼痛を訴えることがある ・中枢神経への浸潤により頭痛を訴えることがある
精神状態	・表情，行動，言動 ・脱毛，ムーンフェイス	・突然の入院や度重なる苦痛を伴う検査や処置などは大きな不安の原因となる ・年長児は予後や社会復帰に対して不安を抱くことがある ・化学療法に伴う脱毛などボディイメージの変化を伴う

ケア項目

症状	ケア内容
骨髄抑制	・感染予防策の実施：手洗いの習慣づけ ・食前後，就寝前の含嗽（ハチアズレ®の使用） ・マスクの着用 ・好中球500/μL以下でクリーンウォール（アイソレータ）の使用 ・生ものの摂取禁止（生卵，生魚など） ・抗菌薬内服の検討

貧血	・輸血 ・環境調整 　☞p.300「環境調整」の項を参照 ・酸素投与 ・安静保持 **POINT** ◎ヘモグロビン値（Hb）7.0 g/dL 以下，血小板数（PLT）2.0万/μL 以下の場合，当院では，ふらつきによる転倒予防・出血防止のために，清潔ケアは清拭を選択している
出血傾向	・輸血，凝固製剤の投与 ・環境調整 　☞p.300「環境調整」の項を参照 ・安静保持
粘膜障害	・口腔ケア，含嗽：1日3回，食後に歯ブラシによる歯磨きを行う．出血しやすいため，柔らかめのブラシを選択する ・クライオセラピー[*1] ・排便コントロール（腹部温罨法，マッサージ，緩下薬の使用の検討） **ミニ知識** ◎排便コントロールでは，基本的には連日，軟らかめの便になるように調整する．便秘になると，痔核をきたし，出血，感染，肛門周囲膿瘍に至ることがある ・制吐剤，粘膜保護剤の投与
疼痛	・適切な鎮痛薬（解熱鎮痛薬，オピオイド鎮痛薬）の検討 ・温・冷罨法 ・安楽な体位（良肢位を保持できるポジショニング）

[*1] 抗がん剤投与前から投与後まで口腔内を内側と外側から氷などで冷却することで末梢血管を収縮させ，抗がん剤が粘膜細胞に達する量を減少させる．それにより粘膜障害の重篤化を予防できる

患児・家族指導項目

・適切な感染予防の必要性
・貧血，血小板減少から身体損傷リスクへの注意が必要な理由
・口内炎予防や患児の摂取しやすいような食事の工夫について．食欲不振時には無理に勧める必要のないこと
・医師からの説明内容の理解度を確認し，不足している情報の提供
・利用可能な社会資源の情報の提供

（會田麻里絵）

◎参考文献
1) 堀内知光編：血液・造血器疾患の治療と看護．南江堂；2002. p.183-188.
2) 医療情報科学研究所編：病気がみえる 5 血液．メディックメディア；2008. p.70-95.
3) 須永真司編：みるみるナットク血液疾患．文光堂；2011. p.100-107.
4) 畑江芳郎ほか監：STEP小児科．第3版．海馬書房；2012. p.336-343.
5) 奈良間美保：系統看護学講座専門分野Ⅱ 小児臨床看護各論 第12版．医学書院；2014. p.304-318.

9 血液疾患

特発性（免疫性）血小板減少性紫斑病

病態関連図

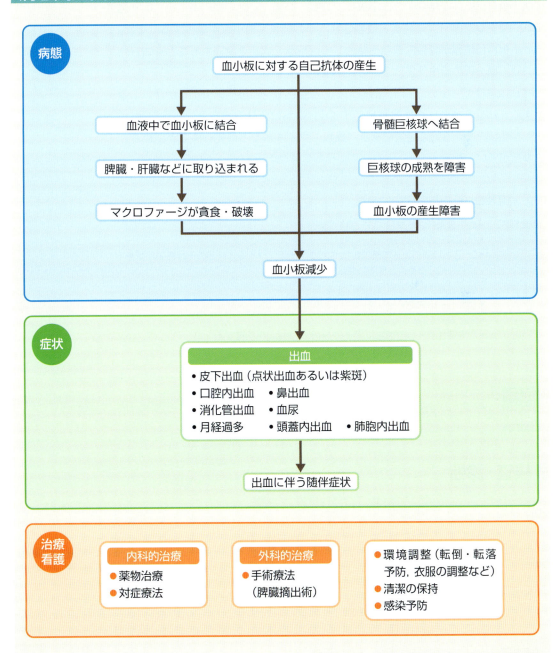

病態生理

　特発性（免疫性）血小板減少性紫斑病（ITP★）とは，小児期に最も頻度の高い自己免疫疾患である．小児ITPの新患発生数は年間1,200～1,800人と推定される．

　なんらかの原因により血小板膜上の糖蛋白に対する抗血小板自己抗体が産生され，血液中で血小板に結合する（血小板関連免疫グロブリンG：PAIgG）．この抗血小板自己抗体が結合した血小板は，脾臓，肝臓，骨髄の網内系細胞に取り込まれ，マクロファージに貪食・破壊され，その結果，血小板が減少する．また，抗血小板自己抗体が骨髄巨核球へ結合して巨核球の成熟を障害することも知られており，血小板の産生障害によって血小板が減少する．

　ITPは急性型（6か月以内に治癒する）と慢性型（血小板減少が6か月以上遷延する）に分類され，小児期発症ITPの約80％は急性型である．急性型は，2～3週間前に上気道感染症状や麻疹，風疹，ウイルスなどの先行感染が認められる場合が多い（表2）．

表2　特発性血小板減少性紫斑病の分類

急性ITP	・血小板減少は6か月以内に自然回復する ・小児ITPの約80％ ・2～3週間前に上気道感染症状や麻疹，風疹，ウイルスなどの先行感染が認められる場合が多く，急激に発症する
慢性ITP	・血小板減少が6か月以上遷延する ・小児ITPの約20～25％ ・先行感染を認めないことが多い ・小児慢性ITP（非脾臓摘出例）の50％以上は自然回復する

◎成人の慢性型ITPと異なり，小児ではヘリコバクターピロリの関与はほとんどない．

検査・診断

血液検査	・血小板減少 ・赤血球・白血球は正常 ・プロトロンビン時間（PT），活性化部分トロンボプラスチン（APTT）などの血液凝固系は正常
PAIgG検査	・PAIgG増加 ・ほかの血小板減少症でも増加することがあり，PAIgGの増加だけでITPと診断することはできない
骨髄検査	・巨核球は増加，または正常 ・赤芽球・顆粒球は正常

治療(表3)

	内科的治療
薬物治療	・血小板減少や出血傾向が著明な場合に行い，それ以外は無治療で経過観察 ・免疫グロブリン大量療法（IVIG★）や副腎皮質ステロイド（ACS★）が用いられる
対症療法	・血小板輸血をしても，血小板にはすぐに抗体が結合し破壊されるため，出血を予防する目的での輸血は行わない ・出血している場合には，止血目的で血小板輸血を行うことがある
	外科的治療
手術療法	・薬物治療が無効の場合には脾臓摘出術が行われる ・最近では腹腔鏡下摘出術が用いられるようになっている

● ステロイドは白血病に対しても有効であるため，ステロイドを投与することで白血病の診断がつかず，適切な治療介入が行われなくなってしまうことがある．そのため，ステロイド投与を行う前に骨髄穿刺を行って，白血病を確実に否定する必要がある．

表3 ITPの治療

新規診断ITP

血小板（/μL）	<1万	1万～2万	2万～3万	3万<
無症状または広汎ではない紫斑のみ	ステロイド経口 or IVIGで治療介入	ステロイド経口 or IVIG or 経過観察	原則経過観察	
広汎な紫斑または明らかな粘膜出血	IVIG or ステロイド経口で治療介入		ステロイド経口 or IVIGを考慮	血小板以外の出血傾向の原因検索

初期治療不応または再燃例

血小板（/μL）	<1万	1万～2万	2万～3万	3万<
無症状または広汎ではない紫斑のみ	ステロイド経口 or IVIGで治療介入	ステロイド経口 or IVIG or 経過観察	経過観察	
広汎な紫斑または明らかな粘膜出血	IVIG or ステロイド経口（またはステロイドパルス）で治療介入		ステロイド経口 or IVIGを考慮	血小板以外の出血傾向の原因検索

初回治療と原則的に方針は同一
初回治療の反応性を考慮して選択すべき

慢性ITP

血小板（/μL）	<1万	1万～2万	2万～3万	3万<
無症状または広汎ではない紫斑のみ	経過観察も含め個別に考慮		原則経過観察	
広汎な紫斑または明らかな粘膜出血	IVIG or ステロイド経口で治療介入		ステロイド経口 or 経過観察	血小板以外の出血傾向の原因検索

参考　ステロイド経口：プレドニゾロン 2 mg/kg/日，2週間
　　　ステロイドパルス：メチルプレドニゾロン 30 mg/kg/日，3日間
　　　IVIG：1～2 g/kg，1日のみ

(日本小児血液学会ITP委員会：小児特発性血小板減少性紫斑病—診断・治療・管理ガイドライン—. 日小血会誌 2004；18：210-218.)

> **ミニ知識**
> ◎以下の4つを満たす場合は，脾臓摘出術の積極的適応となる．
> - 診断後2年以上
> - 年齢10歳以上
> - 血小板数1万/μL未満が多い
> - 粘膜出血を認めることがある

特発性（免疫性）血小板減少性紫斑病患児の看護

観察項目

項目	観察のポイント	根拠
出血	・検査データ（血小板） ・皮下出血（点状出血・紫斑） ・口腔内出血，鼻出血，消化管出血，血尿，月経過多，頭蓋内出血，肺出血 口腔粘膜の出血　下腿の点状出血 下腿の紫斑	・血小板減少により出血傾向が強い ・出血が生命を脅かすことにつながる
出血の随伴症状	・頭痛，意識障害 ・呼吸器症状 ・消化器症状	・重篤な出血（頭蓋内出血・肺出血・消化管出血）の徴候を確認する必要がある
感染徴候	・検査データ（白血球，C反応性蛋白〔CRP〕） ・発熱，鼻汁，咳嗽，咽頭部痛，下痢など ・感染予防行動の実施状況・理解度（含嗽，手洗い，歯磨き，清潔ケアなど）	・ステロイド治療により易感染状態にある ・患児や家族が感染のリスクが高いことを理解し，日常的に予防行動がとれるようになることで，感染症リスクの軽減につながる

環境	・ベッド内の整理整頓状況 ・ベッド柵は確実に上段まで上がっているか ・廊下，浴室で滑りやすい場所はないか ・プレイルームにけがをしやすいおもちゃはないか	・小児は転倒・転落を起こしやすい ・転倒・転落による出血の可能性がある
日常生活	・下着・衣類，寝具による圧迫はないか ・口腔ケア方法，使用している歯ブラシ ・排便状況（便秘の有無，痔核の有無）	・衣服や寝具の圧迫により皮下出血を起こしやすい ・硬い歯ブラシの使用により口腔内の出血を起こしやすい ・便秘による肛門の損傷は出血・感染のリスクがある
活気・機嫌	・ふだんとの違い ・活動性の低下 ・使用しているおもちゃ ・遊びの内容 ・イライラ，不機嫌	・小児は症状を言葉で表現できないことがある ・遊びやおもちゃによって，外傷が起きることがある ・ストレスが危険行動につながることがある ・患児同士でけんかにならないように注意する

ケア項目

● 予防ケア

項目	ケア内容
出血予防	●環境調整 ・ベッド柵は確実に上段まで上げ，転落を防止する ・寝返りやつかまり立ちの初期には，ベッド柵で体を損傷しないよう，タオルや緩衝材を使用する ・ベッド内の整理整頓 ・寝衣には硬めの素材を使用しない，しわによる圧迫を予防する ・シャワー室など滑りやすい場所では手をつなぐ ・けがをしにくいおもちゃを選択する
	●衣類の調整 ・圧迫の強い衣服，下着は着用しない ・丈の合ったズボンを着用し，つまずかないようにする ・スリッパは使用せず，靴を着用する
	●排便コントロールの実施：基本的には連日，軟らかめの便になるように調整 ・飲水励行 ・緩下薬の使用 ・トイレ誘導

	●口腔ケア ・1日3回，口腔ケアを実施する ・固い素材の歯ブラシは使用しない．必要時，スポンジブラシを使用する ・食事・おやつでは，口腔内を損傷するような硬いものは摂取しない
	●その他 ・シャワー浴，清拭，洗髪時などに強くこすらないようにする ・鼻をいじらないようにする，鼻を強くかまない ・マンシェットや駆血帯は強く巻きすぎない

● 予防ケア

項目	ケア内容
感染予防	●清潔ケア ・手洗い・含嗽の実施 ・マスクの着用 ・毎日，シャワー浴または清拭・陰部洗浄を実施する（血小板が1万/μL以下の場合は清拭を検討するが，それ以外の場合は基本的にシャワー浴とする）
	●その他 ・ステロイド投与中で易感染状態であっても，基本的に食事制限は行わなくてもよい ・予防接種は免疫抑制薬の影響がない場合（ステロイド離脱またはIVIG後6か月）に開始する

患児・家族指導項目

☛「ケア項目」の内容を参照．

- 出血を引き起こす要因，予防行動
- 転倒・転落対策
- 衣服の調整
- 感染対策
- 清潔保持の方法

（江丸由里子）

● 参考文献
1) 石黒綾子ほか編：発達段階からみた小児看護過程＋病態関連図　第2版．医学書院；2012. p.302-316.
2) 堀内知光編：血液・造血器疾患の治療と看護．南江堂；2002. p.155-161.
3) 医療情報科学研究所編：病気がみえる 5 血液．メディックメディア；2008. p.160-163.
4) 須永真司編：みるみるナットク血液疾患．文光堂；2011. p.176-179.
5) 畑江芳郎ほか監：STEP小児科　第3版．海馬書房；2012. p.347-349.
6) 奈良間美保：系統看護学講座専門分野Ⅱ 小児臨床看護各論　第12版．医学書院；2014. p.274.

9 血液疾患

血友病

病態関連図

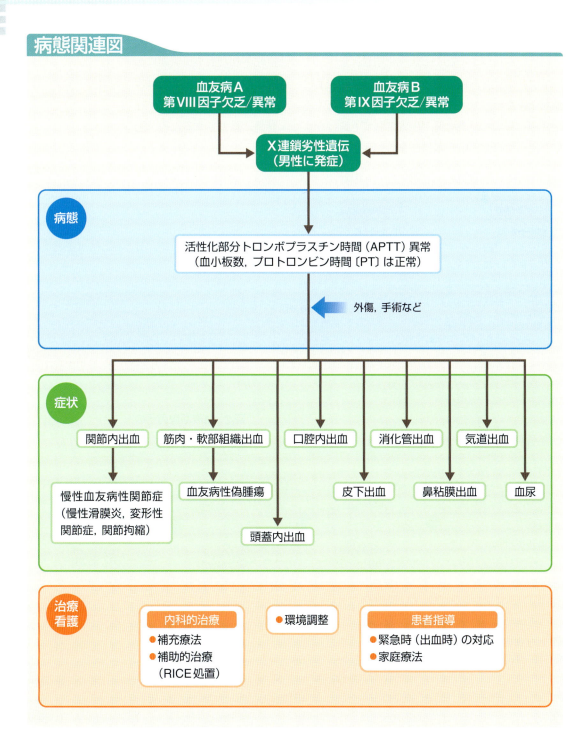

病態生理

血友病は，凝固第Ⅷ因子あるいは第Ⅸ因子が生産されない，もしくは機能しない異常な凝固因子の産生により，血液の凝固過程が遷延する遺伝性の出血性疾患である[1]．第Ⅷ因子が原因のものを血友病A，第Ⅸ因子が原因のものを血友病Bという[1]．血友病はX連鎖劣性の遺伝性疾患であり，一般的には男性に発症する．

活性化第Ⅷ因子（Ⅷa）と活性化第Ⅸ因子（Ⅸa）は活性化された血小板表面においてフィブリン形成に関与するが，血友病患者は，活性化因子が不足，または機能しないため，フィブリン形成が著しく低下する．その結果，凝血塊の形成が遅延するとともに，凝血塊が生成されても砕けやすく，容易に除去されるため，過剰な出血と損傷治癒が不良となる（図2, 3）．

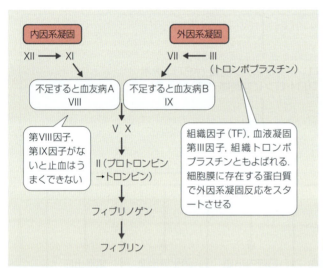

図2 血液凝固因子のはたらき

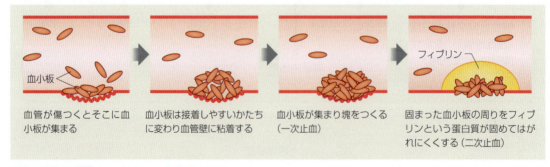

図3 止血の過程
（血友病について（血友病A・血友病B）．化血研．http://www.kaketsuken.or.jp/hemophilia/1.html）

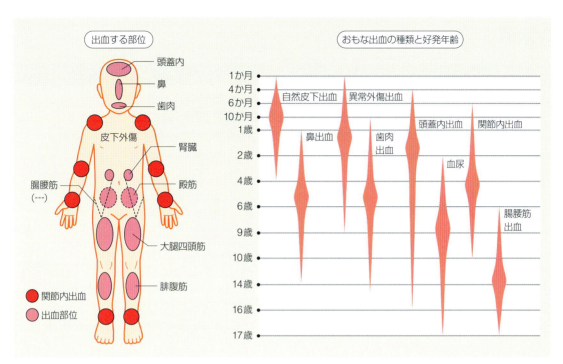

図4 血友病に見られる出血と好発年齢
（血友病についてのQ&A．Bayer Hemophilia Village. http://hemophilia.jp/ja/home/patient/family/qa/01-02/）

注意すべき症状および合併症

● 出血症状

血友病では関節内や筋肉内といった深部出血が特徴的であり，年齢により好発する出血症状が変わる（図4）．

検査・診断

問診	・病歴および家族歴の確認
血液検査	・血算，末梢血塗抹像，プロトロンビン時間（PT），活性化部分トロンボプラスチン時間（APTT），血清フィブリン分解産物またはDダイマー，出血時間 ・出血性の疾患の家族歴やAPTTのみの延長があれば第Ⅷ因子活性，第Ⅸ因子活性を測定 ・十分な補充療法を行っても止血できない場合は，凝固因子レベルやインヒビターを検査する

治療

内科的治療	
補充療法 （表4）	・出血時補充療法（オンデマンド療法）：出血時に止血を目的に行う ・定期的補充療法：長期にわたり出血抑制・関節障害予防を目的に行う ・予備的補充療法：遠足や運動会など、出血する危険性が高い活動の前に予防を目的に行う
補助的治療	・RICE処置を行う 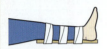 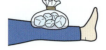 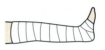 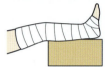 R（rest：患部の安静）　　I（icing：冷却）　　C（compression：圧迫）　　E（elevation：挙上）

◎疼痛が強く鎮痛薬を併用する場合には、抗血小板作用の強いインドメタシン、アセチルサリチル酸などの使用は一般的に禁忌と考え、アセトアミノフェン、メフェナム酸などを使用する。
◎基本的には医師の処方に沿うが、自宅で鎮痛薬を使用する際のことを考えて、患児・家族に対し退院前に説明しておく必要がある。

表4　補充療法

出血時補充療法	・血友病Aでは凝固第Ⅷ因子製剤、血友病Bでは凝固第Ⅸ因子製剤を使用 ・患児に適した製剤を使用し、安易にほかの製剤に変更しない ・製剤投与後、各因子の活性は投与直後（実際は10〜15分）をピーク値として徐々に低下 ・凝固第Ⅷ因子の血中半減期は8〜10時間、凝固第Ⅸ因子の半減期は16〜24時間
定期的補充療法	・出血を未然に防止するため、非出血時に欠乏する凝固因子を長期間にわたり定期的に補充する ・関節障害前に開始する一次定期補充療法と関節障害発症以降に開始する二次定期補充療法がある ・一次定期補充療法：開始年齢による定義では2歳未満および顕在化した関節内出血の発症前に開始し、成人になるまで長期間、定期的に補充療法を行う治療法。初回の関節内出血による定義では年齢にかかわりなく関節障害発症以前に開始し、長期間行う方法。暫定的には、過去に1回以下の関節内出血（0か1回）の時点で開始 ・二次定期補充療法：一次定期補充療法の基準を満たさないが、成人になるまで長期間、定期的に補充療法を行う治療法
予備的補充療法	・運動会や旅行などのイベントの前に、短期間あるいは単発の注射で出血を回避する方法

血友病患児の看護

観察項目

● 出血時

項目	観察のポイント	根拠
バイタルサイン	・体温 ・心拍数 ・呼吸数 ・血圧	・全身状態の変化がなく，出血性ショックなどを起こしていないかを確認する
意識状態	・JCS，GCS	
顔色，活気	・紅潮，蒼白 ・表情，言動	
出血	・外傷部位，出血部位の皮膚状態 ・出血量，出血の日時，場所 ・腫脹，疼痛の程度 ・頭蓋内圧亢進症状の有無	・重症出血の場合，とくに頭部・頸部・胸部・消化管・腹部などの出血は，生命にかかわる危険性がある

● 非出血時

項目	観察のポイント	根拠
出血	・出血の有無 ・出血につながる行動 ・出血につながる環境	
指導状況・理解度の把握	**POINT** ◎疾患の基本事項，出血予防，出血時の対応などを家庭療法の教育項目（表5）に沿って指導し，理解度を把握する	・急性期を過ぎた後は自宅管理となるため，本人・家族への指導状況やその理解度の把握が重要となる

表5　家庭療法の教育項目

1. 基本的知識		
Ⅰ	血液凝固と血友病に関する基本事項	
	a.	止血のしくみの基本；一次止血，二次止血，血管内皮細胞，血小板，凝固因子
	b.	血友病の病態；第Ⅷ因子，第Ⅸ因子，APTT，X連鎖劣性遺伝，重症度，保因者，有病率
Ⅱ	出血症状とその対応	
	a.	急性出血部位と症状；関節内，筋肉内，腎・尿路，鼻，皮下，腸腰筋，消化管，外傷，頭蓋内，咽頭・喉頭・頸部
	b.	慢性障害と症状；関節症，偽腫瘍
Ⅲ	補充療法	
	a.	注射量と上昇期待値；半減期，回収率
	b.	注射方法と注射量；初回注射・連続注射，定期注射，出血部位と程度に対する補充量，副作用と対応
Ⅳ	インヒビターとその治療	
	a.	インヒビターの基本；発生率と有病率，ベセスダ単位，ハイレスポンダー・ローレスポンダー，免疫寛容療法，バイパス止血療法，中和療法
	b.	バイパス止血療法の実際（インヒビター保有患者においては必須）

2. 注射の実技と製剤の管理	
Ⅰ	重篤出血時の対応方法
Ⅱ	副作用出現時の対応方法
Ⅲ	製剤の保管，管理方法
Ⅳ	製剤の溶解方法
Ⅴ	静脈注射の実際
Ⅵ	効果の判定と繰り返し注射の方法
Ⅶ	止血管理の記録方法
Ⅷ	廃棄物の取り扱い方法
Ⅸ	主治医あるいは病院との連絡方法
Ⅹ	製剤の1回処方量
Ⅺ	家庭内での製剤の適正な在庫量
Ⅻ	定期受診の必要性

ケア項目

症状	ケア内容
出血	●安静 ●出血部位の安静を図る（表6）

表6　出血部位の安静

部位	方法
関節	腫脹・疼痛を伴うときは冷罨法（湿布など）を行う．四肢の関節が出血（腫脹）している場合は運動制限を行うが，理解が得られない年齢の場合は，シーネなどの補助具で固定することもある
頭蓋内	頭部打撲などで頭蓋内に出血の可能性がある場合は，意識障害・頭蓋内圧亢進症状を頻回に観察し，静かな環境で座位・臥床安静とする
口腔内	歯肉からの出血がある場合は，歯みがきでのブラッシングは避ける．咀嚼による刺激（硬い食物など）も避ける 口腔粘膜からの出血の場合は，強い含嗽により，できあがった凝血をはがさないように説明する
鼻出血	強く鼻をかまないようにする
皮下出血	強い圧迫を避ける，必要時は最小限にする（衣類のゴム，血圧測定時の余分な加圧，採血時・注射時の駆血） 内出血が多い場合は弾力包帯を使用し，出血の吸収を促す

●非出血時には，安静はとくに必要ない（在宅も含む）．運動が激しく，自制がきかない幼児には，日常的にヘッドギアやプロテクター（膝関節保護）などの装着も検討する

出血	● 清潔ケア
	● 口腔内出血は不快感が強いため，「安静」の項で記したことに注意しながら，清潔を保てるようにケアする
	● 歯のブラッシングが歯肉出血を誘発する場合は，ウォーターピックなどを使用してもよい
	● 含嗽を自分でできない乳幼児の場合は，綿球や綿棒を使用して口腔ケアを行う．そのときに，強くこすって凝血や血腫などをはがさないように留意する
	● 出血時は清拭を行い，シャワー・入浴は医師に確認する．清拭時には皮膚を強くこすらず，蒸すようにしながら拭き取る
	● 非出血時（在宅）は，清潔ケアに関する制限はない
	● 環境調整
	☞p.300「環境調整」の項を参照
	● ベッド内の整理整頓を行い，ベッド柵にもパッドや保護材などを装着しておく
	● おもちゃの選択（入院中・在宅）：鋭利な角のあるおもちゃは避ける．壊れている箇所がないかも確認する．おもちゃは発達段階に合ったものを選択し，必要時は保護者の管理のもとで使用する（むやみに制限しない）

患児・家族指導項目

● **止血治療について**

早期補充の指導・指示	● 血友病に伴う出血の際，早期に凝固因子を補充することが，早期に止血し，痛みや合併症を少なくするうえできわめて重要である．そのため，痛みや違和感があれば患児がすぐに保護者に知らせるよう，患児本人にふだんから教える
	● 患児の様子から出血の可能性がある際には，保護者がすばやく判断し，すぐに凝固因子を補充できるよう指導し，実践できるようにしておく
RICEの実践・指導・指示	● 出血後，早期に補充療法を行うのが原則であるが，家庭でできる出血部位への補助的ケアも重要である．そのため，両親や年長の患児には，「出血時にはRICE」という基本原則をふだんから教育し，出血時にまず家庭で実践できるよう指導する
	● 出血後，病院を受診するまで，なるべく出血部位の安静を保つよう保護者に指導する
入園，入学時の支援	● 学校側への説明の時期は，両親の考え方もあるためさまざまである．必ずしも伝える必要はないが，受け入れ側が病気を知っていることで，何かあったときに対応してもらえるため，とくに低年齢の時期は病気について情報提供しておくと安心である．製薬会社からもさまざまな冊子（図5）が用意されているので，いくつか事前に準備しておくとよい[2]
	● 対応することも含め，看護師はその調整役として家族から話を聞くことが重要である

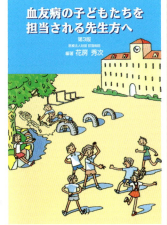

図5　受け入れ側への情報提供のための冊子
（花房秀次編著：血友病の子どもたちを担当される先生方へ．バイエル製薬．）

	POINT ◎内容としては，出血しやすい病気ではなく，出血したら血が止まりにくい病気であるため，出血していないときはほかの児童と同じようにさまざまなことを体験させてほしいこと，出血時には早急に連絡をしてほしいことをポイントとして伝えておく
家庭注射療法の指導	・患児のQOL維持のためには，家庭注射療法の導入が重要となる
	POINT ◎日本血栓止血学会で作成された「血友病在宅自己注射療法の基本ガイドライン」に沿って血友病の知識，注射実技の指導を行うとよい
	・血友病の原因，症状，補充療法については，最低限理解してもらう
	POINT ◎注射技術は回を重ねることで上手になるが，知識の欠如は家庭注射療法の失敗につながるため，血友病の知識の教育は十分に行う．注射技術に関しては，自宅で実施することを前提として指導することが重要である

（尾堂明日香）

●引用・参考文献
1）瀧正志：血友病．小児科2014；55：1681．
2）石黒精ほか：はじめての血友病診療実践マニュアル．診断と治療社；2012．
3）堀司ほか：出血傾向の診断の進め方．小児内科2014；46（2）：150-160．
4）小野織江：血友病トータルケアにおける看護師の役割．小児看護2009；32（12）：1585-1591．
5）牛尾里美：血友病の知識の教育．小児看護2009；32（12）：1592-1598．
6）吉川喜美枝ほか：血友病における家庭注射療法の技術指導．小児看護2009；32（12）：1599-1604．
7）日本赤十字社：血友病医療のガイドライン
　　http://jbpo.or.jp/crossheart/pdf/guidline.pdf

10 皮膚疾患

アレルギー性紫斑病（IgA血管炎）

病態関連図

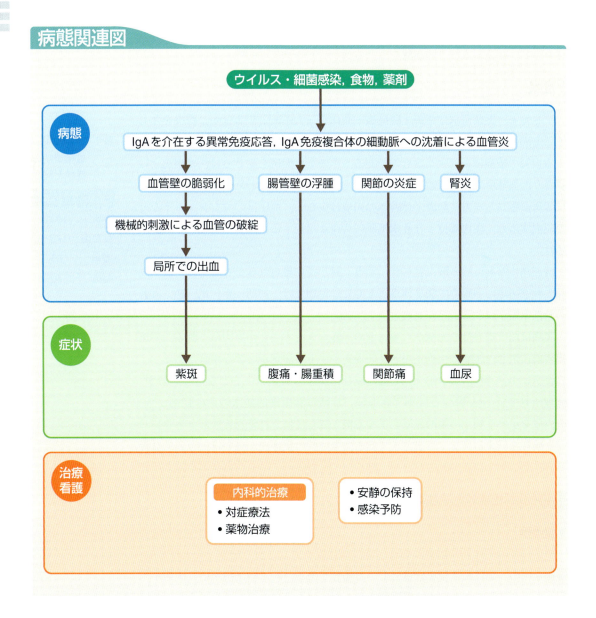

病態生理

原因

アレルギー性紫斑病（IgA 血管炎）の原因は明らかとなっていないが，発症前の細菌感染，ウイルス感染が病因として想定され，一部の症例では A 群溶血性レンサ球菌感染が関与することや薬剤（ペニシリン，アスピリン），食物（牛乳，卵）の抗原としての関与が指摘されている．本疾患の病態として，これらに対する免疫応答の異常から生じる IgA を介在する血管炎が推察され，IgA 免疫複合体が血管壁に付着し，サイトカイン産生により血管透過性の亢進・血管壁の脆弱化を生じ，後述する種々の症状を生じる．

症状

アレルギー性紫斑病は紫斑・関節痛・腹痛を三大主徴とするほか，腎炎を生じることがある（表1）．紫斑は血管炎による血管壁の脆弱化から，機械的刺激による血管の破綻により生じるものである．そのため紫斑を生じるほかの疾患とは異なり，血液中の血小板数は低下しない．また，刺激が加わりやすい下肢〜殿部に紫斑が生じる一方，顔面・体幹への出現は少ない．血圧計のマンシェットなどで駆血すると，駆血部位よりも末梢側に紫斑が出現する（ルンペル・レーデ試験陽性）．

関節痛はおもに膝と踵に見られ，手首，肘，指に見られることもある．関節周囲の軟部組織の腫脹や圧痛を伴う．とくに幼児期では，初期に手，足，額，陰嚢の軟部組織が腫れることがある．

腹痛は血管透過性の亢進から腸管壁の浮腫をきたすことが原因とされる．紫斑出現前に生じた腹痛は虫垂炎などと間違えやすく，注意が必要な場合がある．

腎炎は IgA 腎症と同様，IgA 免疫複合体がその病態の中心となっているが，病理所見では IgA 腎症と区別できない．症状は顕微鏡的血尿のみの症例から，蛋白尿を呈する例，肉眼的血尿を呈する例，さらには急性腎炎症候群・ネフローゼ症候群を呈する例までさまざまである．発症時の重症度が高いほど恒久的な腎障害に至る割合は高いとされるが，軽症例でも腎不全に至ることがある．

表1 アレルギー性紫斑病の症状と頻度

症状	頻度
紫斑	100 %
関節痛	75 %
腹痛	65 %
腎炎	40 %

注意すべき症状と合併症

●腸重積

腹痛は臍周囲に断続的に見られ，時に消化管出血（下血）を伴うことがある．腹痛症例の一部は腸重積を合併している場合がある．時に紫斑出現前に腹痛が先行して生じる例もあるため，腸重積を見た際には本疾患の可能性を考えなくてはならない．

検査・診断

血液検査	・血小板数・プロトロンビン時間（PT）・活性化部分トロンボプラスチン時間（APTT）は正常範囲内 ・C反応性蛋白（CRP）陽性，IgA高値
尿検査	・血尿・蛋白尿の有無
腹部超音波検査	・腹痛例に必要 ・虫垂炎との鑑別・腸重積合併の有無
腎生検	・腎炎が長期化した例，重症例で行う ・IgA腎症と同様の所見を呈する

治療

　紫斑は2週間前後で自然軽快するため，経過観察とする．ただし機械的刺激により紫斑は増悪するため，安静を要する．腹痛・関節痛を生じた場合，程度によっては入院・補液などを要する場合がある．腎炎を生じた場合には，尿検査を定期的に行いながら経過観察を行う．多くの症例で自然治癒を認めるが，一方で，重症例あるいは腎不全移行例も認められる．

　腎炎が遷延する症例では抗血小板薬であるジピリダモール，アンジオテンシン変換酵素（ACE）阻害薬，アンジオテンシンⅡ受容体拮抗薬（ARB）などが投与される．尿所見が改善した症例でも，感染や妊娠を契機に悪化することがある．

　なお，重症例に対してはステロイドパルス療法，ステロイドに抗血小板薬・免疫抑制薬などを加えたカクテル療法，血漿交換などが行われるが，全体としてこれらの治療法に対する明確なエビデンスは確立されていない．

アレルギー性紫斑病（IgA血管炎）患児の看護

観察項目

項目	観察のポイント	根拠
紫斑	・出現範囲 ・色調の変化	・通常は自然軽快傾向となるため、変化を追う必要がある
消化器症状	・腹痛（痛みの部位・程度） ・嘔吐 ・排ガス	・腸管浮腫に伴い腹痛が出現する ・訴えの乏しい小児では表情や活気、機嫌が腹痛の有無・程度の目安になる ・腸重積を合併した場合、嘔吐や排ガスの消失を認める
食事・水分摂取状況	・食事・水分摂取量	・痛みの有無だけでなく、環境変化によって食事摂取しなくなることもあるため、なるべくふだんの摂取状況（環境）にするようにし、摂取を促す ・食事摂取を十分に行えない場合は補液を要する
関節症状	・関節痛の有無・程度	・症状の再燃、軽快の目安になる
排尿	・肉眼的血尿 ・尿量	・腎炎発症例においては肉眼的血尿をきたすことがある **POINT** ◎腎炎発症例のうち重症例においては、その一部が腎不全に移行する
活気・機嫌	・ふだんとの違い ・表情	・小児は症状を言葉で訴えられないことがある
日常生活	・安静	**POINT** ◎紫斑を悪化させないために安静が必要であるが、過剰な安静は患児のストレスの原因となりうるため、安静の範囲内での遊びを取り入れ、介入していく
感染徴候	・発熱などの症状 ・内服状況 ・感染予防行動の実施状況	・ステロイドなどの内服による副作用（易感染性）があるため

ケア項目

症状	ケア内容
紫斑	・機械的刺激が身体に伝わらないように安静を保つ ・環境調整：ベッド柵は必ず上げておく，ベッド上およびベッド周囲の整理整頓を行う **POINT** ◎日常生活の中の遊びや不慮の事故による危険を回避できるようにする
腹痛	・患児の理解度に合わせ，ペインスケールの使用を検討する ☞p.274「頭痛」の項**図1**を参照 ・痛みは我慢せずに伝えるように説明する ・鎮痛薬の使用について，医師・家族と相談する **POINT** ◎痛みを我慢することは心理的負担となり，痛みを増強させてしまうことを理解してもらう ◎患児の理解度に合わせてペインスケールを用いることで，訴えをより正確に把握することができる ◎乳幼児の場合，遊びで気がまぎれるかどうか，啼泣が止むかどうかで判断する ◎日常生活の援助：家族に協力してもらい，患児の側についてもらうことも考慮する
関節痛	・患児の訴えと行動を照らし合わせ，痛みの部位と程度を判断し，安静を保つ ・歩行・移動時には，乳幼児はバギー乗車，学童は手つなぎ歩行もしくは車椅子の利用を検討する ・痛みが強いときはベッド上で安静を保てるようにする．ベッド上での遊びも取り入れるようにする **POINT** ◎成長・発達に合わせた遊びを取り入れることで，気がまぎれ，心理的苦痛の緩和を図ることができる．気がまぎれない場合は，医師へ報告し，介入を検討する

● 予防ケア

項目	ケア内容
感染予防	・患児の理解度に合わせ，感染予防について説明する ・家族への説明も行い，患児とともに実施していけるように促す ・病室から出る際，患児にマスクを着用させる ・手洗い，含嗽，歯磨きの習慣化を図る ・身体保清時に皮膚を傷つけないように注意する．皮膚が重なっている部分は，介助者の手でねじるように洗ってもらう **POINT** ◎ステロイドの内服状況を確認し，患児と家族が感染予防策を行っていけるように介入していく必要がある ◎小児の場合，初めはマスクの着用を嫌がることも多いが，習慣づけていくことで徐々に嫌がらなくなったり，自らマスクを着用するようになることも多い ◎入院中だけでなく，退院後も継続していく必要があるため，家族と協力して予防ケアを行っていく

患児・家族指導項目

安静	・機械的刺激により紫斑が増悪するため，先の尖ったおもちゃは外傷の危険があることから，避けるように指導する．また，自宅に外傷の危険のあるものがないかを家族と話し合いながら介入していく **POINT** ◎家族と一緒に考える機会をもつことは，家族の不安や疑問を聞くきっかけにもなる
食事	・固いせんべいや棒付きの菓子などは口腔内を傷つける可能性があるため，避けるよう指導する ・患児の嗜好を取り入れ，無理のない範囲で食事を摂取するよう促す **POINT** ◎内服薬の影響により，食欲にばらつきが生じたり，嗜好の変化が見られることがあることを伝える
症状再燃	・症状再燃の早期発見のため，皮膚の紫斑の出現，関節痛，腹痛が見られたときには再度，受診するように説明する ・腎炎を発症した患児の家族へは，定期的な通院が必要になることを説明する **POINT** ◎腎炎発症時には，腎不全への移行や重症化がないように，定期的な検査や受診が必要になる ◎退院後も，治癒するまで家族には心理的不安があるため，傾聴し，介入する必要がある

(内　恵梨，玉田有希子)

● 参考文献
1) 稲毛康司：リウマチ性疾患とその周辺疾患 Henoch-Schoenlein 紫斑病．小児内科 2008；40（増刊号）：1441-1444．
2) 桑門克治：腎・尿路　紫斑病性腎炎．小児科診療 2010；73（増刊号）：666-669．

10 皮膚疾患

ブドウ球菌性熱傷様皮膚症候群

病態関連図

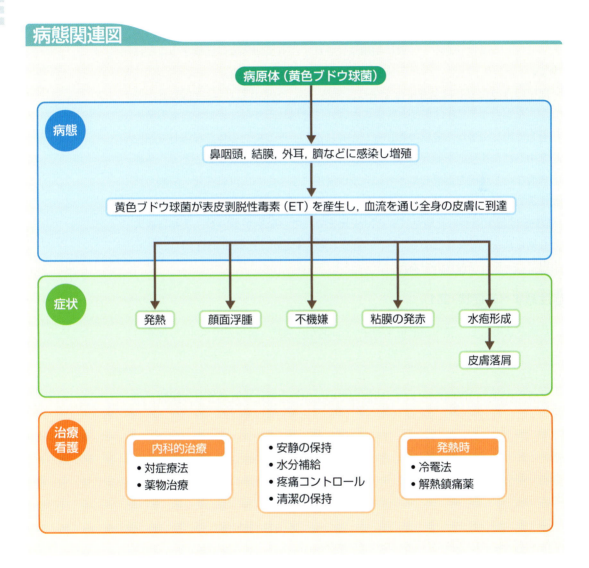

病態生理

ブドウ球菌性熱傷様皮膚症候群（SSSS★）は鼻咽頭，結膜，外耳，臍などが感染部位となり，そこで増殖した黄色ブドウ球菌の産生する表皮剝脱性毒素（ET）が血中に流入して全身にまわり，中毒反応を生じることで発症する．鼻咽腔に黄色ブドウ球菌感染巣を生じることが多いが，皮膚の感染病巣から血中にETが流入して生じる場合もある．一般に粘膜は侵されず，有髪頭部では剝離することは少ない．

血中に入ったETは全身中毒を生じ，発熱（37.5～39.0℃），全身倦怠感，悪寒などをきたす．ETは真皮血管から血管外に遊出し，さらに表皮真皮境界膜を通過して表皮深層から表皮の顆粒層レベルに達し，そこで受容体と反応して顆粒層を中心に炎症反応を惹起する．この部分の細胞が壊死・解離することで，角層下水疱ないし膿疱を形成し，さらに表皮浅層部に水平かつ広汎に壊死・解離が拡大する[1]．

SSSSは新生児から乳幼児（とくに6歳まで）での発症が多いが，まれに成人でも見られる．男女差はなく，1年を通じて発生するが，比較的9～11月に多い．小児では一般に予後良好である．

注意すべき症状（図1）

前駆症状として，発疹が出現する2～3日前から発熱（新生児では40℃近くの発熱），かぜ様症状，倦怠感，頭痛などを生じる．ピリピリとした痛みを伴うため，患児は不機嫌となる．

皮膚症状は，口周囲や鼻入口，眼周囲での発赤や水疱により始まり，眼脂，潮紅（赤みを帯びる），痂皮を形成する．顔面は軽度浮腫が見られることもある．

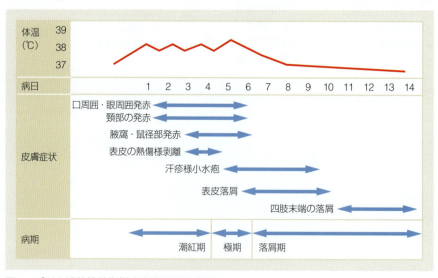

図1　ブドウ球菌性熱傷様皮膚症候群の症状

ついで頸部，腋窩，鼠径部に紅斑が出現し，第3～4病日には全身表皮が広範囲に熱傷様に剥離し，びらんを生じる．第5～6病日でピークに達する．潮紅は暗色となり，退色し始め，剥離部分は乾燥して頸部，腋窩，鼠径部など，皮膚がこすれやすい部分から落葉状に落屑が始まる．最後に四肢末端が落屑して治癒する．健常様部位でも表皮は摩擦により容易に剥離（ニコルスキー現象）する．なお，リンパ節は腫大していることが多い．

検査・診断

咽頭，鼻腔からET産生能陽性の黄色ブドウ球菌が検出される．臨床検査では白血球と好酸球の増加が見られる程度で，ほかに特別な所見はない．なお，水疱内容に菌は検出されない．診断は特徴的な顔貌，熱傷様の全身性表皮剥離と著明なニコルスキー現象，汗疹様小水疱，膿疱，口腔粘膜に病変がないことで行われる．

治療

内科的治療	
対症療法	・入院し全身管理を十分に行う ・輸液，水分補給，電解質，栄養に注意する
薬物治療	・抗菌薬の全身投与を行う ・軽症の場合は経口投与でもよいが，口周囲の皺裂のため，痛みを伴うことも多く，小児では静脈内投与が適応になることが多い ・セフェム系抗菌薬が第一選択薬となる ・局所は抗菌薬軟膏を塗布したガーゼで覆い，包帯を行う ・ガーゼで覆うことで擦過痛を和らげる ・清潔保持のため，生理食塩水や微温湯で洗浄後に軟膏を塗布することもある

ブドウ球菌性熱傷様皮膚症候群患児の看護

観察項目

項目	観察のポイント	根拠
バイタルサイン	・発熱（熱型，持続期間）	・水分・食事摂取状況が悪くなり，水分・電解質のバランスが崩れるため，脱水状態を起こしやすい ・代謝の亢進が起こり，脳への酸素需要が増加し，神経系への悪影響を生じる（痙攣，頭痛）
食事・水分摂取状況	・食事摂取の様子 ・哺乳量 ・食事・水分摂取量	・口周囲に症状が出現することにより，摂取量が減少し，脱水状態を引き起こしやすいため
活気・機嫌	・ふだんとの違い ・苦悶表情 ・睡眠状況	・皮膚症状の程度，治癒過程における患児の不快感，痛みの有無・程度を観察する必要がある

ケア項目

症状	ケア内容	
皮膚症状	・清潔を保つために清拭やシャワー浴を行う ・二次感染を防止するため，患児に触れる前は入念に手洗いをし，患部に触れるときには手袋を着用する ・患部への外部刺激を軽減させるため，衣服は着脱しやすく，締め付けがないものにする．寝具もざらざらした肌ざわりのものは極力避ける	
発熱 ☞p.240「発熱」の項を参照	・冷罨法 ・解熱鎮痛薬使用の検討	
	乳幼児	顔色がよく，機嫌もよいときには，掛け物や衣服の調整を行う．ぐずつきや不機嫌が持続する場合，頻脈や呼吸促迫が起こりやすいため解熱鎮痛薬を使用する
	学童期	倦怠感の有無，活動量，患児の訴えを聞き，患児に必要性を説明したうえで，冷罨法や解熱鎮痛薬を使用し，安静を促す
疼痛	・疼痛部位への冷罨法	
	乳幼児	ぐずつき，啼泣，入眠困難があるときに疼痛部位に冷罨法を行う
	学童期	疼痛部位がどこかを教えてもらい，言動や表情を注意深く観察して，解熱鎮痛薬を使用する．解熱鎮痛薬の投与から30分～1時間後に，その効果のアセスメントを行う

● 予防ケア

項目	ケア内容
感染予防	• 患児が患部に触れたりしないように,おもちゃなどで気をそらす工夫をしたり,患児や家族に説明をするなどして協力を得る.乳幼児では,家族の同意を得たうえで,抑制やカバーの使用などを行う • 患部をこすらないようシャワー浴や清拭を行う • 二次感染予防のために手洗いを行う

患児・家族指導項目

- 安静を図り,十分な睡眠をとる
- 頻回の水分補給
- 衣服の調整
- 清潔保持の方法

（山本美貴子,玉田有希子,内　恵梨）

●引用・参考文献
1) 鈴木啓之：皮膚科診断治療大系5. 講談社；1985. p.48-49.
2) 西山茂夫編：必修皮膚科学. 改訂第4版. 南江堂；1991. p.309.
3) 新村真人ほか：皮膚疾患最新の治療2003〜2004. 南江堂；2003. p.130.

11 運動器疾患

骨折

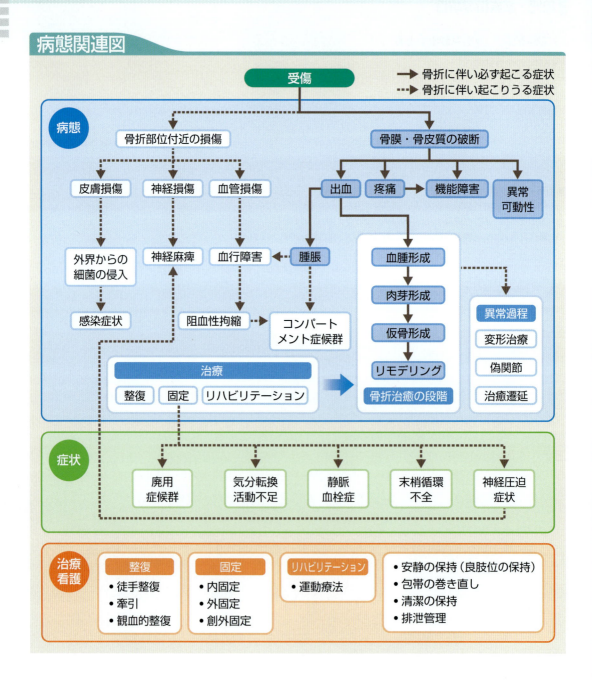

病態生理

骨折とは，なんらかの外力によって骨の解剖学的な連続性が断たれた状態を指す．原因，折れ方，外界との交通の有無などにより分類される（表1）．

表1 骨折の分類

原因による分類	
外傷性骨折	・健常な骨組織に強い外力が作用することによって起こる
病的骨折	・脆弱性の骨組織に軽微な外力が作用することによって起こる ・基礎疾患に骨腫瘍，骨髄炎，骨系統疾患（先天性骨形成不全症，骨大理石病など），代謝性疾患（骨軟化症，骨粗鬆症など）などがある
疲労骨折	・健常な骨組織に長時間の歩行・疾走・跳躍などの軽微な外力がくり返し作用した結果，骨が弱体化することによって起こる ・脛骨・腓骨・中足骨で好発する ・スポーツ障害の1つとして若年層に多い
折れ方による分類	
完全骨折	・骨の連続性が全周にわたり完全に断たれた骨折を指す 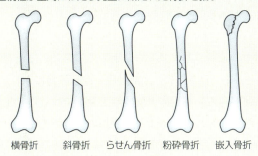 横骨折　斜骨折　らせん骨折　粉砕骨折　嵌入骨折
不全骨折	・骨の連続性が一部保たれている骨折を指す 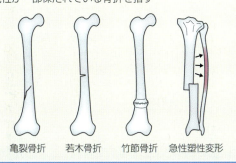 亀裂骨折　若木骨折　竹節骨折　急性塑性変形
外界との交通の有無	
単純（閉鎖）骨折	・骨折部位に皮下の損傷がなく，外界との交通がない
複雑（開放）骨折	・骨折部位の皮膚や軟部組織に損傷が存在するため外界との交通があり，感染や治癒遷延を生じる傾向がある

注意すべき症状および合併症

●腫脹
血腫と炎症による浮腫であり，皮膚の変色が見られる．受傷後24～72時間ごろに最も著明となる．

●疼痛
強い自発痛があり，運動時に増強する．骨折線に一致した強い限局性の圧痛（マルゲーニュの圧痛）が特徴的である．

●異常可動性
完全骨折では異常な可動性が見られる．骨端線が擦れ合う際にガリガリという礫音が聞かれることがある．

●機能障害
骨の断裂と疼痛による隣接関節の機能障害が起こり，自動運動が困難になる．

●神経麻痺
転位した骨折端による圧迫や，牽引・ギプス固定による圧迫のために神経が損傷され，神経麻痺を生じることがある（図1）．

●血行障害・阻血性拘縮
転位した骨折端による圧迫や，牽引・ギプス固定による圧迫のために血管が損傷され，血行障害を生じることがある．さらに，深部動脈の血行障害により，筋・神経の阻血性拘縮を生じることがある．小児の上腕骨顆上骨折で生じるフォルクマン拘縮が代表的であり，前腕屈筋群の拘縮により，手指の機能障害をきたす．

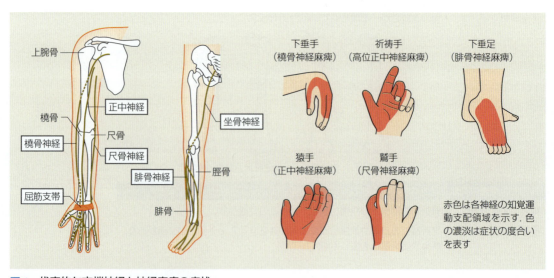

図1　代表的な末梢神経と神経麻痺の症状

> **フォルクマン拘縮**
>
> ◎ 上腕骨顆上骨折の合併症および後遺症として注意を要する．完全に進行すると不可逆性の変化となり，手指関節は屈曲拘縮し，機能が失われる．
> ◎ フォルクマン拘縮前駆症状として，6P（puffiness：腫脹，pain：疼痛，paleness：皮膚色・末梢冷感，paresthesia：知覚異常・痺れ，paralysis：神経麻痺・手指の自動運動，pulselessness：橈骨動脈の触知）があり，これらの観察が重要である．

● **感染**
開放骨折では細菌感染の危険性が高まる．

● **静脈血栓症**
安静に伴う下肢の静脈血うっ滞により生じた血栓が静脈血流に流れ，肺動脈の血栓症を起こすことがある．

検査・診断

単純X線検査	・骨折線の確認（2方向で撮影）
CT	・骨盤骨折や関節内骨折が疑われる場合に有用
MRI	・脊髄損傷が疑われる場合に有用
血管造影	・血管損傷が疑われる場合に実施
経静脈的腎盂造影（IVP）・尿道膀胱造影（VCUG）	・骨盤骨折に伴う尿路損傷が疑われる場合に実施
血液検査	・赤血球数，ヘモグロビン（Hb），ヘマトクリット（Hct）：出血量推定 ・白血球数，C反応性蛋白（CRP）：感染症・炎症評価 ・AST，ALT，クレアチニンホスホキナーゼ（CPK），尿中ミオグロビン：筋損傷推定

治療

骨折治療の3原則は，整復，固定，リハビリテーションである．

整復	
徒手整復	・麻酔で弛緩と無痛状態を確保し，徒手にて整復し外固定を行う
牽引	・緩徐な整復および固定という2つの効果を兼ねる ・小児では徒手整復後の整復位を保つために行われることがある ・介達牽引法（包帯や絆創膏で皮膚を牽引する）と直達牽引法（骨にキルシュナー鋼線などを直接刺入して牽引する）とがある
観血的整復	・骨折の転位の状態，程度，不安定性などにより保存的整復と保持が困難な場合に，外科手術的に骨折部を整復し内固定を行う

固定	
外固定	・絆創膏固定，副子固定，ギプス固定などがある
内固定	・主として金属を用いて骨折部を外科手術的に固定する
創外固定	・骨折部の骨の近位と遠位に金属ピンを刺入し，体外で連結器により連結・固定する
リハビリテーション	
・整復・固定の直後から積極的な運動療法を行う ・固定期間中は等尺性運動を指導する ・骨折治癒が骨性仮骨期に入れば，自動運動の開始時期と考えて積極的に関節可動域訓練を行い，関節拘縮や不動性筋萎縮を最小限にすることに努める	

骨折の初期治療

◎ 整復までは，骨折部位を中心に中枢側・末梢側の隣接する2関節を含め，十分に長い板を当て包帯などで固定する．

◎ 局所を冷却し，圧迫包帯を巻き，少し挙上する（RICE療法：rest：安静，icing：冷却，compression：圧迫，elevation：挙上）．

◎ 浮腫が強くなると整復困難となるため，受傷後6時間以内の整復が望ましい．

骨折の治癒過程（図2）

① 骨折部位からの出血が凝結し，血腫が形成される．血腫内に肉芽が形成され，肉芽組織内に新生血管が侵入し，線維素網が形成される．
② 線維性の骨組織である仮骨が形成され，骨折断端が互いに連結される．
③ 仮骨は徐々に骨性石灰化し，リモデリング（吸収・添加による自家矯正）が起こる．

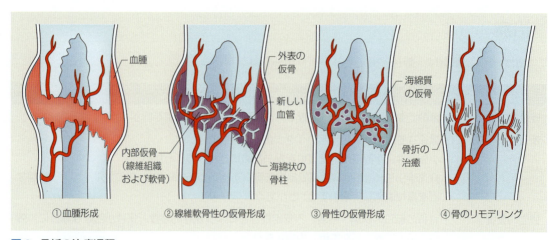

図2　骨折の治癒過程
（エレイン・マリーブ著，林正健二ほか訳：人体の構造と機能．第3版．医学書院；2010．p.143．）

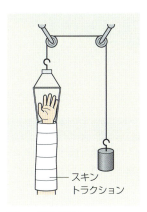
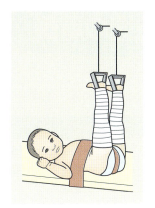
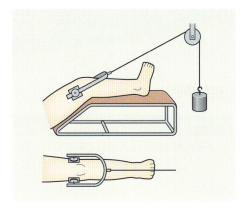

図3　垂直牽引
上腕骨顆上骨折に対して行う介達牽引

図4　ブライアント牽引
大腿骨骨折に対して行う介達牽引

図5　鋼線牽引
大腿骨・下腿骨骨折に対して行う直達牽引

小児に多い骨折

●上腕骨顆上骨折

　倒れて手をついたときなどに起こる肘の過伸展が原因のことが多い．肘関節全体が腫脹し，合併症として橈骨神経麻痺・正中神経麻痺やフォルクマン拘縮が起こりやすい．整復が不十分であると，内反肘や屈曲障害を残すことがある．

　3週間のスキントラクションによる介達牽引（垂直牽引，図3）を行う．開始時から1週間ごとにX線撮影を行い評価する．腫脹が軽減するまで，医師により包帯の巻き直しが毎日行われる．牽引終了後はベッド上安静となるが，ベッド上での運動制限はない．活動状況により歩行が許可されるようになり，安静度が拡大される．骨折部が不安定な場合は，経皮的鋼線固定を追加することがある．

　転位が大きい場合は，牽引による整復を行い，2～3週間後に仮骨形成を待ってギプス固定をする方法が選択されることがある．また，外科的に手術を行うこともある．

●大腿骨骨幹部骨折

　交通事故や転落などの高エネルギー外傷で起こることが多い．強い疼痛のために歩行が困難になる．大腿骨に付着している筋肉群の作用により，骨折部が大きく転位し，変形が見られる．

　5歳未満の乳幼児ではブライアント牽引（図4）が，5歳以上12歳未満では鋼線牽引（図5）が選択されることが多い．牽引開始時から1週間ごとにX線撮影を行い評価する．鋼線牽引終了後は股関節ギプス固定を行うことが多い．

骨折患児の看護

観察項目

項目	観察のポイント	根拠
バイタルサイン	・体温，心拍数，呼吸数，血圧 ・貧血症状	・受傷直後から数時間後は，骨折部以外の頭蓋内や内臓，膀胱，腎臓からの出血にも注意が必要
検査データ	・X線，血液検査	
患部（四肢）	・腫脹，疼痛，皮膚色，末梢冷感，知覚異常，痺れ，神経麻痺・手指足趾の自動運動，動脈の触知	・骨折部位付近での神経の損傷や圧迫，また牽引による神経の圧迫で麻痺を生じやすいため ・牽引により末梢循環不全をきたしやすいため **POINT** ◎橈骨神経麻痺では下垂手，正中神経麻痺では猿手を生じる ◎腓骨神経麻痺では下垂足を生じ，下腿外側から足背部にかけての知覚異常があり，背屈運動が困難となる
	・鋼線牽引時の滲出液・出血によるガーゼ汚染	・鋼線を骨に直接刺入しているため，介達牽引とは異なり出血の可能性がある **POINT** ◎疼痛状況により解熱鎮痛薬の使用を医師に相談する
牽引	・重錘の重量・位置 ・良肢位	・治療の進行状況に応じて医師により牽引の設定が調整されるため，指示通りの牽引が行われていることを確認する
皮膚状態	・褥瘡好発部位の観察 ・浮腫 ・瘙痒感 ・水疱	・身体拘束衣の使用により体幹部の発汗が多く，長期臥床により背部・殿部・仙骨部・踵部の皮膚にトラブルを生じやすい ・垂直牽引では，腋窩が圧迫され皮膚トラブルを生じやすいため，医師による巻き直し時に観察する
食事・水分摂取状況	・食事・水分摂取量 ・悪心・嘔吐	・長期臥床により食欲低下を生じやすいため
排泄	・排便・排尿状態	・長期臥床により便秘・膀胱炎を生じやすいため
精神状態	・言動や表情 ・睡眠パターン	・突然の入院による環境変化・長期臥床によるストレスが身体的・精神的側面に影響を及ぼし，夜間の過覚醒や不眠になることがある

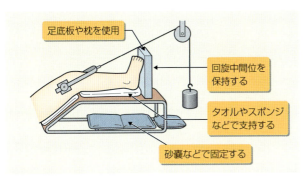

図6 鋼線牽引中の良肢位の保持

ケア項目

症状	ケア内容
麻痺・痺れ	・牽引での包帯の巻き直し（ブライアント牽引では，医師の指示した時間・回数で看護師が巻き直しを行う．垂直牽引では医師のみが行う） ・良肢位の保持（鋼線牽引中は，足関節の内外旋を予防するため，タオルやスポンジなどで支持する．指先が天井を向くよう，回旋中間位を保持する．腓骨頭の圧迫防止に足底板や柔らかい枕を使用する．膝窩が架台に乗っているかを確認し，ずれているときは架台の位置を修正する．架台は砂嚢などで固定する，図6）
水疱・浮腫・褥瘡	・牽引での包帯の巻き直しの際に皮膚を観察する ・圧迫痕がある場合は，トラックバンドの位置をずらして巻き直す ・創傷ドレッシング材での保護（水疱が出現したら，創傷被覆ドレッシング材で保護する） ・鋼線刺入部のガーゼ交換は無菌操作で行う
瘙痒感	・垂直牽引中の瘙痒感出現時は，包帯の上から冷罨法を行う
食欲不振 食事摂取困難	・食事介助 ・食事形態の工夫（おにぎり食への変更，スプーン・フォーク・蓋つきコップ・ストローの使用）
下痢・便秘 膀胱炎	・差し込み便器・尿器，オムツにてベッド上排泄とする（ブライアント牽引中・鋼線牽引中は紐パンツ，T字帯を使用する．ギプス固定中はオムツ，尿とりパッドを使用する） ・水分摂取の励行（排便状況によりグリセリン浣腸・整腸薬・緩下薬の使用を医師に相談し，使用する）
不安・不穏	・安静の保持（体動が激しければ身体拘束衣を使用する）：牽引開始時は興奮や不安のために安静を保てないことがあるため，牽引の方向や強度が変わらないように注意する ・プリパレーション（発達段階に応じたプリパレーションを行う）：処置前の説明や処置中のディストラクションを行う
活動量低下	・リハビリテーションの援助をする ・病棟においても荷重制限や安静度を守りながら運動とADLの拡大を図る ・患児の手の届く範囲内に必要物品を置く ・垂直牽引および鋼線牽引中のシーツ交換は，医師の指示のあるときに医師とともに行う ・生活リズムの工夫：日課を患児とともに考え，めりはりのある生活が送れるようにする ・遊び・学習の援助：院内学級や保育への参加支援を行う．安静度を守りながら患肢以外を十分に動かすことのできる遊びを提案する

患児・家族指導項目

- 持続的他動運動（CPM*）・超音波治療器の使用方法・部位・時間
- ギプス・松葉杖・車イスの使用方法
- 退院後の生活・社会資源に関する情報提供

（福喜多あきえ）

●参考文献
1) エレイン・マリーブ著, 林正健二ほか訳：人体の構造と機能. 第3版. 医学書院；2010. p.143.
2) 石黒彩子ほか編：34学童　骨折. 発達段階からみた小児看護過程＋病態関連図　第2版. 医学書院；2012. p.558-574.
3) 医療情報科学研究所編：7脳神経・整形・眼科. 看護師国家試験のためのなぜ？　どうして？　チェキラ. 第4版. メディックメディア；2011. p.222-223.
4) 織田弘美ほか編：第5章　疾患の理解骨折. 系統看護学講座専門分野Ⅱ　成人看護学⑩運動器. 第12版. 医学書院；2011. p.94-103, 108.
5) 河合伸也ほか監：3　疾患の理解　外傷. Nursing selection⑦運動器疾患. 学研メディカル秀潤社；2010. p.91-96.
6) 国立成育医療センター看護基準手順委員会編：すぐに役立つ小児＆周産期の疾患とケア. 中山書店；2009. p.107-108.
7) 日本小児整形外科学会教育研修委員会編：外傷　下肢骨折（大腿骨, 下腿骨）. 小児整形外科テキスト. メジカルビュー社；2007. p.248-251.

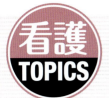

事故

子どもの成長は著しく，とくに乳幼児は日々成長していることから，それに伴い事故も増える．子どもの成長発達を理解し，それに伴う危険を予測して看護にあたることがきわめて重要である．

熱傷（表1）

子どもの熱傷の原因は，熱湯によるものが多く，つかまり立ちを始め，興味があるものに手を伸ばし始める乳児後期〜2歳までの発生が多い．高いところに手を伸ばして，頭から熱湯かぶると，熱傷が広範囲となる．また，子どもの皮膚は薄く脆弱なため，同じ受傷機転でも成人より重症化しやすい．

虐待の見きわめ

境界が明瞭で熱傷の熱源が容易に推測できる熱傷は，虐待の可能性がある．そのため，受傷機転と臨床所見とが合わない場合は，常に虐待の可能性を念頭に置いて，親の言動や子どもの言動などを注意して観察する．

表1　熱傷の看護のポイント

- 熱傷の評価（熱傷部位・熱傷深度・熱傷受傷面積），受傷時の状況の確認
- 循環血液量減少性ショックの徴候と症状のモニタリング
- 電解質異常の徴候と症状（脱水所見，尿量・尿比重）のモニタリング
- 出血徴候と症状のモニタリング
- 疼痛緩和（創傷処置は疼痛を伴うため，処置前に鎮痛薬を投与）
- 厳重な感染対策（後期死亡の主要因となる感染の合併リスクが高いため）
- 熱傷創処置
  - 大量の生理食塩水による洗浄（壊死物質がある場合は石けん洗浄）
  - 感染・乾燥予防（白色ワセリンと非固着性シリコンガーゼの使用，ガーゼ保護）

POINT
- 被覆できない部位は白色ワセリンを厚塗りする

  - 滲出液に吸水パッドを使用
  - 消毒しない
  - 減張切開，植皮
- 栄養管理
- 関節機能の維持・促進
- 精神的な支援
  - ボディイメージの変調，家族の不安や自責の念に対する支援
- 家族指導
  - 事故予防，創傷ケアなどについて指導

転倒・転落（表2, 3）

東京消防庁の救急搬送数は，1位が転倒，2位が転落となっている．乳幼児の事故の6割が転倒・転落である．また入院中の患児の事故では，ベッドからの転落が圧倒的に多いとされている．死亡事故にまで至るケースもあるた

表2　転倒・転落の看護のポイント

- 頭蓋内圧亢進症状の評価（大泉門の膨隆，悪心・嘔吐，瞳孔不同・対光反射の有無，痙攣の有無，意識障害の有無など）
- 身体所見の観察（創傷の有無・程度）
- 受傷状況の確認
  - 高エネルギー外傷の場合は，患児が元気そうに見えても緊急性が高いと判断し，その後の経過を慎重に観察

表3　転倒・転落予防のポイント

- 転倒・転落の既往，ADLの確認
- オリエンテーションでの患児・家族指導の徹底
- 物品・設備の定期的な点検と設備
- 転倒・転落に関する危険因子の確認

め，日々の安全管理が非常に重要である．

国立成育医療研究センターでの取り組み

国立成育医療研究センターでは，患児の特徴，患児の状態から転倒・転落の危険因子を評価する「転倒転落アセスメントシート」（図1，表4）を活用しており，すべての入院患児に対して適用している．入院時に患児・家族とともに評価し，その後1回/週で再評価する．転倒・

表4 転倒転落アセスメントシートでの危険度の判断

	チェック項目	対応
危険度0	0個	看護計画立案不要
危険度Ⅰ	1〜2個	看護計画を立案し，患児・家族と共有する
危険度Ⅱ	3個以上	看護計画を立案し，患児・家族と共有する．状態などに変化がなくても3日後に必ず再評価する

転倒転落アセスメントシート

患者氏名：　　　　　　　　患者ID：
年齢：　　性別：　　入院日：　／　／

※「転倒転落時」「状態変化時」などには，必ず再評価する
※患者・家族とともに評価する
※当てはまる項目に○を付け，○の合計数を「チェック項目数」に記載し，危険度を判断する
※危険0：0個，危険度Ⅰ：1〜2個，危険度Ⅱ：3個以上

		アセスメント項目	在院日数	1				
				入院時／	／	／	／	／
患者の特徴	年齢	① 未就学児（小学生未満）						
	既往歴	② 過去，入院中に転倒・転落したことがある						
		③ 視力障害・聴力障害・四肢麻痺がある						
	環境等の変化	④ 病状・ADLが急速に回復，または悪化している時期である						
		⑤ リハビリ訓練中である						
	行動	⑥ 必要時にナースコールを押さないで行動しがちである						
患者の状態	身体機能	⑦ 足腰や筋力が弱くなっている						
		⑧ 自立歩行できるが，ふらつきがある						
		⑨ 支えがなければ立位が不安定						
		⑩ 寝たきりの状態だが，ベッド上で体動ができる						
	認知機能	⑪ 理解力・判断力が低い						
	活動状況	⑫ 点滴をしている						
		⑬ 車イス・杖・歩行器・手すりを使用する						
		⑭ 移動に介助が必要である						
	薬剤の使用	⑮ 睡眠鎮静薬を使用中						
		⑯ 麻薬を使用中						
		⑰ 抗痙攣薬・抗てんかん薬を使用中						
		⑱ 抗精神薬・抗不安薬を使用中						
		⑲ 筋弛緩薬を使用中						
	分娩状況	⑳ 出血量が経腟分娩時800 g以上，帝王切開時1,000 g以上						
			チェック項目数					
			転倒・転落の危険度					
			評価看護師名					
			部署					

図1 転倒転落アセスメントシート

転倒転落防止に向けて

患者氏名：　　　　　　　　　　患者ID：
年齢：　　　性別：　　　　　　入院日：　／　／

※患者さん・ご家族と一緒に取り組んで，転倒転落を防止していきましょう
※「転倒転落時」「病状の変化時」などには再確認しましょう

転倒転落防止のための取り組み		転倒転落の危険度					
		在院日数	1				
		入院時 /	/	/	/	/	
入院時	ベッドサイド端末の「転倒防止ビデオ」の視聴をした．						
	ベッド柵両側に「ベッド柵は上段まで上げましょう」のシールがある．						
病室では	お子様から目を離すときは，必ずベッド柵を上段まで上げましょう．						
	つかまり立ち初期，歩行が不安定なお子様の安全を確保しましょう．転んで頭をぶつけないようベッド柵の周りをバスタオルで囲むなど工夫します．						
	ベッド内のおもちゃや寝具を整理しましょう．						
	テーブルは使用後すぐに片づけましょう．						
	おもちゃの持ち込みは3つまでにしましょう．（大きなおもちゃ，大きな音が出るものはお控えください）						
	面会者用のイスの上にお子様を1人で座らせたり，遊ばせたりしないようにしましょう．						
	お子様の様子に合わせたベッドを選択します．						
食堂では	イスはお子様に合ったものを選択しましょう． 食堂イス（小）：6か月以上（座位がとれる）．ベルトを必ず装着しましょう． 食堂イス（中）：1歳以上（歩行ができる） 食堂イス（大）：1歳～6歳（歩行ができる）						
	イスに座っているお子様から目を離さないようにしましょう． とくに箸，フォークなど鋭利な物を使用しているときには注意が必要です．						
	忘れ物に気づき取りに行くときには，看護師や保育士に声をかけましょう．いない場合や声をかけられないときは，お子様を一緒に連れて行き，1人にしないようにしましょう．						
お風呂場では	歩行できるお子様は，お風呂場内では滑りやすいので，必ず手をつなぎ，目を離さないようにしましょう．						
	座位が確立できていないお子様は，体を洗う前にマット上で寝かせましょう．						
	立位が確立できていないお子様は，体を洗う前に1人で立たせないようにしましょう．						
	常にお子様から目を離さず，お子様の体に触れ，すぐに手が出せるようにしておきましょう．（とくに準備・片づけのときには注意しましょう）						
プレイルーム・廊下などでは	適切な衣服を選びましょう． • ズボンの長さは適切なものを選びましょう． • 靴下を履いていると滑りやすいので，脱がせるか，または滑り止めの付いた靴下を履かせましょう．						
	寝返りができないお子様，または寝返り初期のお子様には，床にバスタオルなどを敷き，衝撃を和らげるようにしましょう．						
	歩行が不安定なお子様は，歩行時に手をつないで側を離れないようにしましょう．						
	お子様の発達段階に合った乗り物を選択しましょう． **ベビーカー**：対象年齢は3歳まで．肩ひも，ベルトはしっかりと装着しましょう． **ワンダーパル**：対象年齢は2歳～4歳． **テーブル付き歩行器**：対象年齢は7か月～15か月．歩行ができるようになったら使用できません．お子様の足が着くようにし，1人にしたまま側を離れないようにしましょう． **スウィングベッド**：肩ひも，ベルトはしっかりと装着しましょう．						
	ほかのお子様と衝突，おもちゃを投げる，引っぱり合うなどに注意しましょう．						
	廊下は走らないようにしましょう．						
	廊下にあるソファーでは，遊ばせないようにしましょう．						
その他	点滴中・モニター・酸素を使用しているときは，チューブ・コード類に注意しましょう！						
	鎮静後は，翌朝までベッド上で安静に過ごしましょう！						
	患者（家族）サイン						
	説明看護師サイン						

★お子様の特徴など，スタッフに知っておいてほしいことがありましたらお知らせください．ご不明な点は，いつでも看護師にお尋ねください．

図2 転倒転落防止に向けて

表5 誤飲・誤嚥の原因と特徴

誤飲（食道異物，消化管異物）	・食道異物はタバコや医薬品・医薬部外品，玩具が多く，子どもの目に触れる日常的なものであることが特徴 ・一部は食道狭窄部に留まり，処置が必要になることもある
誤嚥（気道異物）	・生後6か月～5歳に多く，特に1歳代に多発し，3歳を超えると激減する ・とくにピーナッツが多く，豆類や玩具片，針，釘類，食物片などが見られる

表6 誤飲・誤嚥の看護のポイント

誤飲	・受診時は第一印象（表7）を2～3秒で観察し，発見者に5W1Hに沿って，誤飲発生時間，誤飲物，誤飲量，受診までにどのような対処をしたのかを確認 ・ボタン電池や鋭利なもの，マグネットなどは消化管穿孔の危険性，薬物であれば中毒の危険性がある ・腹部症状から穿孔や腸閉塞に注意する ・便から異物が排出されたことを確認
誤嚥	・家族に状況を確認する ・患児の意識状態や呼吸状態をよく観察する ・急激な気道閉塞がないかを，常にモニタリングする ・気道の完全閉塞/非効果的気道浄化状態では気道の確保 ・気道異物の処置（乳幼児には背部叩打法，1歳以上の患児にはハイムリッヒ法） ・患児と家族の不安を和らげるために首尾一貫した看護 ・異物除去後は二次的な気道浮腫による呼吸困難のおそれがあるため，呼吸状態を頻繁に観察 ・薬物投与の効果を評価

転落時，状態変化時などは，随時再評価する．退院時にも評価し，退院後の生活に活かしている．また，合わせて患児・家族と転倒・転落防止のための取り組み事項を共有する「転倒転落防止に向けて」（図2）を用いている．

表7 誤飲の観察事項（第一印象）

	第一印象
意識	・意識レベル（意識なし，易刺激的，意識清明など）
呼吸	・呼吸仕事量の増加 ・呼吸努力の消失または減少 ・聴診なしで聞こえる異常音
皮膚色	・チアノーゼ，蒼白，まだら模様などの皮膚色の異常

（American Heart Association：PALSプロバイダーマニュアル AHAガイドライン2010準拠．シナジー；2013, p.10.）

表8 誤飲・誤嚥予防のポイント

- 子どもの口の中に入る直径39mm，長さ51mm以内のもの（トイレットペーパーの芯を通るもの）は子どもの目に入るところに置かない
- 3歳未満の子どもにピーナッツ，大豆，枝豆などの豆類を食べさせない
- 窒息の原因になりやすい豆類，あめ玉，餅などを口に入れながら歩いたり，走ったりさせない．遊びながらものを食べさせない
- きょうだいがいる場合は，小さい玩具やシールの管理に気をつける
- ボタン電池は消化管損傷の原因になるため，とくに注意する

誤飲・誤嚥（表5～8）

誤飲・誤嚥はどの年代でも起こりうるが，とくに乳幼児は身の回りのものをなめたり，口に含んだりして確認するため起こりやすい．異物により症状は異なるが，誤飲・誤嚥直後の症状はおもに咳，呼吸困難，悪心，嘔吐である．自宅で発生した場合は，なんらかの対処や受診行動が開始されるため，時間が経過していることが多い．迅速な介入や治療が行われるよう，あらかじめ連携をとっておくことが大切である．

（熊田明子）

●参考文献
1) American Heart Association：PALS プロバイダーマニュアル AHA ガイドライン 2010 準拠．シナジー；2013.
2) 湯浅真裕美：外傷．小児看護 2009；32(7)：859-866.
3) 細井千晴：子どもの事故；予防教育，虐待との鑑別．小児看護 2009；32(7)：919-927.
4) 白石裕子編：救急外来における子どもの看護と家族ケア．中山書店；2009.
5) 白石裕子編：救急外来における子どもの看護と家族ケア．中山書店；2009.
6) 井原二郎：異物の誤飲・誤嚥の処置．三川宏ほか：小児救急の実際．へるす出版；1980. p.223-237.
7) セシリー・L・ベッツほか：小児看護ハンドブック—病態生理と看護診断．医学書院；2007.
8) 桑野タイ子編：看護観察のキーポイントシリーズ 小児Ⅰ．中央法規出版；2000.
9) 東京消防庁防災部防災安全課：救急搬送データからみる日常生活の事故．2013.
http://www.tfd.metro.tokyo.jp/lfe/topics/201410/nichijoujiko/index.html

12 感染症

はじめに

　感染は細菌，ウイルス，寄生虫などの病原微生物が，体に付着後，定着し，侵入・増殖することで起こり，これにより引き起こされた疾病を感染症とよぶ．つまり，感染は病原微生物の存在と侵入なくしては起こらない（図1）．また，病原微生物が体に侵入してから発症するまでの期間を潜伏期とよぶ．

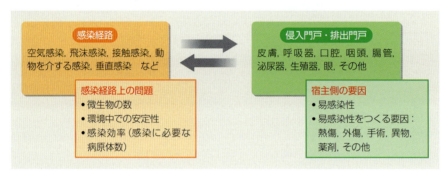

図1　感染の要因

小児患者の特徴

　小児は免疫機能が未熟であり，流行性ウイルス疾患に対する免疫がないため感染しやすい．さらに日常生活における手指衛生，咳エチケットなどの衛生行動の習慣を身につける段階にあり，防御技術も未熟であるため感染源の曝露を受けやすい状況にある．また，乳幼児期にある小児は医療従事者・保護者のケアを全面的に必要とするため，他者との接触が濃厚であることから接触伝播の危険性も高く，衛生行動の習慣が未熟なため，医療従事者や保護者が不用意に患児の呼吸器分泌物に曝露することもある．

　乳幼児らは自ら症状を的確に訴えることができない．そのため，感染症の症状が先行し，原因が判明した時点から対策を開始すると対応が遅れ，他者への伝播の危険性もある．したがって，こうした特徴を十分に熟知して感染対策を行う必要がある．また，患児の大部分は感染症状とされる発熱・鼻汁を主訴とするため，バイタルサインのほか，患者の表情，皮疹の発生状況などを細かく観察し，症状に合わせたケアを行う必要がある．おもな感染症の症状と合併症を表1に示す．

表1 おもな感染症の症状と合併症

疾患（感染経路）	症状	熱型	発疹の形態	合併症
水痘（空気感染）	・発疹が体幹から全身に，頭髪部や口腔内にも出現 ・発疹は痒みが強い	・3〜4日間，高熱をきたすこともある	・小水疱 ・痒みあり ・紅斑から丘疹，水疱，痂皮の順に経過する ・種々の段階の発疹が同時に混在する	・皮膚の二次感染，蜂窩織炎，脳炎
帯状疱疹（接触感染・播種性の場合は空気感染）	・発疹が体幹部・頭頸部に多く見られる ・発疹は神経の走行に沿って，片側のみに見られる	・微熱程度	・痒みあり ・丘疹，水疱，痂皮の順に経過する ・種々の段階の発疹が同時に混在する	・顔面の帯状疱疹では角膜炎や結膜炎 ・まれに耳鳴りや難聴，顔面神経麻痺など（ハント症候群） ・帯状疱疹後神経痛
麻疹（空気感染）	・**カタル期**：38℃前後の高熱，咳，鼻汁，結膜充血，目やにが見られる．熱が一時的に下がるころ，コプリック斑とよばれる小斑点が頬粘膜に出現．感染力はこの時期が最も強い ・**発疹期**：一時的に下がった熱が再び高くなり，耳後部から発疹が現れて下方に広がる．発疹は赤みが強く，少し盛り上がっており，融合傾向があるが，健康皮膚面を残す ・**回復期**：解熱し，発疹は出現した順に色素沈着を残して消退	・40℃近い高熱が2度（カタル期・発疹期）	・丘疹 ・顔面の丘疹が四肢へ広がり，色素沈着を残す	・中耳炎，肺炎，脳炎，熱性痙攣
流行性耳下腺炎（飛沫感染）	・発熱と，片側ないし両側の唾液腺の有痛性腫脹（耳下腺が最も多い） ・耳下腺腫脹は発症3日目ごろが最大，6〜10日で消失 ・好発年齢は2〜7歳．乳児や年少児では感染しても症状が現れないことがある			・無菌性髄膜炎，脳炎，難聴，膵臓炎，睾丸炎，卵巣炎
風疹（飛沫感染）	・発熱，発疹，リンパ節腫脹 ・発熱の程度は一般に軽い ・発疹は顔面から始まり，頭部，体幹，四肢へと広がり，約3日で消失 ・リンパ節腫脹は有痛性で，頸部，耳介後部，後頭部に出現	・微熱	・発疹は淡紅色の斑状丘疹 ・発熱を伴い，顔面に丘疹様の発疹が出現し，その後全身に広がる	・関節炎，脳炎，まれに血小板減少性紫斑病 ・先天性風疹症候群（妊娠中に罹患した場合）
伝染性紅斑〔リンゴ病，パルボウイルスB19感染症〕（飛沫感染）	・軽い風邪症状を示した後，頬が赤くなったり，手足に網目状の紅斑が出現 ・発疹が治っても，直射日光や入浴により再発することがある ・妊婦の罹患によりまれに流産や胎児水腫が起こる	・38℃以下 ・発熱期間は2〜3日	・両頬に蝶形の紅斑 ・その1〜2日後に四肢に網目状の紅斑出現	
手足口病〔エンテロウイルス感染症〕（飛沫感染・糞口感染）	・風邪症状 ・口内痛	・発熱することもある	・舌・口腔内・手掌・足底に小水疱	
突発性発疹〔ヒトヘルペスウイルス6型〈HHV-6〉感染症〕	・38℃以上の高熱（生まれて初めての高熱である場合が多い）が3〜4日間続いた後，解熱とともに体幹部を中心に鮮紅色の発疹が出現 ・軟便になることがある ・咳や鼻汁は少なく，発熱のわりに機嫌がよく，哺乳もできる	・3〜4日続く高熱	・解熱と同時に小発疹が胸腹部，背部および顔面に出現	・熱性痙攣，脳炎，肝炎，血小板減少性紫斑病など

感染経路の理解と具体的な感染対策

感染経路の確認

感染経路とは病原体が宿主に侵入する経路を指し，侵入門戸・排出門戸ともに，各病原体に特有である．

侵入（排出）門戸	特徴
皮膚	・吸血動物，虫を介する感染を除き，病原体は健康な皮膚からは侵入しにくい ・熱傷，外傷で損傷を受けた皮膚は感染が起こりやすい
呼吸器	・空気中に浮遊する微生物は，通常 1 日に約 10,000 個吸入され，吸入された微生物は線毛運動により咽頭に押し戻されて嚥下される ・激しいくしゃみは約 20,000 個の飛沫を飛散させ，その多くに微生物が含まれる ・飛沫による感染を飛沫感染，飛沫に含まれる飛沫核による感染を空気感染という
口腔・咽頭	・唾液は口腔を清澄にするはたらきがあるが，唾液や鼻咽頭の分泌物に存在する微生物は咽頭部から侵入しやすい
腸管	・口から摂取された食物などにより感染を引き起こす ・腸管感染を起こす多くの病原体は糞便に排泄され，新たな感染源となる ・このような感染経路を糞口感染という
泌尿器	・外部からの侵入と尿道の上行感染による ・感染には尿道の形状（男女の違い）も関係する
眼	・涙液で潤う目では感染は起こりにくい ・涙が出にくい場合，創傷がある場合，汚染された手で目を触った場合などに感染を誘発する
その他	・節足動物（蚊・マダニ・ツツガムシ）の吸血により，血管に直接病原体が注入される

感染経路別の伝播内容の理解

経路別	伝播内容の詳細	おもな疾患
空気感染	・5 μm 以下の粒子（飛沫核）が空気の流れにより拡散，肺胞まで吸入する	結核，麻疹，水痘
飛沫感染	・5 μm 以上の粒子（飛沫）が 1 m 以下の距離を飛び，それを吸入する	インフルエンザ，ムンプス，風疹，百日咳など
接触感染	・おもに直接的に人の手を介して侵入する ・もしくは間接的に汚染された環境から手を介して侵入する	感染性腸炎，RS ウイルス（RSV），薬剤耐性菌，流行性角結膜炎など

感染経路の遮断方法 (表2)[1]

●標準予防策

すべての湿性生体物質は感染性があるとみなして対応を行う．ここでいう湿性

生体物質とは，人からの汗を除く排泄物，分泌物のことで，血液・体液・痰・唾液・尿・便・膿を指す．

●感染経路別予防策
標準予防策のほかに，病院感染におけるおもな感染経路別の予防策を行う．

●感染症に曝露した場合の観察期間の設定
感染から発病に至るにはそれなりの段階があり，病原体が宿主に曝露した時期から，感染が成立し，症状が出現するまでの期間を「潜伏期間」という（図2）．潜伏期間は病原体の種類によって異なる．

一方，「感染期間」とは他者にウイルスを曝露させうる（ウイルスを感染させることができる）期間をいう．この感染期間は病気を発症する時期とは異なっており，潜伏期間の末期と重複することもある（図2）．

インフルエンザに罹患した場合の他者への影響（ウイルス排泄期間と発症期間の推定）
インフルエンザのウイルス排泄期間と潜伏期間（表3 より）
　ウイルス排泄期間：発症1日前〜発症後5日目まで（発症当日は1日目と考える）
　潜伏期間：1〜4日（曝露日を0日目と考える）

潜伏期間の考え方
例題1：A君と5月1日に遊んだ友人が，5月2日深夜より発熱があり，日中にインフルエンザを発症した．A君がインフルエンザを発症する可能性があるのはいつか．

解答：5月2日〜5月5日

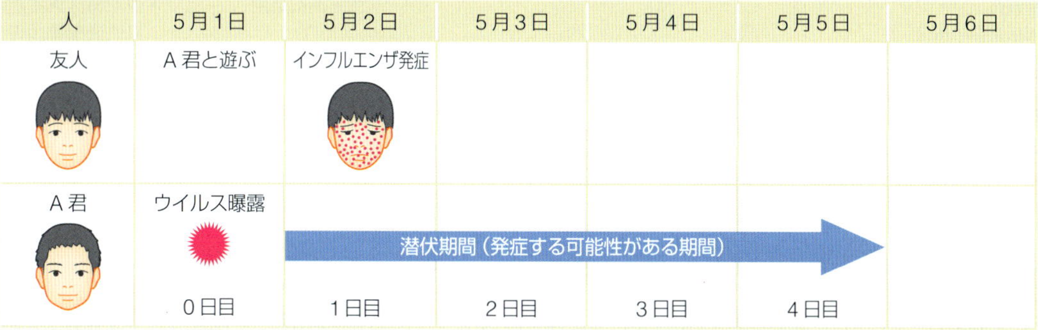

人	5月1日	5月2日	5月3日	5月4日	5月5日	5月6日
友人	A君と遊ぶ	インフルエンザ発症				
A君	ウイルス曝露 0日目	1日目	2日目	3日目	4日目	

潜伏期間（発症する可能性がある期間）

ウイルス排泄期間の考え方
例題2：5月2日にインフルエンザを発症し，5月4日に解熱した友人のウイルス排泄期間はいつか

解答：5月4日に解熱しているが，発症後5日目までの期間はウイルスの排泄があるため5月6日

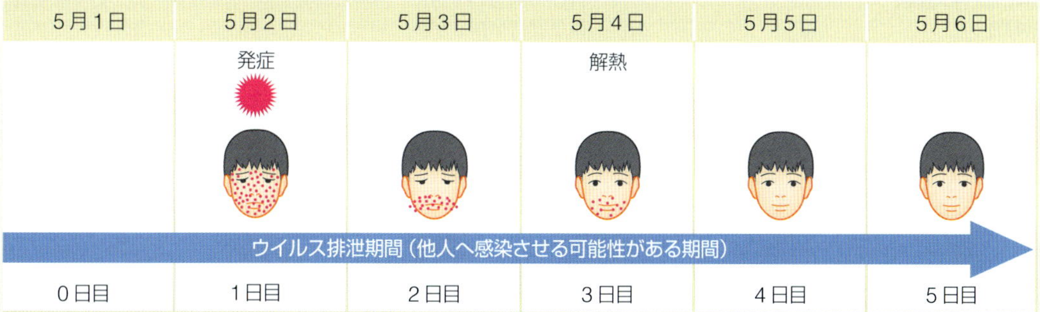

5月1日	5月2日	5月3日	5月4日	5月5日	5月6日
	発症		解熱		
0日目	1日目	2日目	3日目	4日目	5日目

ウイルス排泄期間（他人へ感染させる可能性がある期間）

図2　潜伏期間・感染期間（ウイルス排泄期間）の考え方

表2 疾患別感染予防策

対象	感染予防策	手洗い	手袋	エプロン
感染症の有無にかかわらず，すべての患者	標準予防策	・手袋着用の有無にかかわらず，血液・体液・分泌物または汚染物に触ったときや処置・患者ごとに行う ・目に見える汚れがなければ，速乾性手指消毒薬でよい	・血液・体液・分泌物，または汚染物への接触時に着用 ・各処置ごとに交換 ・病原体が高濃度に存在する部位に接触した際は，同じ患者であっても処置ごとに交換	・血液・体液などが飛散したり，飛沫の発生により，皮膚・着衣が汚染される可能性のあるすべての処置やケアのときに着用
	経路別予防策（標準予防策に追加して行うこと）			
結核 水痘 麻疹	空気感染予防策 ポイント：空調管理と換気		・汚染された区域や器材に接触があるときは，入室時に着用 ・手荒れのある職員は入室時に着用	・医療者の着衣の汚染がないときは不要 ・抱っこするときは着用 ・退室時は病室内の感染性廃棄物用のボックスに廃棄
アデノウイルス インフルエンザ マイコプラズマ肺炎 ウイルス性肺炎 髄膜炎 パルボウイルス 百日咳 流行性耳下腺炎 風疹 SARS など	飛沫感染予防策 ポイント：患者との密接な接触の際の防御/サージカルマスク		・汚染された区域や器材に接触があるときは，入室時に着用 ・手荒れのある職員は入室時に着用	・医療者の着衣の汚染がないときは不要 ・抱っこするときは着用 ・退室時は病室内の感染性廃棄物用のボックスに廃棄
MRSA，VRE，PRSP その他の多剤耐性菌 RSウイルス ロタウイルス ヘルペスウイルス クロストリジウム・ディフィシル 腸管出血性大腸菌 下痢症 伝染性膿痂疹（とびひ） 流行性角結膜炎 アタマジラミ　など	接触感染予防策 ポイント：医療者の汚染した手が感染を広げる/手袋と手洗いを遵守	・患者のケア後は手袋をはずし，手が湿性生体物質で汚染されていれば石けんで手洗い，汚染されていなければ速乾性手指消毒薬を使用 ・ほかの病室の患者に微生物を伝播させないために，患者の病室内の環境表面や物品に触れた後は必ず手洗いする ・流水下での手指衛生でも可 ・急性腸炎の場合は，アルコールが無効な場合もあるため，流水下での手指衛生を行う	・標準予防策に加え，病室入室時には清潔な未滅菌手袋を着用 ・汚染物処理後には手袋を交換して患者ケアを行う	・体位変換やシーツ交換，オムツ交換などで患者やリネン，排泄物に密接に接するとき，患者に被覆されていない創部ドレーンなどがあるとき，抱っこするときに着用 ・退室時は病室内の感染性廃棄物用のボックスに廃棄 ・濃厚に接触する場合は長袖エプロンの着用も考慮する

（国立成育医療研究センター編：ナースのための小児感染症予防と対策．中山書店：2010．p.169．より一部改変）

マスク	アイシールド	患者配置	患者の移送	備考
• 血液・体液などが飛散したり，飛沫の発生により，鼻・口の粘膜が汚染される可能性のある処置やケアのときに着用	• 血液・体液などが飛散したり，飛沫の発生により目の粘膜が汚染される可能性のある処置やケアのときに着用			
• 患者に接する医療者および面会者で抗体のない人はN95微粒子マスクを着用（フィットチェックを実施） • 水痘・麻疹では抗体保有者であればN95微粒子マスクは不要 • 病室ではなく前室ではずす		• 個室対応 • 1時間に6〜12回の換気が必要 • 室内の空調は独立換気とし，廊下などの周辺環境に対し，陰圧に設定 • 病室の出入り口の扉は常に閉めておく	• 必要な場合のみに制限する • 移動する場合は，患者にサージカルマスクを着用させる	• 病室に入室するときには，N95微粒子マスクを着用する • 麻疹や水痘患者には抗体を有する医療者が優先して対応する
• 患者から1m以内の距離で作業をするときには，すべての医療者がサージカルマスクを着用 • マスクは使い捨てとして，使用後は病室内の感染性廃棄物用のボックスに廃棄 • 感染性廃棄物用のボックスは患者スペースから1m以上離して配置	• 血液・体液などが飛散したり，飛沫の発生により目の粘膜が汚染される可能性のある処置やケアのときに着用	• 原則，個室対応を行うが，できない場合は集団隔離も可能 • 隔離が困難な場合は，ベッドの間隔を2m以上とし，カーテンで区切る • 特別な換気や空調は不要．患者・家族指導を徹底する • 病室の扉は開放していてもよい	• 必要な場合のみに制限する • 移動する場合は，患者にサージカルマスクを着用させる	• 患者から1m以内の距離に接近するときにはサージカルマスクを着用する • 咳エチケットのできない患者に対応する場合には，接触感染予防策も併用
• 病原体が検出されている（疑われている）体液・血液・分泌物・排泄物が飛散し，口腔・鼻腔に吸引する危険があるときは着用 • 患児の咳・鼻水・よだれが多いときには着用		• 原則，個室対応を行うが，できない場合は集団隔離も可能 • 集団隔離の場合，患者・家族指導を徹底する • 病室の扉は開放していてもよい	• 必要な場合のみに制限する	• 入室時に手袋を着用する．汚染物に触れたときはそのつど手袋を交換する．部屋を出る前に手袋をはずし，手指衛生を行う • 患者・環境表面などに接触する可能性がある場合，ガウンやエプロンを着用する．退室するときは部屋の中で脱いでから退室する • 患者への使用器具はできるだけ専用とする • ほかの患者と共用する器具は，ほかの患者に使用する前に洗浄および消毒を行う

表3 小児に多い感染症の潜伏期間・感染期間・出席停止期間および予防方法

疾患名	潜伏期間（発症の可能性のある期間）	感染期間（他人への影響がある曝露期間，ウイルス排泄期間）	出席停止期間（学校安全保健法）	予防方法
麻疹	8〜12日	発疹出現1〜2日前〜発疹出現後4日目	解熱した後，3日経過するまで	・麻疹風疹混合ワクチン（定期接種），麻疹弱毒生ワクチン ・1歳になったらなるべく早くを原則に，麻疹風疹混合ワクチンを接種する．小学校就学前の1年間（5歳児クラス）に2回目のワクチン接種を行う
風疹	16〜18日（最長14〜23日）	症状出現7日前〜発疹出現後7日まで	発疹が消失するまで	
水痘	10〜21日（γ-グロブリン投与者28日）	症状出現2日前〜すべての発疹が痂皮化するまで	すべての発疹が痂皮化するまで	・水痘弱毒生ワクチン（定期接種）
流行性耳下腺炎（ムンプス）	16〜18日（最長12〜25日）	耳下腺の腫脹1〜2日前〜腫脹後5日目まで	耳下腺，顎下腺または舌下腺の腫脹が発現した後，5日経過し，かつ全身状態が良好になるまで	・おたふくかぜ弱毒生ワクチン（任意接種）
インフルエンザ	1〜4日	発症1日前〜発症後約5日目まで	発症後5日経過し，かつ解熱した後2日（幼児は3日）を経過するまで	・インフルエンザワクチン（任意接種） ・シーズンまでに毎年接種する ・6か月以上13歳未満では2回接種．ワクチンによる抗体上昇は接種後2週間から5か月まで持続する ・ワクチンを接種したからといってインフルエンザに罹患しないということではない ・乳幼児の場合，成人と比較してワクチンの効果は低い
百日咳	5〜21日	カタル期〜第4週目	特有の咳が消失するまで	・DTP-不活性化ポリオ（IPV）4種混合ワクチン（定期接種）
RSウイルス	4〜6日（最長2〜8日）	有症状期間（乳幼児では数か月にわたり排出する場合がある）	なし	・ハイリスク児には，RSウイルスに対するモノクローナル抗体（パリビズマブ）を流行期に定期的に注射し，発症予防あるいは軽症化を図る
流行性角結膜炎（アデノウイルス）	8〜12日	有症状期間	医師が感染のおそれがないと認めるまで	・ワクチンはない
咽頭結膜炎（アデノウイルス）	2〜14日	最初の数日間が最も多いが数か月にわたり排出される	主要症状が消退した後2日経過するまで	・ワクチンはない
手足口病	3〜6日	咽頭：発症後〜1〜2週間 便：発症後〜5週間	なし	・ワクチンはない
アタマジラミ	10〜14日間	成熟した成虫がいる間	なし	・シャンプーを使い，毎日洗髪する ・タオル，くし，帽子などの共用を避ける
腸管出血性大腸菌（O-157）	3〜4日間（最長2〜9日）	症状出現〜2週間程度	医師が感染のおそれがないと認めるまで	
ノロウイルス	12〜48時間	症状発症後〜1週間	医師が感染のおそれがないと認めるまで	
ロタウイルス	2〜4日	下痢発症前〜最長21日	なし	・ロタワクチン（任意接種）

（AAP Committee on Infectious Diseases：Red Book®：29th Edition（2012）Report of the Committee on Infectious Diseases American Academy of Pediatrics；2012.[2]，医療従事者における感染制御のためのガイドライン（CDC：Guideline for infection control in health care personnel；1998.）[3]，学校保健安全法施行規則（昭和三十三年六月十三日文部省令第十八号）最終改正：平成二六年七月二日内閣府・文部科学省・厚生労働省令第二.[4] を参考に作成）

小児に多い感染症の潜伏期間・感染期間・出席停止期間および予防方法を表3[2-4]に示す.

（菅原美絵）

◉引用・参考文献
1) 国立成育医療研究センター編：ナースのための小児感染症予防と対策. 中山書店：2010. p.169.
2) AAP Committee on Infectious Diseases：Red Book®：29th Edition（2012）Report of the Committee on Infectious Diseases. American Academy of Pediatrics：2012
3) CDC：Guideline for infection control in health care personnel, 1998.
http://www.cdc.gov/hicpac/pdf/infectcontrol98.pdf
4) 学校保健安全法施行規則（昭和三十三年六月十三日文部省令第十八号）最終改正：平成二六年七月二日内閣府・文部科学省・厚生労働省令第二.

2章

症状別看護

2章 症状別看護

1 発熱

症状別フローチャート

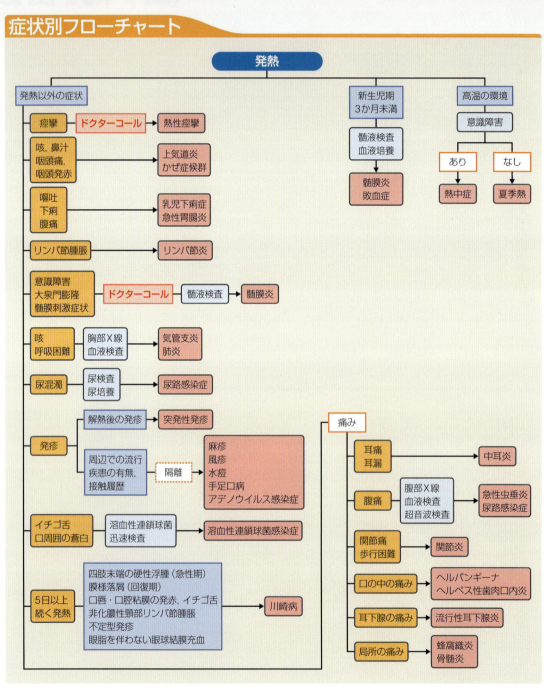

（国立成育医療研究センター作成）

発熱の概念と原因

正常体温は，脳の前視床下部の体温調節中枢で生体内の発熱と熱の放散バランスをとることにより，外部環境に関係なく保たれている．この体温調節中枢が種々の原因により異常をきたし，体温が平熱より上昇した状態を発熱といい，これは生体防御反応の1つである．

発熱の原因には，病原体の感染や血液疾患，アレルギーなどによって産生された発熱物質，熱中症などによる熱放散の抑制，悪寒，震えによる熱生産の促進などがある．

一般的に小児の発熱は37.5℃以上を指す．発熱は，その程度により，微熱（37.6〜37.9℃），中等度の発熱（38.0〜38.9℃），高熱（39.0℃以上）に分類される．さらに，高熱は熱型により，表1のように区分される．

表1 熱型の区分

稽留熱	日差が1℃以内で38℃以上の高熱が持続	腸チフス，大葉性肺炎，粟粒結核など
弛張熱	日差が1℃以上で，低いときでも37℃以下にはならない	敗血症，化膿性疾患，ウイルス性感染症，悪性腫瘍など
間欠熱	日差が1℃以上で，37℃以下のときもある	マラリア発作期，敗血症，化膿性疾患，ウイルス性感染症，悪性腫瘍など
波状熱	発熱時期と発熱しない時期が区別されているもの	ブルセラ症，マラリア，ホジキン病など

発熱に対する看護

小児にとって発熱は，多くの場合，活気の低下や食欲不振，不機嫌（興奮）などをもたらす不快な体験といえる．熱型，随伴症状を観察し，原因を除去するための援助を行うことが大切である．発熱による代謝の亢進は，酸素消費量を増加させるため，心疾患，肺疾患などの基礎疾患のある患児にとっては負担になることに留意する必要がある．また，体力の消耗を最小限にするための安静の保持，水分・栄養補給の援助が重要である．さらに，高熱が続くことで脳への影響や，わが子の苦痛に対し家族は心理的負担を抱えるため，病態に対する正しい知識を提供していくとともに，心理的な支援が必要となる．

看護目標

- 必要な水分摂取ができる
- 正常な体温を維持し,活気が出る(遊べる)
- 入院前の食事量にまで増やすことができる
- 家族に甘えるなどの対処行動をとることにより,不安を軽減できる(落ち着く,睡眠状態が整う)
- 家族は不安が軽減したことを言葉で表現できる

看護の実際

項目	看護のポイント	根拠
観察	・バイタルサイン 　体温,呼吸数,心拍数,熱型 ・活気,意識レベル,表情,機嫌 ・食事・水分摂取状況 ・尿量,尿回数,インアウトバランス ・熱の程度 　微熱,中等度の発熱,高熱 ・発熱以外の症状 　くしゃみ,咳,鼻水,のどの痛み,発疹,下痢,嘔吐,頭痛,痙攣など ・発熱の持続時間・発熱に気づいた時期 ・基礎疾患の有無	・小児は体温調節機能だけでなく,呼吸機能,循環機能も未熟なため,症状が悪化しやすい ・消化機能の低下,経口摂取量の減少,嘔吐,下痢に伴い,脱水を生じる ・客観的には観察できない苦痛に関しては,フェイススケールなどを用い,アセスメントする ・発熱により重篤化する疾患がある
安静・安楽	●冷罨法 ・冷却部位は,頸動脈部,腋窩動脈部,大腿動脈部(鼠径部)などの動脈が体表面近くを走っている部位を選択する(図1) 体温測定するために,部位のうち1か所は残して冷却する 図1 冷却部位 ・体温調節が困難な患児には,過度の冷却は行わない	・体内の血液を効果的に冷却することで解熱を図る **POINT** ◎頭部・額部への冷罨法は解熱効果を期待できないが,希望があれば行ってもよい ◎同様に患児・家族の希望でシート型の冷却材を使用してもよいが,シートによる気道閉塞,ゲルの誤食などに注意を払う ・冷却による体温の変動が激しい **POINT** ◎体温調節機能が未熟な乳幼児は,冷やしすぎることで低体温になる可能性があるため注意する

項目	看護のポイント	根拠
安静・安楽（つづき）	●保温 ➡p.300「環境調整」の項を参照 ・全身を保温するように，室温や寝具・寝衣で調整する **POINT** ◎電気毛布や湯たんぽを使用した温罨法も有効だが，熱傷には十分に注意する ・手浴，足浴などの部分浴も保温方法の1つである ・体温が上がりきり，末梢が温かくなったことを確認したら，薄着にして熱の放散を促す	・熱が上昇しつつあるときは，末梢血管が収縮し，震えが起きて，寒気を感じる ・熱が上がりきると末梢血管が拡張するので，末梢が温かくなる ・保温効果だけでなく患児の安楽につながる面もある
	●安静の保持 ➡p.329「安静・安楽」の項を参照	・体温上昇に伴って代謝が亢進するため，安静の保持によりエネルギーの消耗を抑え，症状悪化を防ぐ
	●苦痛の軽減 ・冷罨法や環境調整を行うと同時に，解熱鎮痛薬の使用について医師に相談する ・安心できる環境づくり（家族への協力依頼）を行う ・苦痛の原因と緩和方法について，患児・家族に説明する **POINT** ◎発達段階に応じた説明を行う	・苦痛の原因になっているものを除去する ・家族の存在は安心につながる ・原因がわからないことや，何をされるかがわからないことは苦痛を増強させる
食事	●水分補給 ・十分な水分補給が必要である ・活気がなく食事がとれないときは，湯ざまし，麦茶，薄めた果汁，スポーツ飲料，経口補液剤などを1〜2時間おきに好きなだけ飲ませる．年長児は覚醒時に飲水を促してもよい	・高熱時には不感蒸泄が多くなり，多くの水分が失われる．また経口摂取が困難な状況では体液や電解質の平衡が乱れ，脱水の危険が高くなる ・発熱時には日常（表2）より多くの水分を摂取する必要がある **表2 必要水分摂取量（日常）** | 乳児 | 120〜150 mL/kg | | 幼児 | 90〜100 mL/kg | | 学童 | 60〜80 mL/kg |
	●栄養補給 ➡p.315「栄養管理」の項を参照 ・発熱時は食欲が低下し，必要なエネルギーの摂取が困難なため，消化のよい高栄養食（高蛋白・高エネルギー食）を与える	・発熱に伴いエネルギー消費が増加するため，高エネルギー食の摂取により代謝機能を維持する必要がある

項目	看護のポイント	根拠
清潔	●スキンケア 　☞p.308「スキンケア」の項を参照 ・体温が高く苦痛が強い時期は，清拭で保清を図る ・体調が十分に回復するまでは，シャワー浴程度にとどめる ・含嗽，湿らせたガーゼなどによる清拭で，口腔内の清潔を保つ	・清潔により皮膚呼吸を促す ・発汗による不快感を除去する ・浴槽への入浴は体熱の変動が大きく，負担になる ・粘膜の乾燥により，口腔内浄化作用が低下している

（齋藤淳子）

● 参考文献
1）神藤那実：発達段階からみた小児看護過程．医学書院；2009．p.640-654.
2）斉藤理恵子, 早坂素子, 西海真理編：小児看護ポケットナビ．中山書店；2008．
3）国立成育医療センター看護基準手順委員会編：すぐに役立つ小児＆周産期の疾患とケア．中山書店；2009．

2 痙攣

症状別フローチャート

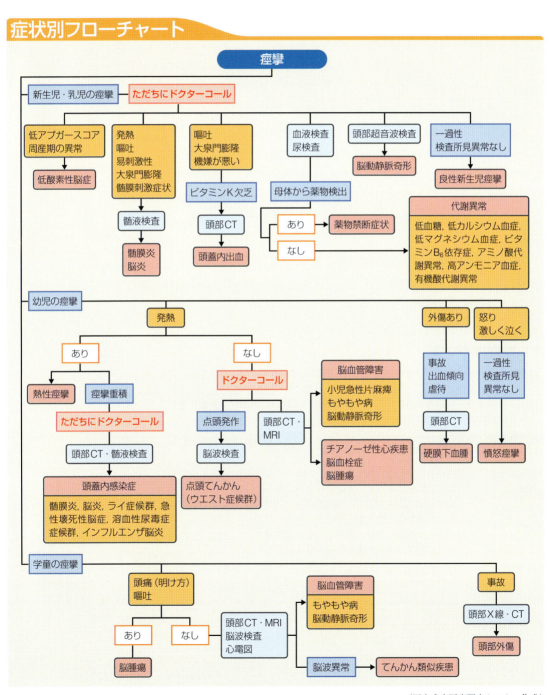

（国立成育医療研究センター作成）

痙攣の概念と原因

痙攣とは，脳の神経細胞から骨格筋に至る運動神経経路の異常興奮により生じる，全身または顔面などの随意筋に見られる急激な不随意の収縮状態のことである．痙攣には広義の痙攣と狭義の痙攣が存在し，広義の痙攣にはスパズム（顔面の片側の筋や眼瞼がピクピクして痛みを伴わないもの），クランプ（局所の筋痙攣で痛みを伴うもの，例：こむら返り）が含まれるが，狭義の痙攣は脳の神経細胞の異常興奮により生じる強直性（持続性の筋収縮状態），あるいは間代性（反復性の筋収縮状態）の骨格筋の不随意な収縮であるてんかん性の痙攣を指す．痙攣の基本的な型を表1に示す．

痙攣の原因には，①脳に原発する異常の場合（特発性てんかん，症候性てんかん〔p.77「てんかん」の項を参照〕）と，②全身性の異常により脳が二次的に障害を受ける場合（水電解質異常，熱性痙攣，低血糖症，低酸素血症，無酸素症，代謝性疾患，感染症など）がある．これらの原因により，大脳皮質運動野から発せられるインパルス（神経細胞内外の化学変化によって発生した電気活動）が異常放電を起こし，それが神経細胞の支配下にある筋群に伝えられることで痙攣を生じる．

小児期の痙攣では熱性痙攣が最も多く見られ，①部分発作の特徴を示す，②15分以上の持続，③24時間以内にくり返し起こる，のいずれかの項目を満たすものを熱性痙攣複雑型という．

表1　痙攣の基本的な型

強直性痙攣	筋肉がこわばった状態．体幹・四肢は強く屈曲または伸展したまま動かない．全身に現れたときには，眼球がつりあがり，上肢は屈曲，下肢は突っ張り，頸部・背部を後ろに反らせた姿勢をとる．強直性痙攣が全身性に生じるときは，呼吸不能となり，チアノーゼを起こす
間代性痙攣	四肢の屈曲と伸展が交互に見られる．全身に現れたときには，全身がガクガクとゆれる
強直間代性痙攣	強直性痙攣と間代性痙攣を合併した痙攣で，痙攣発作が全身の筋群に及ぶか部分的に起こるかによって，全般発作と部分発作に分類される 全般発作：意識消失を伴い，全身の筋肉が持続的に収縮する強直間代性痙攣．部分発作で始まり，全身性に移行するものもある 部分発作：片側の一部分に限局する局所痙攣をいう．また，身体の一部に始まり全身性に広がって全身痙攣に発展するものもある

（土田幸子：痙攣．関野宏明ほか編：Nursing Selection 6　脳・神経疾患．学習研究社；2002．p.68．）

痙攣に対する看護

　痙攣は，痙攣重積を起こし，緊急治療が必要な場合もあるが，多くは入院時点で消失しており，意識清明である．そのため，全身の強直間代性発作を直接観察することはまれであり，発作時の状況（前駆症状，痙攣部位など）は家族から詳細に聴く必要があるため，家族の動揺に配慮し問診を行う．とくに小児では，家族に痙攣発作時の前駆症状や前兆を理解してもらい，対処方法について理解を進めることが重要となる．痙攣重積時には，合併症や発達遅延が出現することもあり，家族とともに患児の発達課題が維持・促進できるよう介入していく必要もある．

　代表的な小児期の痙攣性疾患は熱性痙攣，憤怒痙攣，てんかんなどである．とくにてんかんでは薬物治療により発作のコントロールを行う必要があるため，痙攣の状況をよく観察・確認することが重要である．

看護目標

- 安静・安楽を保つことができる
- 指示された薬物治療を継続できる
- 前駆症状や前兆を理解し，対処方法がわかる
- 発症後も発達課題を維持・促進できる

看護の実際

項目	看護のポイント	根拠
観察	●痙攣時 ・バイタルサイン 　体温，呼吸数，心拍数，熱型，血圧 ・痙攣の状態の把握，前駆症状の有無 　痙攣の持続，部位（全身性，片側性，一部分，左右差），発作パターン（強直性，間代性，強直間代性，ミオクローヌス，スパズム，脱力，欠神），意識レベル（GCS，JCS），呼吸状態（自発呼吸，SpO$_2$，気道閉塞，チアノーゼ，異常呼吸），眼球偏位，瞳孔/対光反射の確認，一般診察（項部硬直など） ・抗痙攣薬使用時の呼吸状態の変化	・熱性痙攣の場合，通常38℃以上の発熱を伴い，体温が急激に上昇する際に生じやすいため，熱型を確認する．また，痙攣時は心拍数の上昇なども見られる ・痙攣が30分以上持続する場合や，痙攣発作が短い間隔で連続して起きる場合には痙攣重積状態であり，緊急の治療が必要である ・痙攣時には交感神経が優位になっていることが多く，瞳孔が開き，対光反射がない，または少ないことが多い

項目	看護のポイント	根拠
観察 (つづき)	・どのような状況で起きたか ・基礎疾患（てんかん，熱性痙攣既往，発達遅滞の有無，他神経疾患など） **POINT** ◎痙攣発作時には，以下の対応を行う ① 緊急ナースコール，声を出すなどして人手を確保する ② 衣服や身に着けているものをはずし，誤嚥予防のため，嘔吐や唾液貯留があるときは側臥位にするか頭を横に向ける ③ 気道の確保（頭部後屈）および呼吸の確保（酸素投与・吸引）を行う	
	・痙攣後 ・痙攣後の障害（四肢麻痺など） ・意識回復までに要した時間 ・発作後，睡眠に移行したか ・検査データ 　診察（問診，視診，神経学的診察），血液検査（電解質，血糖，AST，ALT，LDH，BUN，クレアチニン，動脈血ガス分析など），尿検査，脳波，筋電図，X線（胸部，頭部），CT★，脳血管撮影，髄液検査，MRI★，SPECT★，PET★など	・痙攣重積状態が遷延するほど，脳に損傷を及ぼし，合併症，神経症状，発達遅延が出現しやすくなる ・痙攣発作後はしばらくの間，運動麻痺が見られることがある（トッド麻痺） ・痙攣発作後の意識はもうろうとしており，そのまま睡眠に移行することが多い ・頭蓋内器質的疾患によるものか，頭蓋外の原因によるものかにより，必要な処置，治療が異なる
安静・安楽	☛p.329「安静・安楽」の項を参照 ・大声で叫んだり，身体をゆり動かしたりしない ・誘因が明らかな場合には，その刺激を避ける ・ベッド柵の内側を保護する ☛p.300「環境調整」の項を参照	・不必要な刺激は発作や脳の損傷を助長する可能性がある ・痙攣時の転倒などによる身体損傷を予防する
清潔	☛p.308「スキンケア」の項を参照 ・ベッド上安静の指示が解除されるまでは清拭を実施し，医師の許可が出たらシャワー浴を行う	・心身の安静が必要であるため，負荷の大きい入浴は避ける

項目	看護のポイント	根拠
家族への指導	• 家族の混乱・不安を傾聴する	• 家族が痙攣発作に直面した場合には，家族の混乱や不安が強いため，ねぎらいや不安の傾聴が必要である
	• 痙攣発作の誘因が明らかな場合には，その刺激を避けるよう説明する • 痙攣発作への対処方法を説明する • 患児の発作型を把握し，発作が落ち着くまでは家族とともに見守る	• 不必要な刺激は発作や脳の損傷を助長する可能性がある
	• 抗痙攣薬の内服継続が必要な場合には，確実な服薬が行えるよう援助する	• てんかんと診断された場合には，長期的な内服（薬物コントロール）が必要となるため，家族の疾患の受容度や理解度を把握し，確実に投薬できるよう支援する必要がある

（衛藤裕美）

● **参考文献**

1) 礒岩壽満子ほか：痙攣．高木永子編：看護過程に沿った対症看護 病態生理と看護のポイント．改訂版．学習研究社；2002. p.357.
2) 国立成育医療センター看護基準手順委員会編：すぐに役立つ小児＆周産期の疾患とケア．中山書店；2009. p.298.

2章 症状別看護

3 消化器症状

腹痛

症状別フローチャート

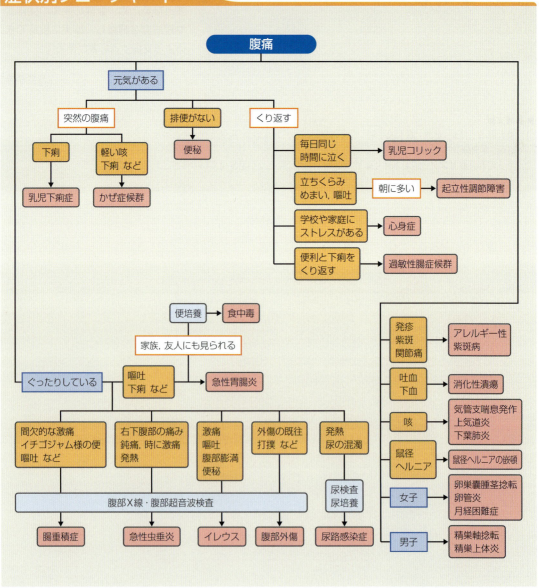

(国立成育医療研究センター作成)

腹痛の概念と原因

腹痛はさまざまな疾患で見られる非特異的な症状であるため，ほかの症状，たとえば嘔吐，下痢，発熱の有無を十分に問診する必要がある．腹痛刺激（痛覚）は，末梢（内臓諸器官や腹壁，後腹壁など）の感覚受容器から脊髄を経て大脳皮質へ伝達され，腹痛として感知される．

腹痛は，発生機序によって内臓痛性腹痛，体性痛性腹痛，関連痛の3つに分類される（表1）．腹痛の原因・誘因はきわめて多様であり，多くの疾患の主症状の1つである．なかには緊急性の高い疾患が少なからず含まれている．とくに緊急を要する疾患の可能性があるのは，①全身状態が不良なもの，②激痛，③理学所見で腹膜刺激症状（筋性防御や反跳痛）が認められるもの，④嘔吐（とくに胆汁様，血性）を伴う場合などである．

表1 腹痛の分類

内臓痛性腹痛	実質臓器自体の収縮・弛緩によって起こるもので，痛みには周期性がある（胃・十二指腸潰瘍，急性・慢性胃炎，胃癌，炎症性大腸炎，大腸癌，胆囊・胆管炎，尿路結石など）
体性痛性腹痛	腹膜・腹間膜・横隔膜の炎症や，物理的あるいは化学的刺激によって発生する．持続的で突き刺すような鋭い痛みが特徴（胃腸穿孔，急性虫垂炎，急性腹膜炎，絞扼性イレウス，急性膵炎，臓器の破裂など）
関連痛	内臓痛の際に，それに関連した特定の皮膚領域に感じる痛み

腹痛に対する看護

小児は痛みの刺激を解剖学的，機能的に十分認知できるため，成人同様に疼痛コントロールを図る必要がある．しかし小児の場合，腹痛の部位や程度を正確に伝えることができないことから，原因究明に時間を要することもあり，痛みの増強とともに不安も強くなる．そのため，患児や家族が不安を軽減できるよう対応していく必要がある．

看護目標

- 腹痛が軽減したことを言動あるいは表情で表現することができる
- 不安が軽減したことを言葉で表現できる（家族）
- 経口摂取できる

看護の実際

ここでは，腹痛の原因が確定するまでの看護について述べる．診断後の腹痛の看護については，該当する各疾患の項を参照していただきたい．

項目	看護のポイント	根拠
観察	・バイタルサイン，呼吸状態，SpO₂，悪寒，末梢冷感，意識レベルの低下，活気や機嫌 ・腹痛の症状（激痛か，鈍痛か） ・腹痛の部位 ・腹部膨満，腹部緊満，腸蠕動音 ・発症のしかたと経過 ・悪心・嘔吐 ・経口摂取の状況 ・便の性状，排便回数，最終排便日 ・睡眠状況 ・検査値の経時的変化 ・家族や周囲の流行性疾患	・痛み，腸管出血によりショック状態になることがあるため，全身状態が悪い場合は緊急性がある ・嘔吐，腹部膨満，便秘などはイレウスの重要な症状である．腸蠕動音は機械的イレウスで亢進し（金属性有響音），機能的イレウスで減弱ないし消失する
食事・輸液管理	・p.315「栄養管理」の項を参照 ・食事摂取が可能な場合は，水分や消化しやすいものから，少量ずつ促す	・消化管の安静のため，禁飲食となることがある ・下痢の場合は体液や電解質の平衡が乱れ，脱水の危険性が高くなる
疼痛コントロール	・言語で痛みを訴えられない患児には，評価スケールを用いて評価する ・p.274「頭痛」の項図1を参照 ・原疾患に応じた痛みのコントロール（医師の指示に基づき，一定時間ごと，あるいは頓用での解熱鎮痛薬投与のほか，患児の希望に応じて罨法やマッサージなどの非薬物療法を行う） ・痛みによって困難となっている日常生活の援助 ・痛みを我慢しないよう説明する ・解熱鎮痛薬の効果が現れるおおよその時間，持続時間について説明する	・言語で痛みを訴えられない患児の場合，表情や全身の姿勢で痛みを示す．そのため痛みの評価スケールを用いた評価や家族からの情報収集が必要 ・正確に評価するために評価方法を統一する ・患児が希望していない介入は，痛みをさらに増強させることにもなりうるため，患児の意向を尊重して行う ・痛みの増強への不安は日常生活をいっそう困難にする ・心理的負担は痛みを増強させ悪循環を招く ・見通しがわかることで痛みに対処できる

項目	看護のポイント	根拠
疼痛コントロール（つづき）	・医師の指示により浣腸を行う ☞p.331「排便管理に必要なケア」の項を参照	・小児の腹痛の原因では，ガス貯留が誘因で起こる乳児コリック（乳児に見られる啼泣や過敏性の発作）や便秘によるものが多く，どちらも浣腸により改善する

（金子沙織，泉　綾奈）

3 消化器症状

下痢

症状別フローチャート

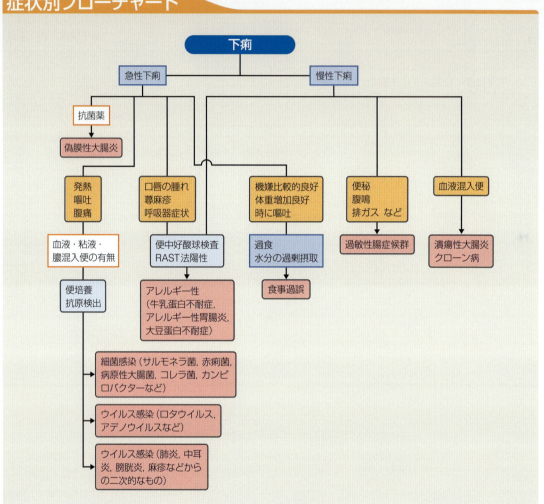

（国立成育医療研究センター作成）

下痢の概念と原因

下痢とは，便の硬度が低下し，液状または液状に近い状態になることを指す．その形状により水様便，泥状便，軟便などと表現される．一般的に排便回数は増加することが多いが，排便回数により下痢を定義することはできない．

下痢は発生機序により，浸透圧性下痢，滲出性下痢，分泌性下痢，腸管の蠕動運動亢進による下痢などに分けられる．また，経過から急性下痢と慢性下痢に分類できる（表2）．

表2 発生機序・経過による下痢の分類

発生機序	浸透圧性下痢	吸収障害を生じ腸管内浸透圧が上昇して起こる
	滲出性下痢	粘膜の炎症により滲出液が腸管内に漏れ出して起こる
	分泌性下痢	腸粘膜から大量の水分や電解質が分泌されて起こる
	腸管の蠕動運動亢進による下痢	腸管の蠕動運動亢進により起こる
経過	急性下痢	感染，中毒，薬剤，アレルギー反応，心因反応
	慢性下痢	感染，炎症性腸疾患，消化不良，ホルモン異常，消化管手術後，心身症

下痢に対する看護

小児は細胞外液が多く，容易に脱水に陥りやすいため，全身状態の急激な悪化をきたしやすい．また，下痢は病原体を体外に排除するための生体防御反応であることから，薬剤で抑制すると回復が遅れる可能性があるため，止痢薬は原則として使用しない．治療は基本的には食事療法と脱水などへの対症療法となる．できるだけ下痢による腹痛などの身体的苦痛や不快感などの精神苦痛を最小限にするようかかわることが重要である．

看護目標

- 消化管の安静の必要性を理解し，可能な範囲で経口摂取することができる
- 脱水症を予防することができる
- 下痢による皮膚障害を予防することができる
- 苦痛が軽減したことを言動あるいは表情で表現することができる
- 不安が軽減したことを言葉で表現できる

看護の実際

項目	看護のポイント	根拠
観察	・便の観察 　量，回数，性状（水様便・泥状便・有形便の軟化状態），色調（白色〔無胆汁様〕，灰白色，黄色，緑色，タール様，粘血便），混入物（血液粘膜・消化の状態），臭気（酸臭，腐敗臭など） ・排便時の状態 　便意，排便時痛，食事内容，水分摂取状況	・症状の悪化，改善を判断するために必要である
	・腹部症状 　腹痛の有無・程度・部位，苦痛表情，腹部膨満・緊張度，蠕動亢進，悪心・嘔吐	・乳児の腹部は一般的にぽってりとした膨満傾向であるため，判断が困難である．健康時の腹部との違いを家族に確認しながら比較する
	・脱水症状 　インアウトバランス，発熱，頻脈，口腔粘膜・皮膚の乾燥，眼窩の陥没，大泉門陥没，皮膚ツルゴール，尿量，尿比重，流涙・発汗・唾液分泌の減少，四肢の冷感・チアノーゼ，痙攣，不機嫌 **POINT** ◎ロタウイルス感染による腸炎では痙攣を起こすことがある 　☞p.245「痙攣」の項を参照 ◎下痢が長期化すると消化管粘膜防御機構が破綻して二次性乳糖不耐症を合併することがある	・小児は細胞外液が多く，脱水症に陥りやすい ・小児は症状の悪化に伴い，全身状態が急速に悪化するため，早期発見・早期治療が重要である
	・皮膚症状 　肛門周囲の皮膚障害 　☞p.308「スキンケア」の項を参照	・下痢が悪化すると肛門周囲の皮膚状態も悪化しやすい ・下痢便の多くは酸性であるため，長時間の皮膚への付着は皮膚障害や感染につながる
食事	・固形物や脂肪分が多い食事を控える（食事を止める場合もある） ・医師の指示の範囲内で，水分（経口補液剤や，果汁・乳製品の混ざらない，消化のよい透明なもの）を摂取させる ・家族に食事・水分制限の必要性を指導する	・消化管の安静を図る．消化管の負担を軽減することは症状の緩和につながる ・経口摂取が不足すると，さらなる体液量の減少を招く ・家族の理解不足や不適切な対応は，症状悪化につながる可能性がある

項目	看護のポイント	根拠
安静・安楽	☞p.329「安静・安楽」の項を参照 ・処置や検査は可能な限り時間帯を統一し，睡眠時間を確保する ・オムツ使用時は排泄物の処理を迅速に行う ・症状が見られる間は，原則，個人の生活療養範囲内（個室またはカーテン内側のベッド上）で過ごす	・必要な睡眠時間を確保することは，体力と疾患の回復につながる ・排泄物による不快感を迅速に取り除くことで皮膚障害を予防する ・オムツ使用時や排泄後の手指衛生が確立していない小児においては，ほかの患者との交流で感染伝播の機会を増やすことになる
疼痛コントロール	・腹痛のコントロールを行う 　☞p.250「消化器症状―腹痛」の項を参照	・腹痛は安楽を妨げる原因となる
清潔	☞p.308「スキンケア」の項を参照 ・身体の清潔，とくに肛門周囲の清潔を保持する ・皮膚障害が出現した場合は，撥水性のある軟膏を使用して悪化を防ぐ **POINT** ◎排泄後のオムツ交換時は，おしり拭きで便をつまむように取ったり，押し拭きをすることで，皮膚への摩擦刺激を避ける	・頻回の下痢症状があるときは，腸液の接触により殿部の皮膚バリア機能が低下し，皮膚障害を起こす可能性が高い
環境	☞p.230「感染症」の項を参照 ・標準予防策に準じた排泄物の処理を行う **POINT** ◎防護具を装着する ◎オムツの場合：その場でビニール袋に入れ，封じ込めて，廃棄する ◎ポータブルトイレの場合：排泄物は迅速に処理し，ベッドパンウォッシャーによる洗浄，熱消毒を行う ◎トイレ使用時：排泄物を廃棄後，手すりや便座など，患者の触れた場所を清拭する ・ベッド周囲の環境整備を行う	・感染伝播予防のため

（金子沙織）

3 消化器症状

嘔吐

症状別フローチャート

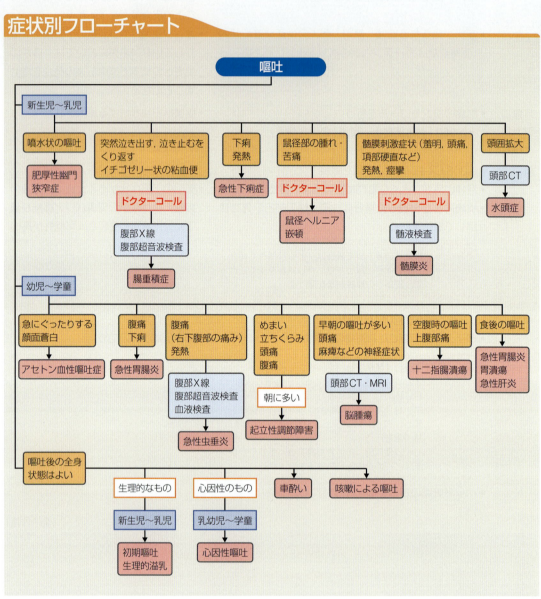

（国立成育医療研究センター作成）

嘔吐の概念と原因

　嘔吐とは，胃の内容物が食道・口から勢いよく噴出する状態である．嘔吐はなんらかの原因により，延髄にある嘔吐中枢が刺激されて起こる．小児期は中枢神経の機能調節の発達が不十分なために嘔吐中枢が不安定であること，感染症にかかりやすいこと，心理的影響を受けやすいことから，わずかな刺激によっても容易に嘔吐する．また，新生児期には頭蓋内圧亢進症状や消化器の先天異常の症状として嘔吐が見られることがあり，これらへの処置は急を要する．

　嘔吐の原因として細菌・ウイルス感染（☞p.28「急性胃腸炎」の項を参照）や食物アレルギー（☞p.152「食物アレルギー」の項を参照），心理的ストレス，薬の副作用などがある．また，小児の嘔吐は，窒息や誤嚥につながることがある．

嘔吐に対する看護

　度重なる嘔吐は，急激に体内の水分喪失を起こし，電解質異常や脱水症に陥る．治療は輸液療法や安静療法，食事療法を中心とした対症療法を行い，これらの予防・改善が目標となる．また，苦痛を伴うことから，患児や家族の不安は増大するため，精神的援助も必要である．

看護目標

- 正常なインアウトバランスを維持することができる
- 入院前の食事量にまで増やすことができる
- 苦痛が軽減したことを言動あるいは表情で表現することができる
- 不安が軽減したことを言葉で表現できる

看護の実際

項目	看護のポイント	根拠
観察	・バイタルサイン ・嘔吐の状態，吐物の量，嘔吐の回数 ・嘔吐時の様子 　噴水状，ダラダラ流れるなど ・吐物の性状 　血液混入（鮮血，コーヒー様），胆汁様，便臭 ・前駆症状 　咳嗽，激しい啼泣後	・小児は体温調節機能が未熟であることに加え，細胞外液が多く，（体重あたりの）体表面積も大きく不感蒸泄も多い．水分代謝が早いため，体内より水電解質が喪失した状態に陥り，脱水になりやすい．また，電解質の異常により痙攣を誘発することもある

項目	看護のポイント	根拠
観察 (つづき)	・食事や授乳との時間的関係 　乳児の場合は，哺乳後の排気 (げっぷ) ・オムツによる腹部圧迫 ・副作用のある薬剤の使用 ・意識状態 ・随伴症状 　発熱，腹痛，下痢，便秘，腹部膨満，食欲低下，頭痛，不機嫌，冷汗など ・脱水症状 　口渇，口唇や口腔粘膜の乾燥，皮膚の乾燥，眼窩の陥没，大泉門の陥没，体重減少，尿量減少，発熱，心拍数増加 ・家族や周囲の流行性疾患	・哺乳時にミルクと空気を同時に飲み込み，胃が拡張する．とくに乳児前期は食道・胃の構造上，嘔吐しやすい ・薬の副作用により悪心・嘔吐が出現することがある
安静・ 安楽	☛p.329「安静・安楽」の項を参照 ・体位を工夫する 　ベッド上安静，ファーラー位や右側臥位など ・心窩部の冷罨法が効果的なことがある	・胃・十二指腸の構造上，胃内容物が通過しやすい体位をとる ・冷罨法を行うことで，消化管の鎮静により悪心が緩和されることがある
食事	☛p.315「栄養管理」の項を参照 ・嘔吐をくり返すときは，経口摂取を中止し，輸液管理となる ・少量ずつ経口摂取を開始する．水や茶などクリアウォーターから摂取し，粥・普通食と水分の少ない形態に変化させる **POINT** ◎水やお茶が苦手な場合は，経口補液剤やスポーツドリンクを薄めて飲むこともある ◎一度に大量の水分を摂取すると，胃や腸に刺激を与え，嘔吐をくり返したり，吸収が追いつかず，下痢を伴うことがある ◎温度は常温が好ましく，負担を抑え少量ずつ与えていく ・嘔吐をくり返すときは胃チューブを挿入し，胃内容物の吸引や洗浄を行うことがある **POINT** ◎胃チューブ留置の場合は，自己抜去を予防する ◎胃チューブ留置は挿入操作のため，喉頭刺激による苦痛増大と刺激反射により嘔吐を誘発することがある	・経口摂取が消化器への刺激となり，嘔吐を誘発することがある ・急激な消化管への刺激は，嘔吐を誘発する

項目	看護のポイント	根拠
環境	☛p.230「感染症」の項を参照 ・排泄物の処理は，標準予防策に準じて行う ・感染症の場合は，個人の生活療養範囲内（個室またはカーテン内側のベッド上）で過ごすことが好ましい ・胃内容物の吸引や吐物によって汚染されたものは，すみやかに片づける	・感染性胃腸炎による嘔吐では，消化器からの排泄物が媒体となり感染伝播のリスクを増大させる ・吐物の臭気，視覚的刺激で嘔吐を誘発することがある
誤嚥・窒息の防止	・嘔吐の危険がある場合には，頭・顔を横にした側臥位をとらせる ・嘔吐後には口腔ケアを行う	・乳児の場合，嘔吐後の啼泣により吐物を誤嚥し肺炎を併発することがある．仰臥位では誤嚥・窒息のリスクが高いため，側臥位にして吐物が咽頭へ垂れこむのを防ぐ ・口腔内を清潔にしておくことで誤嚥を防止する

（泉　綾奈）

4 呼吸困難

症状別フローチャート

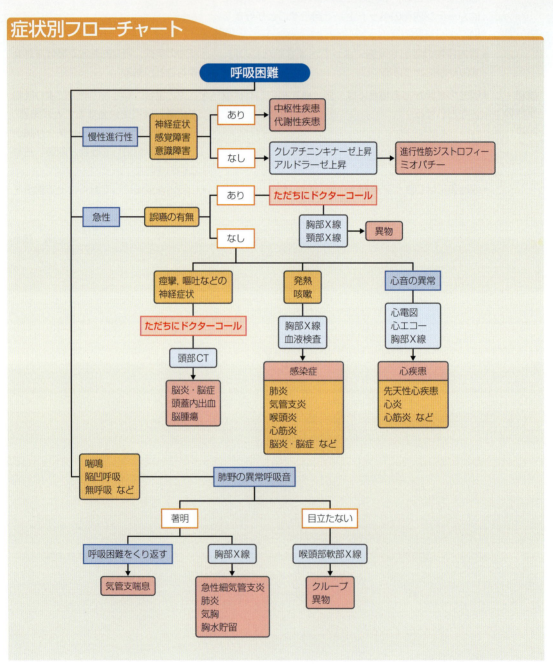

（国立成育医療研究センター作成）

4 呼吸困難

咳嗽

咳嗽の概念と原因

　咳嗽は，おもに気管と気管支の咳受容体の刺激により誘発される一連の呼吸運動である．咳嗽を誘発する刺激としては，鼻汁や痰，気管内の異物，細菌やウイルスなどによる炎症，室内の汚染物質などが挙げられる．咳嗽は，刺激物を除去する生体防御機能の1つであるが，咳嗽が過剰に生じると，気道を損傷し，安楽の維持が困難となる．

　一般に，咳嗽には痰を伴う湿性咳嗽と痰を伴わない乾性咳嗽がある．また小児に特徴的な咳嗽として，クループ症候群に見られる犬吠様咳嗽や，百日咳による痙攣様の痙性咳嗽などがある．

咳嗽に対する看護

　小児期は，解剖学的に気道径が狭小であり，気道内分泌物が多いこと，生理学的に胸郭，横隔膜による呼吸運動が小さく，喀痰排出が効率的に行えないこと，免疫学的に未熟であるために感染にも弱いことなどから，咳嗽を起こしやすい時期であると考えられている．

　過剰な咳嗽は，低酸素血症を生じるだけではなく，予備力の低い小児にとって，体力の消耗を招き，咽頭や胸郭の痛み，食欲不振，時に嘔吐を生じさせる．また，咳嗽により入眠障害や中途覚醒を生じ，十分な休息を阻害するため，症状を緩和させることが看護の大きな役割である．さらに，咳嗽は小児にとって強い不安を生じさせる症状でもあるため，不安の軽減に努める必要がある．

看護目標

- 咳嗽が軽減する
- 必要な水分・栄養摂取ができる（①喀痰排出を効率的に行う，②脱水予防，③咳嗽の緩和）
- 十分な休息がとれる
- 苦痛が軽減したことを言動あるいは表情で表現することができる
- 家族や病院スタッフに不安を表出し，対処されることで不安を軽減できる

看護の実際

項目	看護のポイント	根拠
観察	・バイタルサイン 　体温，呼吸数，心拍数，SpO$_2$ ・活気，表情，機嫌 ・遊び ・食事・水分摂取状況 ・尿量・尿回数，便量・便回数 ・休息状況 ・咳嗽の程度・性状 ・呼吸状態（呼吸困難） ・随伴症状	・小児は症状を言語で伝えられないため，日常生活を細かく観察し，ふだんの生活と比較して咳嗽の症状がどこに影響を及ぼしているのかを評価する必要がある ・咳嗽により食事や水分摂取が困難となる場合が多いが，患児の嗜好が原因のこともあるため注意する
食事	・水分補給を促す ・食事摂取が行いやすいよう，刺激の少ない，患児の食べやすい食事を選択する ・1回の摂取量を少なめとし，回数を増やす	・水分摂取により咽頭の乾燥を緩和する ・咳嗽とともに痰の喀出が増加すると水分を喪失し，痰の喀出が困難となるため，さらに咳嗽を誘発する ・咳嗽により嘔吐を生じることがあるため，ミルクや食事摂取量は少量ずつとする
安静・安楽	●体位管理 　☞p.329「安静・安楽」の項を参照 ・基本的にはベッドをギャッチアップし，咳嗽が続くときには枕やクッションを用いて起座位とする ・ベッド上にテーブルがあれば，それを用いてもたれかかれるようにする ・患児が好む体位や安楽な体位がある場合は，それらを優先する	・咳嗽を誘発しにくい姿勢を保つ ・加湿や持続吸入などをしている場合，効率的に行える姿勢とする ・気道を圧迫しない姿勢を保つ **POINT** ◎乳幼児や自力体動のない患児の場合，枕やクッションで窒息しないよう，定期的に安全確認を行う
	●休息 ・ベッド上で安静が保てるよう遊びの工夫を行う	・過度な運動は咳嗽を誘発する ・咳嗽はエネルギーの消費が大きいため，十分な休息が必要である
	●吸入・吸引 ・ネブライザーにより薬剤を投与し，局所に対する直接的な作用，気道分泌物の除去，気道狭窄の改善を行う	**POINT** ◎哺乳・食事直後は吸入薬の刺激により悪心・嘔吐を誘発しやすい ◎吸入により暴れたり，啼泣したりすると咳嗽をさらに誘発するので，吸入時間や方法を工夫する

項目	看護のポイント	根拠
安静・安楽（つづき）	● 不安の除去 　☞ p.340「子どもとのコミュニケーション」の項を参照 ● できる限り患児のそばで声をかけたり背中をさすったりし，不安を取り除く ● 家族との時間を十分にとり，安心できるよう調整を行う	● 激しい咳嗽が継続すると患児は不安になる．不安とそれに伴う啼泣が，さらに咳嗽を増強させる
清潔	● 口腔内の清潔 ● 皮膚の清潔 　☞ p.308「スキンケア」の項を参照 　患児の状態を評価し，必要時清拭を行う	● 咳嗽が継続することで口腔内が乾燥し，不快感を生じるとともに咳嗽を増強させる ● シャワー浴により，体力消耗や咳嗽を誘発する場合がある
環境	● 加湿器などを用い，室温・湿度の調整を行う ● 可能であればマスクを着用する	● 乾燥・冷たい空気は咳を誘発する ● マスクを着用することで気道への刺激物の侵入を予防する

（西尾麻里子）

● 参考文献
1) 赤坂登志枝ほか：日常よくみられる症状；観察のポイントと看護の実際．小児看護 2005；28：308-311．
2) 内山聖：呼吸器疾患．原寿郎ほか編：標準小児科学．医学書院；2013．p.374-377．
3) 望月博之：呼吸器疾患の観察とケアのポイントを理解しよう 咳とは．小児看護 2014；37：10-13．

4 呼吸困難

喘鳴

喘鳴の概念と原因

喘鳴とは，狭窄のある気道を空気が通過する際に生じる雑音であり，その音は狭窄の部位によって異なる（表1）．咽頭炎や気管支炎など，狭窄部位がおもに咽頭や気管にある場合は「ゼーゼー」「ゼロゼロ」という低音性の喘鳴が聞かれる．とくにクループなどでは吸気時に喘鳴が著しい．

一方，狭窄部位が気管支より末梢にある場合は高音性の「ヒューヒュー」という音が聞かれ，気管支喘息では呼気時の喘鳴が特徴的である．

表1 喘鳴の分類

分泌物や乳汁による喘鳴	哺乳後や痰などの分泌物の停滞で「ゼロゼロ」という雑音が聞かれる
上気道の狭窄	咽頭付近でなんらかの狭窄が起こると「ゼーゼー」という雑音が聞かれる
下気道の狭窄	下気道になんらかの狭窄が起こると「ヒューヒュー」という雑音が聞かれる．下気道の狭窄では吸気圧は高く，気道の内腔は狭小となる
気管支狭窄	気管支に狭窄が起こると，呼気・吸気で「ヒューヒュー」「ゼーゼー」という雑音が聞かれる

喘鳴に対する看護

喘鳴とは，呼吸困難の症状の1つである．喘鳴の原因として気道内に分泌物が貯留していることや気道がむくんでいることなどが挙げられる．原因に合った処置を的確かつ早期に行うことで，患児の苦痛や不安・恐怖を取り除き，呼吸状態を改善することにつながる．

看護目標

- 気道内分泌物の喀出を促す
- 指示された薬物を確実に服用する
- 必要な水分量・食事量を摂取できる
- 十分な睡眠がとれる
- 苦痛が軽減したことを言動あるいは表情で表現することができる
- 呼吸困難による不安が軽減する

看護の実際

項目	看護のポイント	根拠
観察	・バイタルサイン 　体温，呼吸数，心拍数，SpO$_2$ 　**POINT** ◎できるだけ安静時にバイタルサインを測定する ・呼吸状態 　呼吸の深さ，リズムの異常・異常呼吸，呼吸困難 　**POINT** ◎小児は呼吸困難に対して的確な訴えができないため，「お腹が痛い」「頭が痛い」と訴えることがある．必ずしも呼吸困難を「息が苦しい」と訴えるとは限らない ・咳嗽，嘔吐 ・分泌物の量・性状 ・チアノーゼ，末梢冷感 ・意識状態，活気，機嫌 ・哺乳，食事・水分摂取状況，尿量 ・睡眠状況	・生活行動や環境温度，体位，感情などにより，呼吸変動が起こりやすい ・激しい咳嗽に伴って嘔吐することがある ・呼吸困難に伴い，低酸素状態になる ・活気や機嫌，睡眠状況は小児の重要な体調の指標となる
食事	・十分な水分補給を行う 　水分補給が困難なときは，輸液で補う ・患児の希望に合わせて，口当たりの良いもの（ゼリーやプリンなど）を与えるのもよい	・十分な水分摂取により，気管支内の粘稠な分泌物を軟らかくし，喀痰の排出を促す ・呼吸困難時は食欲が低下するため，必要なエネルギー摂取のための経口摂取が困難な場合は口当たりのよいものを摂取させる ・低栄養状態は，免疫能と呼吸筋力の低下につながる
安静・安楽	●体位管理 　☞p.329「安静・安楽」の項を参照 ・起座位・ファーラー位をとる，ベッドのギャッチアップ，衣服をゆるめる，寝具の圧迫を避ける，肩枕を挿入する ●痰の喀出を促す ・水分の経口摂取，深呼吸と咳嗽による喀痰，呼吸理学療法（体位ドレナージ，スクイージング），吸引 　**POINT** ◎吸引は分泌物の排出に有効だが，興奮や苦痛も伴うため，短時間で確実・安全に実施する必要がある	・気道の圧迫を避け，横隔膜を下げて胸郭を広げることにより，空気が肺胞に入りやすくなり，楽に呼吸ができる ・水分を摂取することで，分泌物が排出されやすくなる ・小児は咳嗽反射が未熟である．かつ肺も器質的・機能的に未熟なことから，気道や鼻腔に貯留している分泌物をうまく排出できないことがあるため，吸引し，気道の確保を行う

項目	看護のポイント	根拠
安静・安楽（つづき）	●酸素投与 ・年齢や酸素需要量に応じた方法を用いる（酸素マスク，鼻カニューラ，ヘッドボックス，表1） **POINT** ◎酸素投与時には，必要に応じて加湿を行い，粘膜の乾燥を防止し，分泌物を軟らかくする ●吸入療法 ●心身の安静の保持 ☞p.340「子どもとのコミュニケーション」の項を参照	・低酸素血症など，組織への酸素供給不足の改善や予防を行う ・気道に直接薬液を投与することで，気道の浮腫の軽減，分泌物の排出促進，気道炎症の軽減を図る ・興奮や不安は酸素・体力の消費につながる
清潔	・患児の状況に合わせながら，可能な限り口腔内の清潔保持に努める	・口腔内は喀痰で汚染されやすく，口腔内の雑菌の繁殖は気道感染の誘因となる

表1 酸素投与法の種類と各々の利点・問題点および対象年齢

	種類	利点	問題点	対象年齢	ポイント
酸素マスク	口や鼻をマスクで覆い，酸素を投与する方法	装着が簡単	・顔面を覆う不快感や圧迫感がある ・深呼吸により酸素濃度が高くなる ・食事や会話が妨げられる	幼児以上	・酸素流量が少ないと，マスク内に呼気が滞留するため，5L以上の酸素流量を用いる場合に使用する
鼻カニューラ	鼻腔にカニューレを挿入し，酸素を投与する方法	装着が簡単であり，装着したままで会話や食事が可能	・カニューレによる不快感がある ・鼻腔粘膜の乾燥，鼻孔びらんが発生する可能性がある ・口呼吸の場合は，効果が低い	乳児以上	・カニューレによる不快感がある場合は，先端を切るなどの工夫をする ・酸素流量が多いことで，鼻腔粘膜の痛みが発生するため，酸素流量は3Lが限度である
ヘッドボックス	頭部全体をボックスの中に収容し，酸素を投与する方法	不快感が少ない	湿度・温度の調節が困難である	おもに，体動は少ないが，マスクや鼻カニューラの装着が困難な乳児	（現在は製造が中止になっている）

（廣川美貴子）

● 参考文献
1）平林優子：健康障害を持つ子ども・家族への看護．中野綾美編：小児看護学小児の発達と看護．メディカ出版；2008．p.187-190．
2）鈴木恵子：呼吸器疾患をもつ小児の観察．桑野タイ子編：看護観察のキーポイントシリーズ小児Ⅱ．中央法規出版；2000．p.58．
3）竹之内直子：小児のアセスメント呼吸．奈良間美保編：小児看護学概論 小児臨床看護総論．医学書院；2013．p.300-303．
4）大島美穂子ほか：気管支喘息．石黒彩子ほか編：発達段階からみた小児看護過程＋病態関連図．医学書院；2010．p.482-501．

COLUMN

無呼吸

　呼気相終末から吸気相開始までが20秒以上の呼吸停止，または呼吸停止が20秒未満であっても不適切な呼吸の徴候（徐脈，チアノーゼ，蒼白）を伴う場合を無呼吸発作という．

　無呼吸は，呼吸筋の活動の有無により，①中枢性無呼吸（中枢神経から呼吸筋への刺激が減少し，胸郭運動が停止し，空気の流れが消失した状態），②閉塞性無呼吸（胸郭運動は持続しているが，気道狭窄・閉塞のために空気の流れがない状態），③混合性無呼吸（中枢性無呼吸と閉塞性無呼吸が混在した状態）の3つに分類される．

　乳児の無呼吸発作は，病的もののほかに，周期性呼吸や憤怒痙攣のように良性で経過を観察できるものもあるが，多くが基礎疾患の1つの症状として出現するか（表2），または原因が不明な乳幼児突然性危急事態（ALTE）である．

　無呼吸発作は原因が何であるかにかかわらず，生命を脅かす重篤な症状であるため，ただちに治療が必要な状態かを鑑別する必要がある．身体症状に異常所見がなかった場合でも，原因の検索を進めなければならない．無呼吸発作の発見時には，意識レベルの確認，顔色，活気，呼吸状態の観察を行い，すぐに気道確保をする．気道確保によっても自発呼吸がない場合や呼吸が弱い場合は，補助換気によりSpO_2を上昇させる．

（高山温子）

表2　乳児の無呼吸発作の原因

中枢神経病変	感染（髄膜炎，脳炎・脳症），痙攣，頭蓋内圧亢進，憤怒痙攣，頭蓋内出血（乳児虐待），奇形（アーノルド・キアリ奇形），先天性中枢性低換気症候群
上気道病変	咽頭攣縮（胃食道逆流症），感染（クループ），気道異物，奇形（ダウン症候群，ピエール・ロバン症候群）
下気道病変	感染（肺炎，細気管支炎）
その他	敗血症，不整脈，乳児突然死症候群（SIDS）/ALTE，低血糖，低カルシウム血症，薬物中毒，代謝性疾患

COLUMN

重要な努力呼吸である「陥没呼吸」

　胸壁，頸部，胸骨が吸気時に内側へ動く状態が陥没呼吸である．陥没呼吸は努力呼吸が増加している徴候である．小児は胸壁の筋肉を使用して空気を肺に送り込もうとするが，気道抵抗の増大または肺の硬化により，空気の動きが制限されて陥没呼吸を生じる．陥没呼吸の重症度は，小児の呼吸困難の重症度に対応している（表3）．

　陥没呼吸が見られた場合には，早期に陥没呼吸の部位と程度を観察し，呼吸困難の重症度を評価する．ファーラー位や座位をとるなどの体位の調整，十分な酸素投与，吸入療法，吸引などの介入が必要である．また，努力呼吸が見られる患児では，清潔ケアを短時間で実施するなど，酸素消費量や体力消耗を少なくするような配慮が必要である．

（高山温子）

表3　呼吸困難の重症度と陥没部位（陥没呼吸の重症度）

呼吸困難の程度	陥没部位	部位の詳細
軽度〜中等度	肋骨下	肋骨縁直下の腹部の陥没
	胸骨下	胸骨の下の腹部の陥没
	肋骨間	肋骨の間の陥没
重度	鎖骨上	鎖骨直上の頸部の陥没
	胸骨上	胸骨直上の胸部の陥没
	胸骨	胸骨の背骨方向の陥没

● 参考文献
1) 中田諭：小児クリティカルケア看護　基本と実践．南江堂；2011．
2) 植田育也：救急・集中治療　徹底ガイド　小児の呼吸Q＆A．総合医学社；2010．
3) オードラ・A・ベンソン・ロジャース：PALSプロバイダーマニュアル AHAガイドライン2010準拠．シナジー；2013．

5 頭痛

症状別フローチャート

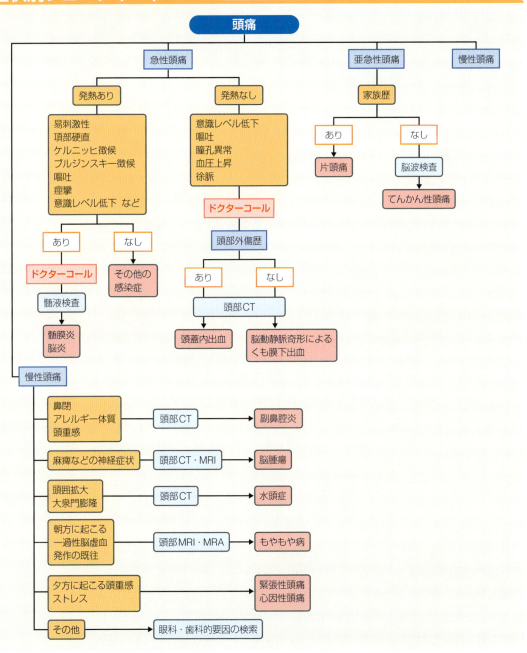

（国立成育医療研究センター作成）

頭痛の概念と原因

　頭痛とは，頭部に感じる疼痛の総称であり，深部痛および頭皮などの表層痛，眼，耳，歯など頭部以外の器官からの投射痛をいう．このほかに患児は無痛性の不快感，頭重感，圧迫感，絞扼感なども含めて頭痛として訴えることがある．また，頭痛は主観的な訴えであり，客観的に評価することが困難である．

　頭痛の臨床的分類には，頭痛の原因疾患がない一次性頭痛（機能性頭痛）と，原因疾患が存在する二次性頭痛（症候性頭痛）がある．一次性頭痛は，片頭痛，緊張型頭痛，群発頭痛などがあり，二次性頭痛は，脳腫瘍，くも膜下出血，髄膜炎，かぜ症候群などがある．頭痛の発症様式では，急性頭痛，亜急性頭痛，慢性頭痛の大きく3つの病型に分類される．

　小児は認知が未熟であることから，刺激を恐怖や不快感として記憶しやすく，情緒の状態や認知によって痛みが左右される．また言語能力や表現力も未熟なため，「いつから，どこが，どのように痛い」と言えず，不機嫌，啼泣，無表情などの非特異的な症状となって表れることが多い．一般的に頭痛を訴えることができるのは，4〜5歳からとされているが，2歳でも頭を抱えたり，頭を押さえたりと頭痛の症状を示すことがある．

　小児の頭痛のほとんどが機能性頭痛とウイルス感染症であるが，髄膜炎や頭蓋内出血など緊急度の高い疾患や，脳腫瘍など重症度の高い疾患による場合もある．

頭痛に対する看護

　小児の頭痛の多くは良性のものであるが，頭蓋内出血，脳腫瘍，髄膜炎などの致命的な疾患の初期症状でみられる場合もあるため，痛みや随伴症状，バイタルサイン（呼吸数，心拍数，血圧，体温など）を適切にアセスメントして，緊急度や重症度の高い疾患を早期発見することが最も重要である．また，状態の変化を知るためにも，痛みの評価やバイタルサインを経時的に観察する必要がある．

　小児は痛みに対してはきわめて敏感であるが，痛みを訴えても過小評価されやすい．年少児ほど頭痛の程度や部位を適切に表現することができないため，小児の頭痛を明確にとらえて評価することは困難である．たとえば，「痛い？」と聞くと「痛い」と答え，「痛くない？」と聞くと「痛くない」と答える子どもがいたり，頭を抱えて頭痛を訴える子どもが，診察で中耳炎とわかったりする場合もある．

　痛みを正確に評価するためには，患児の訴えに寄り添い，患児を一番近くで観察している保護者にも痛みの病歴（☞p.274「ミニ知識：OPQRST法」を参照）について話を聞くとともに，表情と機嫌，バイタルサインを観察し，これらの情報を統合して患児の状態を判断するべきである．

緊急度の高い頭痛での対応

　小児における緊急度の高い頭痛として，脳血管障害によるくも膜下出血や外傷による頭蓋内出血，水頭症，髄膜炎などがある．頭部外傷の既往，突発発症の激しい痛み，意識レベルの低下，嘔吐，瞳孔異常といった症状があれば頭蓋内出血を疑い，CT★やMRI★，緊急手術を考慮して準備する．頭囲拡大や大泉門膨隆がみられる場合は，水頭症や脳腫瘍が疑われる．意識レベルの低下，血圧上昇，徐脈のクッシング現象は，頭蓋内圧亢進症状と考えられ，脳灌流圧を低下させるためにベッドの頭側を30度以上ギャッチアップし，安静保持とする．突然発症の激しい頭痛，項部硬直，ケルニッヒ徴候，意識レベルの低下や痙攣，嘔吐がみられる場合は，髄膜炎や脳炎を疑う．血液検査や髄膜検査を行う場合は，患児の不安や苦痛を最小限にできるように配慮する．

　保護者への説明や不安の傾聴も看護の役割である．疾患や検査の説明は医師から行うことが望ましいが，説明を正しく理解しているか，保護者が患児の状態を受け入れる状況にあるか，不安を表出できているかなどから保護者の様子をアセスメントし，環境を調整したり，保護者が気持ちを表出できるような場を設けたりすることが大切である．

緊急度の低い頭痛での対応

　頭痛を訴える小児には，まず安心・安楽な環境を提供することが大切である．患児の安楽な体位やおもちゃなどで落ち着く環境をつくり，保護者と一緒に過ごせるように配慮する．頭痛の部位をなでてもらうことで患児が安心し，頭痛が軽減する場合もある．時には氷枕や冷やしたタオルなどによる冷罨法も効果的な対症療法である．頭痛によって日常生活（睡眠・食事・遊び）が脅かされる場合は，医師と相談して鎮痛薬の使用も検討する．

　患児の頭痛に対して行った看護や処置について，症状の改善がみられたか再評価することを忘れてはならない．患児の言動，表情，機嫌，バイタルサイン，痛みのスケール，保護者の話などからくり返し客観的な評価を行う．

看護目標

- 緊急度や重症度の高い頭痛を早期発見できる
- 頭痛に伴う身体的・精神的苦痛を軽減できる
- 苦痛が軽減したことを言動あるいは表情で表現することができる
- 子どもの頭痛に伴う不安を表出できる（家族）

看護の実際

項目	看護のポイント	根拠
観察	●頭痛の程度を知る ●痛みの程度 スケール（図1，表1）による評価 **POINT** ◎痛みは主観的なものであるため，医療者と痛みの程度を共通認識できるペインスケールで評価する 図1　フェイススケール ●問診 いつから発症したか，急性か慢性か どのような痛みか（頭が重い，ズキズキ，ガンガンする，締めつけられる感じなど） 痛みがひどくなるとき，軽減するときはあるか 痛みの部位 頭痛の頻度，持続時間 光や音による過敏性はあるか 頭痛に対して何か対処しているか，その結果どうなったか **ミニ知識　OPQRST法（疼痛の病歴聴取方法）** O：発症様式（Onset） P：増悪寛解因子（Provocation/Palliative factor） Q：痛みの性質（Quality of pain） R：部位/放散の有無（Region/Radiation/Related symptom） S：痛みの程度（Severity of pain） T：経過/治療（Time/Treatment）	●フェイススケールは3歳から使用できるといわれている **ミニ知識**　FLACCスケール（表1）は小児の急性疼痛を行動観察により評価するツールである．すべてのカテゴリーについて合計スコアを算出する ●急性の頭痛は慢性の頭痛に比べて，緊急度が高いことが多い ●小児は自分から訴えることが難しいため，家族からも詳細な情報を得る **POINT** ◎緊急度の高い頭痛を早期に発見することが重要 ◎問診は，頭痛の原因検索のために重要なポイントとなる

項目	看護のポイント	根拠
観察	●バイタルサインや意識レベルの変化に注意する ・バイタルサイン 　呼吸数，心拍数，血圧，体温，末梢冷感，毛細血管再充満時間など ・意識レベル 　GCS★（表2），JCS★（表3） ・クッシング現象（Cushing's sign）の有無 ・髄膜刺激症状 　項部硬直，ケルニッヒ徴候（図2） ・頭囲拡大，大泉門膨隆の有無	・心拍数や呼吸数の上昇は，痛みの評価に有用である ・頭蓋内の重篤な疾患との鑑別のためにもバイタルサインは重要である ・意識レベルの低下や血圧上昇・徐脈がみられるクッシング現象があれば，頭蓋内圧上昇を疑う ・頭痛と発熱，易刺激性，項部硬直，ケルニッヒ徴候（図2），ブルジンスキー徴候（図3）などがあれば，髄膜炎が疑われる ・頭囲拡大は，水頭症や脳腫瘍が疑われる
	●随伴症状の観察 ・痙攣，筋緊張または筋力低下の有無 ・瞳孔・対光反射 ・活気，機嫌，啼泣の有無，泣き方 ・運動障害，感覚障害の有無 ・悪心・嘔吐の有無の有無 ・眩暈の有無 ・鼻汁・鼻閉の有無 ・頭部外傷の有無 　**POINT** ◎小児は頭部が大きく転倒しやすい．頭蓋内の血管も脆弱であり，転倒しただけでも重篤な頭部外傷（硬膜下血腫や硬膜外血腫など）になる場合がある ・既往歴，家族歴	・活気や機嫌は，頭痛を言葉で表現できない小児にとって重要なサインである ・鼻汁・鼻閉がある場合は，副鼻腔炎による頭痛の可能性がある ・頭部外傷痕の有無や家族からの目撃情報などを確認する ・脳神経疾患の既往は緊急度と重症度の判断に必要である ・片頭痛のある小児に家族歴が認められることが多い
安静・安楽	・緊急度の高い頭痛（頭蓋内圧亢進が疑われる場合） ・ベッドの頭側をギャッチアップする（約30度） 　**POINT** ◎ギャッチアップするときは，ベッドからの転落に注意する（図4） ・刺激を避け，静かな環境を提供する	・水平仰臥位の場合，脳圧がさらに上昇する可能性がある ・脳灌流圧を低下させるためにギャッチアップする
	●緊急度の低い頭痛 ・安楽な体位を工夫する 　☞p.329「安静・安楽」の項を参照	・その患児が好む体位が一番安楽な体位である場合が多い ・問診で得られた増悪寛解因子を考慮して安楽な体位を工夫する

項目	看護のポイント	根拠
環境	・家族による抱っこ ・好きなおもちゃや寝具などを提供する ・刺激を避け，静かな環境を提供する ・希望があれば氷枕などによる冷罨法を行う **POINT** ◎患児の痛みの訴えは，家族にも精神的影響を与えるため，家族が思いを表出できる環境をつくり，その思いを傾聴する ◎家族と患児の痛みに対する積極的な意見交換を行い，家族の不安を軽減することが大切である．患児と家族にとっていちばん安心できる環境をつくる必要がある	・患児は安心できる環境や興味のあるおもちゃなどにより，痛みが軽減することもある ・冷罨法で痛みが軽減される場合もある
鎮痛	・日常生活（睡眠・食事・遊び）に影響があるときは，医師と相談のうえ適切な鎮痛薬（アセトアミノフェンやアスピリン）を使用する **POINT** ◎鎮痛薬を使用した後は，痛みのスケールやバイタルサインを確認し，痛みが軽減したか正確に評価する	・患児に痛みを我慢させず，適切に鎮痛することが大切である

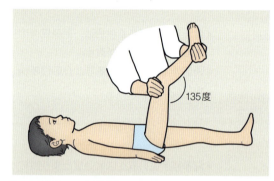

図2　ケルニッヒ徴候
仰臥位で股関節90度，膝関節90度屈曲から，さらに膝関節を広げようとしたときに135度以上にならない

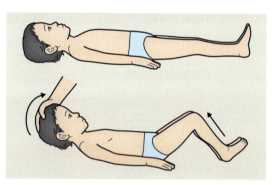

図3　ブルジンスキー徴候
仰臥位で，頸部を前屈させたときに，股関節と膝関節に屈曲が見られる

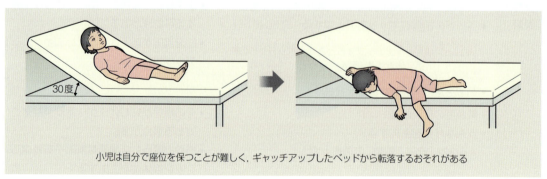

小児は自分で座位を保つことが難しく，ギャッチアップしたベッドから転落するおそれがある

図4　ベッドからの転落に注意する

表1 FLACC スケール

カテゴリー	0	1	2
表情（Face）	表情の異常なし，または笑顔である	時々顔をゆがめたり，しかめ面をしている，視線が合わない，周囲に関心を示さない	頻回または持続的に下顎を震わせている，歯を食いしばっている
足の動き（Legs）	正常な姿勢で落ち着いている	落ち着かない，じっとしていない，ぴんと張っている	蹴る動作をしたり，足を縮こませたりしている
活動性（Activity）	おとなしく横になっている，正常な姿勢，容易に動くことができる	身もだえしている，前後（左右）に体を動かしている，緊張状態	弓上に反り返っている，硬直または痙攣している
泣き声（Cry）	泣いていない（起きているか眠っている）	うめき声を出すまたはしくしく泣いている，時々苦痛を訴える	泣き続けている，悲鳴を上げている，またはむせび泣いている，頻回に苦痛を訴える
あやしやすさ（Consolability）	満足そうに落ち着いている	時々触れてあげたり，抱きしめてあげたり，話しかけてあげたり，気を紛らわすことで安心する	あやせない，苦痛を取り除けない

（日本臨床救急医学会監：緊急度判定支援システム JTAS-Japan Triage and Acuity Scale-2012 ガイドブック．へるす出版；2012．p.73．）

表2 乳児・小児用 Glasgow Coma Scale（GCS）

	小児	乳児	スコア
開眼	自発的に開眼	自発的に開眼	4
	呼びかけに応じて開眼	呼びかけに応じて開眼	3
	痛みに応じて開眼	痛みに応じて開眼	2
	なし	なし	1
最良の言語反応	見当識のある会話	クークーという声と片言語	5
	混乱した会話	易刺激的，啼泣	4
	不適切な言葉を発する	痛みに反応して啼泣	3
	理解不能な発声	痛みに反応してうめく	2
	なし	なし	1
最良の運動反応	指示に従う	自発的に目的をもって動く	6
	痛み刺激の部位に手足をもってくる	触れると逃避する	5
	痛みに反応して逃避する	痛みに反応して逃避する	4
	痛みに反応して四肢を屈曲する	痛みに反応して四肢異常屈曲の姿勢をとる	3
	痛みに反応して四肢を伸展する	痛みに反応して四肢異常伸展の姿勢をとる	2
	なし	なし	1

（American Heart Association：PALS プロバイダーマニュアル．AHA ガイドライン 2010 準拠．シナジー；2013, p.24．）

表3 Japan Coma Scale（JCS）による意識障害の分類（カッコ内：坂本による乳児の意識レベル評価法）

Ⅰ．刺激しないでも覚醒している状態（1桁で表現）
1. だいたい意識清明だが，今ひとつはっきりしない（あやすと笑う．ただし不十分で声を出して笑わない）
2. 見当識障害がある（あやしても笑わないが視線は合う）
3. 自分の名前，生年月日が言えない（母親と視線が合わない）
Ⅱ．刺激すると覚醒する状態─刺激をやめると眠り込む（2桁で表現）
10. 普通の呼びかけで容易に開眼する．合目的な運動（たとえば，右手を握る，離す）をするし，言葉も出るが，間違いが多い（飲み物を見せると飲もうとする．あるいは乳首を見せれば欲しがって吸う）
20. 大きな声または身体をゆさぶることにより開眼する，簡単な命令に応じる，たとえば離握手（呼びかけると開眼して目を向ける）
30. 痛み刺激を加えつつ呼びかけをくり返すと辛うじて開眼する
Ⅲ．刺激しても覚醒しない状態（3桁で表現）
100. 痛み刺激に対し，払いのけるような動作をする
200. 痛み刺激で少し手足を動かしたり，顔をしかめる
300. 痛み刺激に反応しない

（日本小児神経学会：小児神経学的検査チャート作成の手引き. http://child-neuro-jp.org/chart/charttebiki.html）

（小宮山明子）

● 参考文献
1) 池田佳恵：痛み；腹痛・頭痛・耳痛など. 小児看護 2009；32：867-873.
2) 小林朋子：頭痛の鑑別診断─急性頭痛. 小児内科 2008；40：796-800.
3) 野村芳子：頭痛の成因. 小児内科 2008；40：788-791.
4) 藤田光江：頭痛. 小児内科 2012；44増刊号：18-19.
5) 間中信也：頭痛の鑑別診断─問診のポイント. 小児内科 2008；40：792-795.
6) 清水直樹ほか監訳：トロント小児病院救急マニュアル. メディカル・サイエンス・インターナショナル；2010. p.304-308.
7) Aehlert B：PALS Pediatric Advanced Life Support Study Guide, 3rd ed. 宮坂勝之訳・編・著：日本版PALSスタディガイド改訂版 小児二次救命処置の基礎と実践. エルゼビア・ジャパン；2013.

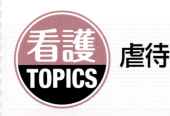

虐待

子ども虐待

2000年（平成12年）に議員立法として「児童虐待の防止等に関する法律（児童虐待防止法）」が成立し，児童虐待の分類を身体的虐待，性的虐待，ネグレクト，心理的虐待とした（表1）[1]．また，すべての国民に通告義務を定め，とくに子どもにかかわる職業に就くものには早期発見の義務を課した．

私たち看護師は，子どもにかかわる医療者として，虐待の早期発見と通告の義務がある．本項では，早期発見に重点を置き，病院を受診する子どもと保護者の観察と，子ども虐待を疑った場合の対応について述べる．

病院を受診する子どもと保護者の観察

子どもにかかわる医療者は，病院を受診した子どもや保護者をよく観察し，そのなかで感じる「不自然さ」を重要なサインとして捉えることが大切である．病院を受診した子どもや保護者に，病院で最初に接する救急センターの看護師は，トリアージでの第一印象から，待合室の様子，診察中，処置時から入院または帰宅時まで，すべての場面において子どもと保護者をよく観察する必要がある（表2，3[2]）．子どもと家族を観察し，そのなかで私たち看護師が感じる「不自然さ」は，子どもへの不適切な養育（child maltreatment）を早期発見するきっかけとなり，子どもを守るための一歩であると認識しておくべきである．看護師が感じる「不自然さ」は，子ども虐待の早期発見につながるだけでなく，その子どもの命を救う最後のチャンスである場合もある．

虐待を疑った場合（不自然さを感じた場合）の対応

子ども・家族への対応

子どもが話をできる年齢であれば，保護者と別室で受診理由や受傷機転を聞く．子どもと保護者に別室で話を聞く理由として，子どもは保護者の前では医療者に本当のことを話さないことがあるためである．子どもと保護者には処置や検査のためと説明し，医師と看護師など複数で対応する．その際，子どもの全身（頭部から四肢の指先，陰殿部まで）を観察する．保護者にも受診理由や受傷機転を詳しく聞く．話を聞くときには，誘導するような話をしてはいけない．

表1 児童虐待の分類

身体的虐待	殴る，蹴る，投げ落とす，激しくゆさぶる，やけどを負わせる，溺れさせる，首を絞める，縄などにより一室に拘束するなど
性的虐待	子どもへの性的行為，性的行為を見せる，性器を触るまたは触らせる，ポルノグラフティの被写体にするなど
ネグレクト	家に閉じ込める，食事を与えない，ひどく不潔にする，自動車の中に放置する，重い病気になっても病院へ連れて行かないなど
心理的虐待	言葉による脅し，無視，兄弟間での差別的扱い，子どもの目の前で家族に対して暴力をふるう（ドメスティック・バイオレンス：DV）など

（厚生労働省ホームページ：虐待の定義．[1]）

表2 観察ポイント（子ども，保護者，子どもと保護者の関係性の3つの視点）

子ども	・意識状態（活気の有無，機嫌，四肢の動き，周囲に興味を示すかなど） ・全身の皮膚状態（色調，末梢冷感の有無，打撲痕や熱傷・挫創の有無，垢や汚れの有無など） ・身なり・服装（年齢や季節に合った服装か，衣類やオムツの汚れ，悪臭の有無など） ・成長発達（年齢相当の身長・体重，発達段階であるか，年齢不相当の言動の有無，攻撃性の有無など）
保護者	・身なり・服装（子どもとの相違） ・言動に不自然なところはないか ・子どもに興味をもって接しているか ・子どもを適度な距離で見守っているか　など
子どもと保護者の関係性	・子どもと保護者は目を合わせてかかわっているか ・子どもが保護者を追うか ・保護者は子どもに対して無関心または過干渉でないか ・子どもと保護者は適度な距離を保っているか　など

表3 虐待ハイリスク

保護者側のリスク要因
- 妊娠そのものを受容することが困難（望まぬ妊娠，10代の妊娠）
- 子どもへの愛着形成が十分に行われていない（妊娠中の早産など，なんらかの問題が発生したことで胎児の受容に影響がある場合，長期入院）
- マタニティーブルーや産後うつ病など，精神的に不安定な状況
- 元来性格が攻撃的・衝動的
- 医療につながっていない精神障がい，知的障がい，慢性疾患，アルコール依存，薬物依存
- 被虐待経験
- 育児に対する不安やストレス（保護者が未熟など）　など

子ども側のリスク要因
- 乳児期の子ども
- 未熟児
- 障がい児
- なんらかの育てにくさをもっている子ども　など

養育環境のリスク要因
- 未婚を含む単身家庭
- 内縁者や同居人がいる家庭
- 子連れの再婚家庭
- 夫婦関係をはじめ，人間関係に問題を抱える家庭
- 転居をくり返す家庭
- 親族や地域社会から孤立した家庭
- 生計者の失業や転職のくり返しなどで経済不安のある家庭
- 夫婦不和，配偶者からの暴力など，不安定な状況にある家庭
- 定期的な健康診査を受診しない　など

（厚生労働省：子ども虐待対応の手引き　第2章　虐待の発生を予防するために．2013.[2]より作表）

　子どもと保護者を待たせる場合は，待合室や観察室など，ほかの家族や医療者の目がある場所で待機してもらい，その子どもと保護者だけにしない．注意すべきなのは，医療者は虐待を疑っていることを絶対に言動に出してはいけないという点である．虐待を疑われていることに保護者が気づいた場合，重要な情報を隠されてしまうだけでなく，それ以降，病院を受診しなくなってしまう可能性があり，子どもを守るための機会を失ってしまうことになる．

　また，医療者は虐待が疑われる保護者に対して，責めるような対応をとってはならない．虐待ではなかった場合に，保護者は傷つき，医療者も罪悪感で保護者とかかわることが困難となるためである．医療者は，虐待について白か黒かを決めるのではなく，子どもを守るためにはなにができるかを考えて行動すべきである．保護者も子どもを助けようとして受診していることを忘れてはならない．

医療者間での連携

　虐待（不適切な養育）を疑った場合，または虐待とはいえないが，どこか不自然さを感じた場合は，その情報をほかの看護師や医師，事務職員など医療チームの間で共有することが重要である．多職種，複数の目で複数回観察し，同じように不自然さを感じるか，子どもと保護者に別室で同じ質問をして同じように答えるか，子どもの成長や発達段階と保護者の説明する受診理由・受傷機転が合うかなどを話し合い，検

証する．子どもや保護者の言動は医療者の主観を入れずに，子どもや保護者が言ったそのままの言葉をカルテに記録する．創部や外表，皮膚・衣類などに異常があれば写真に撮り，カルテに記録する．

子どもの安全を守る

虐待（不適切な養育）が疑われた場合は，子どもの状態について入院が必要であると保護者に説明し，同意を得て子どもを入院させる．入院について保護者の同意が得られない場合は，できる限り同意を得られるよう努力するが，それでも保護者の同意が得られず入院を拒否された場合は，全身状態を継続して観察するための受診として，翌日に受診を指示する．再受診しない場合は，児童相談所へ通告することを告げておく．

入院を拒否され，帰宅することにより子どもの安全が確保できないと予測される場合は，児童相談所と連携することも考慮する．医療者が，虐待（不適切な養育）を疑いながら，なにもせずに子どもを帰宅させてしまうことは，医療者による医療ネグレクトと同じである．

虐待への対応

国立成育医療研究センターでは，子ども虐待の対応はソーシャルワーカーが窓口となっている．虐待（不適切な養育）を疑うすべてのケースについてソーシャルワーカーへ連絡し，病院の組織である「子ども生活安全対策室」で，総合診療部医師やこころの診療部医師，虐待マネジメント対応，専門的アセスメント対応などの多職種で対応している．虐待対応は，医師や看護師個人での判断に任せるのではなく，病院組織として対応することで個人の負担やリスクを軽減できる．

子ども虐待対応を行う医療者は，「子どもの命」「子どもの安全」「子どもにとっての最善」を最優先に考えて行動することが重要である．

（小宮山明子）

● 引用・参考文献
1) 厚生労働省：虐待の定義
http://www.mhlw.go.jp/seisakunitsuite/bunya/kodomo/kodomo_kosodate/dv/about.html（2014/11/26）
2) 厚生労働省：「虐待対応の手引き」第2章　発生予防
http://www.mhlw.go.jp/bunya/kodomo/dv12/02.html（2014/11/26）
3) 上村克徳：〈子ども虐待を見逃さないために〉小児救急外来でのpitfall．小児内科 2010；42：1779-1782．
4) 市川光太郎：虐待に対して何ができるか．白石裕子編：救急外来における子どもの看護と家族ケア．中山書店；2009．p.173-195．
5) 来生奈巳子：行政機関との連携に必要な法制度の知識．小児看護 2009；32：970-980．
6) 実方由佳：小児救急医療とソーシャルワーク maltreatmentの対応を例に．小児看護 2009；32：962-969．

2章 症状別看護

6 発疹

症状別フローチャート

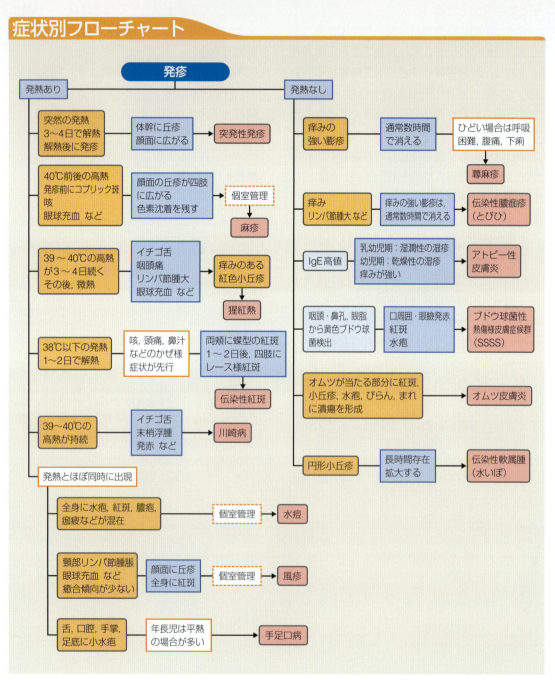

（国立成育医療研究センター作成）

発疹の概念と原因

皮膚は，表皮・真皮・皮下組織の3層からなり，その皮膚に現れる肉眼的な病変を総称して発疹という．小児の皮膚は，角質層が薄い，油膜をつくる皮脂腺が未発達である，メラニンの量が少ないなどの点で細菌やウイルス，物理的・化学的刺激，日光（紫外線）などに対する保護機能が不十分である．そのため，局所の感染を招きやすく，発疹ができやすいという特徴がある．

発疹にはその形態によりさまざまな名称がある（図1）．発疹の原因として考えられる疾患は，局所感染によるもの，ウイルス性発疹症，アレルギー・自己免疫に伴う疾患，おもに新生児に見られる皮膚病変に分類することができる（表1）．

発疹のうち，紅斑を伴う一過性・限局性の浮腫が病的に出没し，瘙痒感を伴うものを膨疹という．その膨疹が24時間以内に消退するものを蕁麻疹という．膨疹は，真皮に存在する肥満細胞が活性化し，ヒスタミンやそのほかの化学伝達物質が放出され，血管透過性が亢進し浮腫となることで形成される．小児では，急性突発性蕁麻疹，食物や薬物による蕁麻疹（Ⅰ型アレルギー），コリン性蕁麻疹などの頻度が高い（表2）．

食物による蕁麻疹の場合，原因となる食物を摂取して2時間以内に出現する．

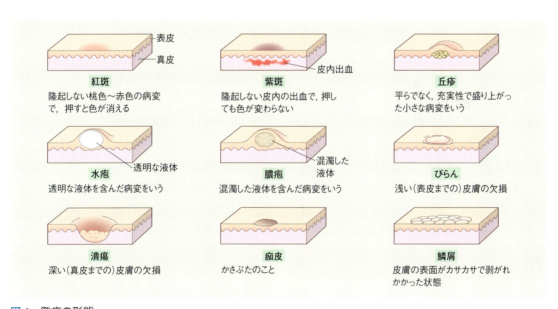

図1　発疹の形態
(石黒彩子ほか：発達段階からみた小児看護過程＋病態関連図．第2版．医学書院；2012．p.641.)

表1　発疹の原因疾患

局所感染によるもの	伝染性膿痂疹，ブドウ球菌性熱傷様皮膚症候群（SSSS★），伝染性軟属腫など
ウイルス性発疹症	麻疹，風疹，突発性発疹，手足口病，伝染性紅斑，水痘など
アレルギー・自己免疫に伴う疾患	蕁麻疹，薬疹，川崎病，突発性血小板減少性紫斑病（ITP★），アレルギー性紫斑病など
新生児に見られる皮膚病変	新生児痤瘡，新生児中毒疹，オムツ皮膚炎

表2 小児に見られるおもな蕁麻疹の病型

Ⅰ. 突発性蕁麻疹（明らかな誘因はなく，毎日のように蕁麻疹が出現）	
1. 急性蕁麻疹（発症1か月以内）	小児では感染症（細菌・ウイルス）が多い
2. 慢性蕁麻疹（発症1か月以上）	成人と比較し少ない
Ⅱ. 特定の刺激ないし負荷により誘発される蕁麻疹（特定の刺激が加わるときのみ，蕁麻疹が出現）	
3. 外来抗原によるアレルギー性の蕁麻疹（4を除く）	食物，薬物，植物などが原因で起こるⅠ型アレルギー
4. 食物依存性運動誘発アナフィラキシー	特定の食物を摂取し運動したときに症状が出現するⅠ型アレルギー
5. 外来物質による非アレルギー性の蕁麻疹	食物や薬剤などによりIgE非依存性に発症する
6. 物理性蕁麻疹，寒冷蕁麻疹	冷水，冷風などで皮膚温が低下することで出現する
7. コリン性蕁麻疹	入浴，運動，精神的高揚などの発汗刺激で小型膨疹が出現
8. 接触蕁麻疹	特定の物質に接触した部位に一致して膨疹が出現する

発疹に対する看護

　発疹は自覚症状のないものから，瘙痒感や疼痛を伴うもの，局所的な症状から全身性の症状まで，その病態はさまざまであるため，全身状態を細かく観察する必要がある．

　小児の場合，急に現れる発疹は，ほとんどがウイルスや細菌による感染が原因であるため，感染予防策が重要となる．

　発疹によって生じる瘙痒感は非常に大きな苦痛となる．瘙痒感により睡眠が妨げられ，不機嫌になり啼泣することが多い．また，それを見ている家族は何もしてあげられないことへの悲しみや不安を感じやすい．小児は理解力が未発達なため，瘙痒感があると搔破してしまうことが多い．乳幼児の皮膚は薄く脆弱であるため，搔破することで容易に損傷が起こり，痛みを引き起こすとともに，感染の原因にもなる．できるだけ早期に適切な処置をし，瘙痒感や疼痛を抑えることで搔破を防ぐことができ，心理的なストレスを軽減することができる．そして十分な睡眠も得ることができるようになる．

看護目標

- 悪化予防のための処置を，嫌がらずに受けることができる
- 瘙痒感に対して適切に対処することができる
- まとまった睡眠をとることができる
- 苦痛が軽減したことを言動で表現できる，または掻破行動が減少する
- 他者への感染を予防することができる
- 不安が軽減したことを言葉で表現できる

看護の実際

項目	看護のポイント	根拠
観察	・皮膚症状 　発疹の性状・範囲・進行状況，瘙痒感など ・悪化因子 　室温，衣類，食物など ・随伴症状 ・バイタルサイン 　体温，呼吸数，心拍数，熱型など ・掻破行動 ・睡眠状況 ・表情，機嫌，活動 ・食事・水分摂取状況 　**ミニ知識** 蕁麻疹の原因が食物である場合，そのほかに消化器・呼吸器・循環器・神経症状を伴う場合が多い（☞p.152「食物アレルギー」の項を参照） ・生活状況 ・アレルギー歴，家族歴 ・感染症の流行状況，接触歴（3週間以内） ・感染症の既往歴，予防接種歴 　☞p.230「感染症」の項を参照 ・患児・家族の心理状態の把握	・瘙痒感の有無により経過が大きく左右されるため，瘙痒感を皮膚症状と合わせて観察する ・発疹の原因は感染症であることが多いため，呼吸器症状や消化器症状，発熱やリンパ節腫脹の有無について観察する ・瘙痒感により，睡眠や日常生活に影響が出る ・食物摂取後，2時間以内に出現する蕁麻疹の場合はその食物が原因であると考えられる（2時間以上経過しても蕁麻疹が消退していなければ，原因はほかにある） ・軟膏，石けん，衣類洗剤などにより発疹を生じることもあるため，最近の使用状況を確認する ・アレルギー疾患は遺伝することがあるため，家族のアレルギー疾患についても確認する ・麻疹，風疹，流行性耳下腺炎などの終生免疫の疾患は，原則として1度しか罹患しない ・患児・家族の心理状態は治療にも影響するため，苦痛やストレスを軽減する援助が必要となる

項目	看護のポイント	根拠
安静・安楽	・p.329「安静・安楽」の項を参照 ・室内での安静 ・瘙痒感が強いときには，薬剤を使用 **POINT** ◎搔破を防ぐため，必要時に手袋を着用させる ◎瘙痒感を我慢することは困難なため，意識をそらし，気分転換できる遊びを提供する ・患部の冷却 ・家族に瘙痒感を増強する原因，軽減する方法について説明する **POINT** ◎瘙痒感を軽減するための援助を家族と一緒に行うことで，患児の安心感が得られる．また，家族への教育効果も高まる	・血行がよくなると悪化することがある．また，体温の上昇により瘙痒感が増強する ・瘙痒感のために不眠となり，生活リズムが乱れると，不機嫌でぐずり，瘙痒感もさらに増強する ・付き添う家族が対処できると，迅速な対応が可能となり，患児の心理的苦痛の軽減にもつながる
清潔	・清拭，シャワー浴により皮膚の清潔を保持（石けんの使用） ・p.308「スキンケア」の項を参照 **ミニ知識** 湯温が高いと瘙痒感が増強するため，ぬるま湯がよい ・手洗い ・爪切り ・汗をかいたら衣類の交換 ・p.300「環境調整」の項を参照 **ミニ知識** 衣類は肌触りがよく，ゆとりのあるものを選ぶ	・発疹の部位やその周辺の皮膚は，刺激に対して過敏であり，細菌感染を招きやすい状態にある ・搔破による皮膚の損傷は感染の原因となる ・発汗，皮膚落屑による刺激で瘙痒感が増強する ・化学繊維は皮膚への刺激となる
環境	・温度を低めに設定する ・p.300「環境調整」の項を参照 ・必要時に個室管理（陰圧個室） ・p.230「感染症」の項を参照 **POINT** ◎孤独感やストレスは治療へ悪影響を与えることがあるため，部屋の中で行える遊びなどの気分転換活動を提供する	・体温の上昇により，瘙痒感が増強する ・他者への二次感染を防ぐ

（橋爪みつる）

● 参考文献
1）鴨下重彦ほか：こどもの病気の地図帳．講談社；2008．p.20-21．
2）大矢幸弘ほか：アトピー性皮膚炎と皮膚疾患．小児科臨床ピクシス 7．中山書店；2009．p.176-179．
3）日本小児難治喘息・アレルギー疾患学会：チーム医療と患者教育に役立つ小児アレルギーエデュケーターテキスト基礎編．診断と治療社；2013．p.104-106．

7 意識障害

症状別フローチャート

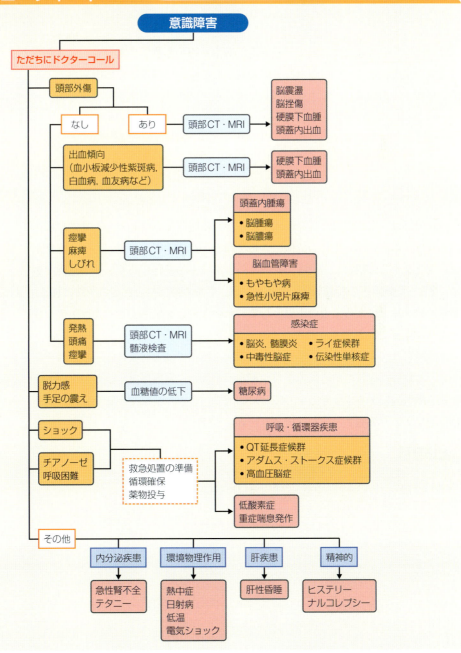

（国立成育医療研究センター作成）

意識障害の概念と原因

　意識障害とは，意識清明度の低下（意識混濁）や，意識内容の変化（意識変容）をいう．意識障害を示した患者は，きわめて重篤な疾患を有することが多く，迅速な治療と診断が重要である．

　意識混濁には，痛み刺激にまったく反応しない昏睡や強い刺激や痛みを与えると反応する昏迷，眠り込んでいることが多いが名前を呼んだり，体をゆすったりするとすぐに反応する傾眠がある．一方，意識変容には，せん妄，錯乱，もうろう状態などがある．

　意識障害を引き起こす原因は，頭蓋内にあるものと頭蓋外にあるもの（すなわち全身性疾患によるもの）があり，頭蓋内にあるものでは重篤な原因疾患による場合が多く，この場合，緊急度が高く，ICUなどでの集中管理が必要となる．

意識障害に対する看護

　意識障害は，大脳皮質や生命の維持にかかわる脳幹部を中心とした異常や病変により生じるもので，生命の危機にさらされる．意識障害の程度，バイタルサインの変化を十分に観察し，的確に対応し，意識障害の進行を防ぐことが重要である．また，意識障害の持続している小児では，生命の維持や合併症の予防に加え，成長・発達途上にある1人の小児として，その人らしく生活できるようケアを行うことが重要である．

　意識障害は，突然生じることが多く，家族にとっては大切なわが子の生命を脅かしうる重篤な症状であるため衝撃や不安が大きい．看護師は，小児の生命への脅威を最低限にするよう努力することに加えて，家族の衝撃や不安などに対する精神的なケアを実施する役割も担っている．

看護目標

- 生命維持のための適切な治療・処置が受けられる

看護の実際

● 急性期

項目	看護のポイント	根拠
観察	・意識レベル 　3-3-9度方式，GCS ・呼吸状態 　呼吸数，呼吸パターン（チェーン・ストークス呼吸，クスマウル大呼吸など），リズム，呼吸の深さ，呼吸音，胸郭の動き，自発呼吸，SpO_2，気道閉鎖，呼吸困難，顔色・チアノーゼ，異常呼吸，血液ガス ・循環状態 　心拍，脈拍，血圧（高血圧・低血圧，聴診で測定可能か，触診，ドップラー法の測定が可能かなど），脈圧，頭蓋内圧亢進症状，尿量，インアウトバランス，浮腫の程度，四肢冷感，末梢循環障害，心電図 ・体温 　体熱感，発汗，冷汗 ・瞳孔・眼症状 　瞳孔の大きさ，形，左右差，対光反射，眼球偏位・動き，一点凝視 ・運動障害・麻痺 　四肢の自発運動，運動時の左右差，運動障害，麻痺 **POINT** ◎四肢に動きが見られる場合，随意的なものか不随意なものかを観察する．また，簡単な指示に従った動きができるかを観察する ・感覚障害 　痛覚や痛みなどの有害刺激に対する反応 ・神経学的症状 　髄膜刺激症状（項部硬直，ケルニッヒ徴候など），筋緊張・麻痺，姿勢，痙攣，大泉門の膨隆・没落 **ミニ知識** **項部硬直** 患児を仰臥位にして頭部を下から持ち上げたときに首が硬く，抵抗を感じたり痛みを訴えたりする **ケルニッヒ徴候** 患児を仰臥位にして股関節と膝関節を90度に屈曲させ，足関節を支えて下肢を伸展させたときに痛みを訴える ➡p.276「頭痛」の項の図2を参照	・急激な発症による意識障害では，意識障害の程度や持続時間を経時的に観察し，記録する必要がある ・脳への酸素供給を呼吸数や血液ガスにより観察する ・急性期には頭蓋内圧が亢進する．頭蓋内圧亢進症状，血圧，脈拍，心電図，インアウトバランスなどの観察を行い，脳の障害の進行を防止することが必要 ・頻脈で細く脆弱な脈拍は循環血液量低下，ショック状態を示唆する ・頻脈は発熱や糖尿病性ケトアシドーシス，徐脈は脳圧亢進，脳幹障害を示唆する ・高体温は，急性脳症・脳炎・髄膜炎，そのほかの全身性の感染症や脳内出血などでも認められる ・低体温は，急性循環不全や溺水，薬物中毒などに特徴的である ・体温中枢の異常によっては高体温を呈するため，必要によっては深部温を測定する ・低酸素・脳圧亢進などの場合は両側の散瞳を，間脳障害の場合は両側の縮瞳を認める ・深い意識障害では，痛覚や痛みなど有害刺激に対しての反応がない ・睫毛反射・眼瞼反射・角膜反射の消失は，中脳機能障害を示唆する前駆症状である

項目	看護のポイント	根拠
観察 （つづき）	・検査データ 血液検査，一般尿検査，血液ガス分析，頭部CT・MRI，脈波，髄液検査（頭蓋内圧亢進がないことを確認），心電図，血液培養，腰椎穿刺 **POINT** ◎血清，電解質，血糖などの血液検査，血液ガスデータのほか，意識障害の原因探索のために実施される腰椎穿刺や頭部の画像データ，脳波検査などの結果を把握する	
安静・安楽	・p.329「安静・安楽」の項を参照 ・ベッド上臥床安静 ・気道確保 挿管，肩枕挿入，下顎挙上，エアウェイの挿入，口鼻腔内吸引，異物除去 ・体位変換，良肢位の保持 **POINT** ◎急性期では体位変換などにより容易にバイタルサインが変動することがあるため，注意が必要である	・意識低下により，舌根沈下・誤嚥などによる気道閉鎖を起こしやすい ・二酸化炭素の蓄積による意識障害の悪化を防ぐ ・自力での体位変換が困難 ・関節拘縮の予防が必要
排泄	・膀胱留置カテーテルの留置 **POINT** ◎頭蓋内圧亢進時には，高浸透圧利尿薬を使用することが多く，厳重なインアウトバランス管理が必要 ・排便コントロール 腹部マッサージ，温罨法，緩下薬投与や浣腸の実施 ・p.331「排便管理に必要なケア」の項を参照 **POINT** ◎排便時の怒張や浣腸により血圧の上昇や頭蓋内圧亢進が見られ，意識状態の悪化をきたすことがある	・意識が低下している場合，尿閉・失禁などの排尿障害を起こすことがある ・急性期には，膀胱留置カテーテルが留置され，経時的に尿量を計測する
清潔	・清拭 ・p.308「スキンケア」の項を参照 **POINT** ◎全身状態・バイタルサインの観察やアセスメントを行ったうえで，状態が許す限り清潔ケアを実施する ◎頭部・腋窩・股間など二面が接する部分は汚れやすいため，特に清潔を保つようにする	・意識障害の程度によっては，失禁してしまうこともあり，オムツや膀胱留置カテーテルの挿入を行っていることがある．二次感染予防のためにも，陰部の清潔を保つ必要がある

項目	看護のポイント	根拠
環境	・転倒・転落防止（ベッド柵の上げ忘れ防止など） ・外的な刺激の排除 ・モニターや点滴などの整理 ・不穏が強い場合には，必要に応じて身体固定を行う 　**POINT** ◎身体固定を行う場合は，家族に十分な説明・同意を得たうえで行う．また，患児にも必ず声かけを行い，最小限の身体固定にとどめる ・家族の面会調整 　**POINT** ◎家族面会時には，患児の衣服の選択やケアに参加できるよう配慮する	・事故抜去防止のため ・救急のための処置などにより，面会できる時間が限られるため

● 慢性期

項目	看護のポイント	根拠
観察	・意識レベル，呼吸状態，循環状態，体温，瞳孔・眼の症状，感覚障害，神経学的症状，運動障害・麻痺，検査データ ☞「急性期」を参照	・意識障害が持続している場合，意識レベルの観察は，毎日同じ条件・同じ方法を用いて反応を評価する
安静	・状態に応じて安静度を拡大する	
環境	・転倒・転落防止（ベッド柵の上げ忘れ防止など） ・生活リズムに合わせたケアを行う ・家族との面会などを通して刺激を行う ・家族の面会調整，傾聴	・事故防止のため ・発症前の環境の刺激を利用する ・意識障害が長引く場合，家族は患児への面会やほかの家族員，とくに同胞などのケアのために疲労が強くなり，ストレスが高まるため

（田中友理）

● 参考文献
1) 国立成育医療センター看護基準手順委員会編：すぐに役立つ小児＆周産期の疾患とケア．中山書店；2009．
2) 竹村信彦ほか編：系統看護学講座 専門分野Ⅱ 脳・神経 成人看護学[7]．医学書院；2009．
3) 奈良間美保ほか編：系統看護学講座 専門分野Ⅱ 小児看護学概論 小児臨床看護総論 小児看護学[1]．医学書院；2009．
4) 内海節子編：標準看護学講座 14 診療にともなう看護技術．基礎看護学 3．金原出版；2009．

8 黄疸

症状別フローチャート

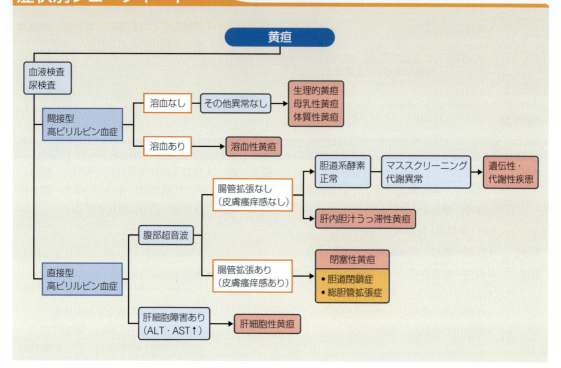

(国立成育医療研究センター作成)

黄疸の概念と原因

　黄疸とは，血清中にビリルビンが増加し，皮膚，粘膜，および眼球結膜が黄染した状態をいう．正常時には血液中のビリルビン濃度は0.2～1.0 mg/dLほどであり，1.0～2.0 mg/dLでは皮膚や粘膜の黄染を認めず（潜在性黄疸），2.0～3.0 mg/dLを超えると肉眼的に皮膚粘膜の黄染が確認できるようになる（顕性黄疸）．なお，黄疸は症状の1つであり，疾患ではない．表1に黄疸の分類とその特徴を示す．

表1　黄疸の分類と特徴

分類	特徴（メカニズム）
溶血性黄疸	赤血球自体または体内のほかの異常に伴い，赤血球が過剰に破壊され溶血亢進状態になると，増加した間接ビリルビンを肝細胞が処理しきれず，黄疸をきたす
肝細胞性黄疸	肝細胞実質の障害により，肝細胞中にビリルビンが取り込まれにくくなったり，取り込まれても直接ビリルビンに処理されにくくなったりするために，間接ビリルビンが増加する
肝内胆汁うっ滞性黄疸	胆汁酸の排出障害で，肝細胞の障害の程度とは相関しない．肝内の毛細胆管からグリソン鞘周辺部の小胆管に至る障害によってビリルビンが胆汁中に排泄されずに，直接ビリルビンが血中にあふれて黄疸をきたす
閉塞性黄疸	肝細胞より胆汁中に排泄された直接ビリルビンが，胆道閉塞のために腸へ排泄されず，血中に逆流して黄疸をきたす．肝細胞障害は認めない．手術の対象になることが多い
体質性黄疸	黄疸を唯一の症状とする遺伝性疾患である．肝組織像に異常はなく，予後はきわめて良好．ジルベール症候群，クリグラー・ナジャー症候群，デュビン・ジョンソン症候群など
生理的黄疸	生後2日〜2週間ごろに見られる．胎児ヘモグロビンが壊され，その結果生じるビリルビンを処理する機能が未熟なために起こる．2週間以上経っても消失しない場合は病的黄疸を考える
母乳性黄疸	母乳栄養成熟児の10〜15％に見られる遷延性黄疸．母乳に含まれる物質がビリルビン排泄を阻害する．生後4〜7日ごろから増強し，母乳中断にて2〜3か月で消失する

黄疸に対する看護

　小児の黄疸には，生理的黄疸と呼ばれる正常な黄疸と，なんらかの病気の症状として発症する黄疸がある．黄疸は全身倦怠感，悪心・嘔吐，瘙痒感などの苦痛を伴う．重度の場合には，神経学的後遺症を残したり，死亡する例もある．また，黄疸の分類・メカニズムもさまざまであり（表1），関連する疾患は多彩である．小児の黄疸は刻々と変化し，重篤化する危険性があるため，注意深く観察することが重要である．

看護目標

- 黄疸ならびに随伴症状が軽減・消失する
- 肝機能の検査値が基準値に近づく
- 患児が安静療法や食事療法を行うことができる

看護の実際

項目	看護のポイント	根拠
観察	・黄疸の部位・程度 　好発部位：眼球結膜，口腔粘膜，顔面など ・黄疸の随伴症状の有無・程度 　全身倦怠感，食欲不振，悪心・嘔吐，腹部膨満感，右季肋部痛，発熱，瘙痒感，頻脈，脂肪便，ビリルビン尿 ・黄疸の原因や誘因となる疾患の有無・程度 ・活気，表情，機嫌 ・哺乳・食事摂取状況	・増悪時は出血や肝性脳症を起こす可能性がある
食事	・肝庇護食 　高蛋白，高カロリー，高ビタミン食．ただし，肝性脳症のおそれがある場合は，蛋白質を制限する ・水分・塩分制限食	・糖質や蛋白質は肝細胞の修復を促進させる ・蛋白質は意識障害の原因となるアンモニアのもととなる ・腹水など浮腫を伴う場合に適用となる
安静・安楽	・臥床安静 　腹部膨満がある場合は，体位の工夫（側臥位かファーラー位）と定期的な体位変換を実施する ・安静を保持しながらできる遊び ・精神的支援	・肝細胞の庇護ならびに修復促進には，肝血流量を増すために安静と臥床が重要 ・ボディイメージの低下のため
清潔	・洗浄 　☛p.308「スキンケア」の項を参照 　弱酸性の洗浄剤で愛護的に洗浄し，十分に洗い流す ・保湿剤の塗布 　☛p.308「スキンケア」の項を参照 ・清潔で柔らかい衣類・寝具の選択 　☛p.300「環境調整」の項を参照 　ウールや化学繊維は避け，木綿などを選択 　衣服・寝具による圧迫を避ける ・粘膜・皮膚の保護（柔らかい歯ブラシの選択） ・搔破予防（爪切り，手袋の着用）	・肝機能障害により免疫力が低下し，皮膚粘膜が傷つくと感染を起こしやすい ・乾燥は瘙痒感を増強させる．瘙痒感は血中の胆汁酸が皮膚の末梢神経を刺激することで起こる ・衣類による刺激でも瘙痒感が誘発される ・浮腫がある場合は皮膚の損傷を起こしやすい ・粘膜損傷による二次感染や出血の防止

項目	看護のポイント	根拠
排泄	☞p.331「排便管理に必要なケア」の項を参照 ・排便・排尿の調整 　便秘時には緩下薬を使用 ・便秘を予防する食事の選択や腹部マッサージの実施 ・水分摂取を勧め,排尿を促す	・便が長時間腸に停滞すると,ビリルビンの再吸収を促進し,血清ビリルビンが増強する ・制限がない限り水分摂取を勧め,尿量増加に努めてビリルビンの排出を促進する
教育	・安静の必要性 ・食事療法の必要性と内容 ・粘膜・皮膚の保護の必要性と方法	・肝庇護のための安静の必要性を十分説明する ・指示された食事療法を守り,不適切な間食・嗜好品の摂取などを防ぐ ・皮膚・粘膜の保護については患児・家族にも協力を求める

（高橋　彩）

● 参考文献
1) 髙木永子ほか：New 看護過程に沿った対症看護.病態生理と看護のポイント.学習研究社；2005.
　 p.42-56.

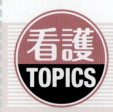

肝移植

小児の肝移植と国立成育医療研究センターの特色

日本における肝移植は1989年に始まり，2013年までに7,471例で移植が行われた．近年では年間約400例の肝移植が行われており，そのうち小児の肝移植は約30％の120〜140例を占めている[1]．

肝移植の方法には脳死肝移植と生体肝移植があるが，日本における肝移植は健常人の部分肝臓を用いる生体肝移植を中心に行われている．2010年7月の法改正により，家族の同意での臓器提供が可能となったが，約400人の脳死肝移植待機者に対し，年間の脳死肝移植数は40例程度であり，さらに小児の脳死肝移植は年間数例のみである．国立成育医療研究センター（以下，当センター）では2005年より肝移植プログラムが開始され，2014年までに311例（現在，年間40数例）の肝移植が行われているが，脳死肝移植はそのうち12例（年間1〜4例）である．

小児肝移植適応疾患は，①胆道閉鎖症を代表とする進行性慢性肝疾患，②肝芽腫などの腫瘍性病変，③劇症肝炎，④代謝性疾患の4つに分類され，成人に比べ多岐にわたる．

当センターの肝移植プログラムには以下のようないくつかの特徴がある．

①全身管理の必要な重症肝臓病患者の搬送が多く，劇症肝炎患者の比率が多い（全移植数の17％）
②生後すぐに肝不全を発症する乳児肝臓病の症例が多い（代謝性疾患は全移植数の18％）
③他施設に比較し，患児の重症度が高い
④他施設で肝移植を行っていない稀少疾患が多い

また，1歳未満という体の小さなレシピエントが約45％を占めることから，グラフト減量術や，生体ドナーの負担を軽減するために傷の小さい手術（約10cmの正中切開）および腹腔鏡手術を導入している．脳死分割移植，肝腎移植，ドミノ肝移植，肝細胞移植など，新たな試みも行われている．

多職種連携

移植実施の際は，医師（移植外科，肝臓内科，麻酔科，集中治療科，感染症科，神経内科，外科，内分泌代謝科，腎臓科，腫瘍科），レシピエント移植コーディネーター，看護師（集中治療室看護師，病棟看護師，手術室看護師，外来看護師），臨床心理士，薬剤師，栄養士，理学療法士，臨床工学士，検査技師，チャイルドライフスペシャリスト（CLS★），メディカルソーシャルワーカー（MSW★）など，多くの職種が協働しながらかかわる．

レシピエント移植コーディネーターは，患者が紹介されてきたときから，移植・退院後も長期にわたり継続してかかわって支援していくが，他職種間との調整を行うことも重要な役割である．

生体肝移植の流れ（図1）

移植の意思決定まで

肝移植を必要とする患児が紹介されてきてから，肝移植までの期間は1週間未満のこともあれば，数か月から数年ということもある．劇症肝炎のように猶予のない場合，家族は転院当日から数日以内に移植の決断を迫られる．ま

TOPICS：肝移植

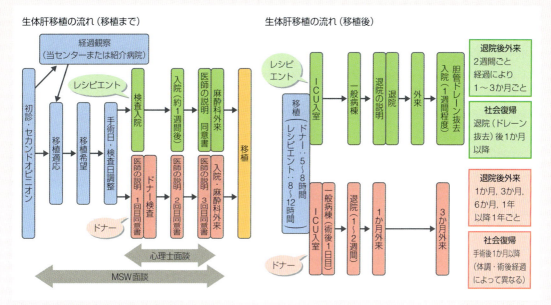

図1　生体肝移植の流れ

た，状況によっては，すぐに移植が必要なのか，ほかの治療法はないのかと模索したり，待機的によりよいタイミングで移植をしたいと悩む患児・家族もいる．

生体肝移植にはドナーが不可欠であるが，ドナー候補が誰なのかは家族のなかで大きな問題となる．生体ドナーになるためには身体的条件のほか，自発的臓器提供意思が必要となる．幼い同胞がいる場合や仕事の都合，家族のサポート体制などの社会的因子も重要となる．

初回面談時よりレシピエント移植コーディネーターが同席し，ドナーになった場合の家族のリスクとベネフィットを十分説明したうえで移植に対する意思決定ができるよう，必要な情報を提供する．患児の年齢によっては，CLSの介入を依頼し，成長・発達に応じた説明を行い，患児・家族の意思決定を支援する．

両親がドナーとなる場合には経済的問題も出てくるため，早期にMSWに介入してもらい，移植にかかわる不安・疑問を1つずつ解決していけるようサポートしていく．

移植準備期間（術前評価）

移植を受けることが決定したら，レシピエントの術前評価とドナーの術前評価が必要となる．ドナーの状況によっては生活習慣の改善が必要となる場合もあり，食事・運動や禁煙・禁酒などの指導を行う．ドナーの身体的・精神的状況により，医師・家族と相談し，移植や検査の日程を調整する．

ドナーとなることを決めた後も，心理的負担は大きい．精神科医師や臨床心理士などが面談し，ドナー候補者の提供意思がほかからの強制でないこと，適切な判断能力を有していることを第三者的に判断する．複数回のインフォームドコンセントの機会を設け，いつでもドナー意思の撤回ができること，不安や疑問に対応できることを伝え，サポートしていく．

医学的・社会的にドナーになれない，またはならない家族に対して，一緒に協力して移植に向かえるようなサポートも必要である．

生体肝移植直前から移植後

生体肝移植の約3日前からレシピエントは投薬，食事などの前処置が始まる．成長・発達

に応じた説明や，CLS の介入，病棟看護師との連携により，落ち着いて手術に臨めるようにサポートする．

　ドナーが母親の場合，多くはレシピエントの面会やきょうだいの世話・家事などに追われていることが多く，父親の場合は仕事の長期休暇（約 1.5 か月）の調整などで多忙な日々を送っている場合が多い．ドナーが体調を整えられるよう配慮することも重要である．

　移植当日は，レシピエント・ドナー・待機家族それぞれのサポートが必要である．移植直後，レシピエントは集中治療室に入室し，呼吸・循環管理と水分・血流管理など全身管理を中心に行う．人工呼吸器離脱後は，疼痛管理と早期リハビリテーションに努め，拒絶反応のモニタリング・対応と感染管理を行う．

　小児の移植の場合，ドナーは外側区域（肝臓の比較的小さい部分）または左葉移植であれば 7〜10 日の入院となる．疼痛コントロールを行いながら，早期離床を進める．右葉移植では肝機能の回復に時間がかかるため，14 日ほどの入院となる．

　生体肝移植では，1 つの家族で同時に 2 人の患者（ドナーとレシピエント）が出るため，ドナー以外の家族は，レシピエントとドナーの双方への対応が必要となり，負担が大きい．

　術後経過に左右される時期であるため，病棟看護師・集中治療室看護師・移植コーディネーターが連携しながら家族を含めたサポートを行うことが重要となる．

退院まで

　一般病棟に転棟した後は，免疫抑制薬の調整を行いながら，リハビリテーション，栄養確立を進めていく．また，退院に向けて服薬指導やドレーン管理指導，日常生活に関する退院指導を行い，安心して日常生活に戻れるようにサポートを行う．

きょうだい支援

　きょうだいも，両親と離れなければならなくなり，我慢を強いられることがある．きょうだいにもきちんと説明し，納得して協力できるよう，CLS や医師，移植コーディネーターから個別に説明を行う．

外来フォロー（長期フォロー）

　成長・発達に伴い周囲環境が変化し，それに伴う新たな問題が出てくるため，そのときの状況に合わせた対応が必要になる（幼児期の感染症，思春期における服薬アドヒアランスの問題，妊娠など）．

脳死肝移植

　脳死肝移植は，医学的緊急度により待機期間が変わってくる．わが国では待機者に比べ，臓器提供者が少ないのが現状のため，緊急度によっては年単位の待機になることも少なくない．しかし，いつ提供者が現れるかわからないため，登録後の待機にあたっては，いつでも連絡がつくようにしておくこと，移植へのモチベーションの維持などのサポートを行うことが重要である．

〈久保田智美〉

●引用文献
1) 日本臓器移植ネットワークホームページ．
　 http://www.jotnw.or.jp/index.html

3章

小児の看護技術

環境調整

小児における安全なベッドの考え方

　ベッドは入院生活を送るうえで中心の場となる．安全に入院生活を送るために，個人に合ったベッドを選択することやベッド内の環境を整えることは，看護の重要な視点である．

　小児の成長発達は著しく，急速に日々できることが増え，行動範囲も拡大していく．その一方で，危険認知能力は発達途中であるため，自ら危機を予測し回避することが困難である．そのため周囲の大人が小児の危険行動を予測し，事故を未然に防ぐ必要がある．

　入院生活は日常と異なる環境下にあり，患児は予測のつかない特異な行動をとることが考えられるため，転倒・転落など，けがを誘発する場面も多い．よって，適切なベッドを選択することは，小児期においてはより一層重要となる．

ベッドの選択と環境調整

●ベッドの種類と選択基準

　ベッドを選択する際は患児の成長発達の度合いや個別性に対応でき，かつ安全・安楽を保持するという視点が必要である．

ベッドの種類（図1）	選択基準	留意点	ベッド選択の根拠
小児ベッド（小） 柵の高さ[*1]：63 cm 大きさ：70×132 cm	寝返りができる月齢までとする（6か月前後） 身長：80 cmまで	・ベッド柵にぶつかる危険がある場合はタオルなどで周囲を保護する（図2）	・ハイハイ，つかまり立ちをする患児は，ベッド柵を登るなどベッドから転落する危険性があるため，使用時期は寝返りができる月齢までとする
小児ベッド（中） 柵の高さ：80 cm 大きさ：78×166 cm	小学1年生まで 身長：80～110 cm	・ベッド柵が患児の胸の高さより低くならないようにする ・患児の理解力・性格・治療内容により小児ベッド（中）か小児ベッド（大）かを選択	・年齢が小さいほど頭部の割合が大きく，身体のバランスを崩すことで頭部からの転落が考えられる

1 環境調整

ベッドの種類	適応	注意点	備考
小児ベッド（大） 柵の高さ：36.5 cm 大きさ：90×193 cm	小学2年生以上 身長110 cm以上 ナースコールの必要性が理解できる患児に適応	・多動が見られる・理解力が低い場合は早急にベッドの交換（高柵ベッドの使用）を行う	・時に不意な行動をとることや物事に集中して危険に対して意識が回らなくなることがあるため柵のあるベッドを使う
成人ベッド 柵の高さ：38.5 cm 大きさ：94×219 cm	中学生以上〜成人 自分で判断・行動ができる患児に適応	・心身ともに正常であること ・病状・発達によっては小児ベッド（大）を選択する	・多くは危険予測ができる発達段階にある ・柵による圧迫感を減らすことができる．患児自ら高さや角度の調節を容易に行うことができる
高柵ベッド 柵の高さ：138 cm 大きさ：90×195 cm	小児ベッド（大）の適応であるが，多動が見られる・理解力が低く危険を伴う場合	・ベッド柵にぶつかる危険がある場合はタオルなどで周囲を保護する（図2）	・ベッドからの転落を防ぐため

*1 柵の高さは床（とこ）面から柵上部までの高さを示す

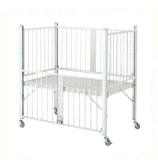
小児ベッド（小）（KB-252．パラマウントベッド）

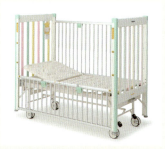
小児ベッド（中）（KB-625C．パラマウントベッド）

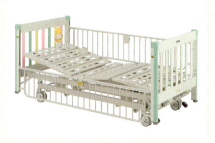
小児ベッド（大）（KB-665C．パラマウントベッド）

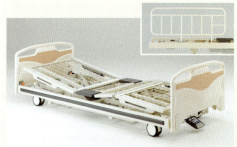
成人ベッド（本体：SH-5540LT〔ウォッシャブル仕様〕．シーホネンス）

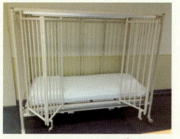
高柵ベッド（特注）*2

図1　ベッドの種類
*2 高柵ベッド使用時には家族の了解を得る必要がある

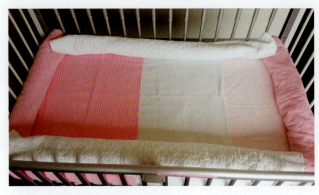

図2 ベッド柵の周囲を
タオルで保護する

● **安全なベッド環境の調整**

　適切なベッドを選択しても，正しく使用できなければ事故につながるため，以下の点に留意する．患児や保護者に対して注意喚起を行うことも重要である．

- ベッド柵やレバーに不具合がなく，定期的に整備・点検されたものを使用する
- 患児がベッド柵を越えることができないよう，ベッド内の環境を整え，踏み台となる可能性のあるものは置かないようにする
- ベッドから離れるとき，患児から目を離すときには，必ずベッド柵を最上段まで上げるようにする
- ベッド柵のレバーが確実に固定されているか，ベッド柵が水平となっているかを確認する
- ベッド柵の上げ下げを行う際には，ベッド柵周囲に患児の手足がないことを確認する
- ベッド柵を下げているときには，ベッドからの転落を防止するため，患児の正面に立ち，目を離さないようにする
- ベッドのストッパーが確実に固定されていること，車輪やハンドルが収納されていることを確認する

発達段階別の看護のポイント

　小児期の対象となる年代は新生児期〜思春期と幅広い．各年代で危険認知能力に差があり，起こりうる危険も異なるため，発達段階に合わせた対策や介入を考える必要がある．

年代	年代の特徴と介入のポイント	対策
乳児期	・寝返りやハイハイができるようになり，活動範囲が著しく拡大していく時期 ・柵にぶつかったり，柵からはみ出したりしてけがをする危険性があるため，患児の活動範囲をよく観察する	・柵をクッションやタオルなどで保護（図2） ・ベッドとマットレスの隙間をクッションやタオルなどで埋める ・ベッドのサイズアップを考慮する
幼児期	・精神的・社会的発達が著しい時期 ・徐々に周囲とのコミュニケーションを図れるようになり，危険行動に対する注意を理解し始める ・母子分離に伴う不安も大きく，混乱を身体行動によって表現する場合が多い ・混乱時には予期せぬ行動をとることがあり，より注意が必要となる ・ベッド内に布団やタオルなど踏み台となるようなものが置かれていないか，患児が体勢を崩した際にけがをする危険性があるおもちゃやテーブルなど（使用していないもの）が置いたままになっていないか，ベッド内に危険となるものがないかをよく観察する	・ベッド内の整理整頓 ・保護者への注意喚起
学童期・思春期	・社会性がより広がり，周囲と自身の関係を理解し規則を守ることができるようになる ・自身で危険を予測し，回避しようとすることができる ・物事に集中している際には危険に対しての注意が不十分となることがあるため，患児の行動をよく観察する	・患児自身が寝具や衣服を片づけるなど，ベッド内の整理整頓を行えるよう習慣づける ・危険が予測される場面では，周囲が患児に対して注意喚起を行う

小児における安全な衣類の考え方

適切な衣類を選択することは，自ら危機を予測し回避することが困難な小児の安全を考えるにあたって重要な看護の視点となる．

安全な衣類の選択

衣類は，小児が清潔で安全に生活できるように，成長・発達や日常生活習慣に合わせて選択する．また，疾患の状態や処置が安楽に実施できるようにすることを考慮し，選択する必要がある．入院中であっても食事や遊びで汚したり，治療や検査で汚染されたりするため，衣類は多めに必要となる．家族には，患児の運動を妨げないもので，患児の好きな色やデザインの衣類を準備してもらう．ただ，着脱が容易であることも入院中の患児には重要である．

首まわりの装飾は，なにかの拍子に引っ張られ，けがや窒息などの事故につながる可能性があるため，上着には首周りに紐やリボンなどの装飾がないものを選択する．

ボタンやビーズ・スパンコールなどの装飾は取れてしまった際に誤飲につながる危険性があるため，上下ともに装飾が施されていないシンプルなデザインの衣類を選択する必要がある．

立位可能な幼児や学童期においては，ズボンの裾を踏んで転倒する可能性があるため，床に付いてしまうような長いズボンは裾をきちんと折り返す．また，長すぎる袖も手先の動きを妨げてしまうため折り返すようにする．靴下はゴムによる締めつけがきつくないもので，裏に滑り止めのついたものを選択する．

安全な履物の選択

脱げやすい履物は転倒につながる危険性が高いため，患児の足のサイズに合ったものを選択する．踵まで覆うことのできないスリッパやサンダルは転倒する危険がより高いことから，国立成育医療研究センターでは選択しないよう入院時に案内している．

小児における衣類や寝具による環境調整

小児の体温の特徴

小児は成人と比べて体重あたりの食事摂取量が多く，運動も活発である．そのため熱の産生量が多く，体温は成人よりも高めである．また，体温調節機能が未熟であるため，外気の温度や湿度，掛け物や衣類の枚数・素材などの環境因子による影響を大きく受ける．加えて，新陳代謝が活発で発汗しやすいため不感蒸泄量が多く，活動による体温変動が大きい．これらの理由から，小児は容易に低体温や高体温になりやすい．しかし，小児は「暑い」，「寒い」などといった訴えが的確にできない場合が多く，寒さや暑さに応じて衣類や寝具を調整するなどの対処行動をとることができないため，周囲の大人が配慮し調整する必要がある．

小児の高体温にはうつ熱（熱の放散が十分できないため，一時的に体内に熱が蓄積した状態）がある．うつ熱は衣服や掛け物の枚数が多すぎたり，環境温度（室温としては24±2℃くらいがよい）が高すぎたりするときに見られる．

しかし，患児一人ひとりに合わせた温度設定は困難であり，寝具や衣類により調整する必要がある．

高体温や発汗が見られる際には，患児の首，上腕，大腿，ひざ裏の温かさや発汗の様子で体温を確認し，室温や掛け物を調整し，吸湿性，通気性のよい素材の衣類を選択する．体質や疾患などから発汗しやすい場合には，汗を拭き取り，通気性のよい素材の衣類や下着を頻繁に着替えるようにする．

小児の特徴に合わせた寝具の選択

● 敷き布団
　小児は発汗が多いこと，また体位によっては尿がオムツから漏れてしまうこともあるため，汗や尿を吸い取るためにマットレスの上にマットレスパッドを敷くようにする．マットレスパッドは吸水性のよい木綿素材・キルティング仕様で，1〜2cmの厚さのものがよいとされている．

● 掛け布団
　その日の気温や患児の体調によっても体温は変動するため，どの季節であっても軽く薄い掛け物を数枚用意し，気温や患児の体温によって調整できるようにする．季節による掛け物の目安は，夏季はタオルケット1枚，冬季は毛布，薄い掛け布団である．

- 冬に保温が必要なときには湯たんぽを使用した温罨法を行うが，小児は自ら十分に気をつけることができないため，直接肌に触れないようにするなど，熱傷には十分に注意する．
- 電気毛布や電気アンカは，体の水分を必要以上に奪うので基本的には使用しないが，使用する場合は，寝る前に寝具を暖めるだけにして，患児を寝かせるときにはずすようにする．

発達段階別の看護のポイント

● 乳児期（新生児期も含む）
　乳児期は，新陳代謝がさかんなために成人に比べて体温は高い．体温調節中枢の未熟性や体表面積が大きいこと，皮下脂肪組織が少ないこと，発汗機能の未熟性が理由として挙げられる．とくに生後3か月ごろまでは体温調節機能が未熟であるため，気温とともに体温が上昇する．

　室温が高すぎたり，衣類や寝具で覆われ過ぎているときにも熱がこもることになる．そのため，皮膚への刺激が少ない素材で通気性，吸湿性がよい素材の衣類を選択する．新生児の間は成人よりも1枚多め，生後1〜2か月の間は成人程度，以降は成人よりも1枚少なめを目安に着せることがよいとされる．できるだけ薄いものを重ねて保温し，気温の変化により着脱する．

　また，乳児期は，全身の動きが活発な時期でもあることから，上下の衣類が分かれている物の場合には腹部が出てしまったり，動きが妨げられたりすることがあるため，上下が一体化されたロンパースが適している．

月齢	適した衣服と選択のポイント
生後3か月まで	・短肌着，長肌着，ベビードレスなど ・首がすわっておらず，眠っていることが多いため，安全に着脱できるよう前開きの衣服が適当 ・肌着の上にベビードレスを重ねて着用することで，吸湿性を確保し，保温することができる ・手足を活発に動かすようになったときには，活動を妨げないように股にスナップがついたボディタイプのものを着用する
生後4か月〜	・カバーオール，ロンパースなど ・首が完全にすわり，徐々に活動的になる．動きが活発になると肌着の紐がほどけるなど腹部が露出しやすくなるため，上下がつながったものや，上下をボタンでとめられるものが適当
生後7か月〜	・シャツ，パンツ ・運動機能の発達とともに座位保持，つかまり立ち，ハイハイなどができるようになる．それに伴い，手足に力を入れ，つっぱる，つかむ，けるなどの動作も多くなるため，手足の動きを妨げない衣服を選択 ・オムツ交換をスムーズに行うには，上下別のものが適している ・歩行ができるようになってきたら，転倒の危険性があるため，靴下は足底に滑り止めゴムのあるものが望ましい

● **幼児期**

　幼児期の体温も成人に比べ高めではあるが，「暑い」「寒い」などと他者に伝えることや自身での衣類の着脱が可能になってくる．また，乳児期よりも動きが活発になるため，発汗もしやすい．患児が「暑い」「寒い」と感じた際に，自分で更衣ができるよう，着脱が容易な衣類が望ましい．2〜3歳ごろになると，好きなデザインの衣類を着たがるようになる．

適した衣服と選択のポイント
・歩行ができるようになるため，下肢を圧迫しない伸展性のある衣服を選択し，下肢の動きを妨げないようにする ・上着は，頭部が大きいため，前開きのものや首回りが大きめで，頭や袖を通しやすいものを選択 ・下着は，ウエストがゴムのズボンやスカートなどがよい

● **学童期・思春期**

　学童期・思春期では，体温調節機能は成熟しており，成人と同じ体温となる．患児自身が「着たい」と思う衣類を選択するため，1日の活動や検査，処置の内容に応じて衣類を選択するよう患児へ伝える．

（杉本実幸，芹田つばさ，西　遙，中川　碧，平木康太，細萱綾香）

● 参考文献
1) 筒井真優美:小児看護実習ガイド. 照林社;2007. p.46.
2) 山元恵子:写真でわかる小児看護技術. 改訂第2版. インターメディカ;2011. p.84-89.
3) 松尾宣武:小児看護概論・小児保健. メヂカルフレンド社;2003.

2 スキンケア

小児の皮膚の特徴

　小児の皮膚は成人に比べ，表皮・真皮・皮下組織のいずれも薄い（図1）．また，角質層は成人に比べて角化細胞が小さく，形態的に不規則であり，構造的にも脆弱である．さらに，細胞間脂質・セラミド・皮脂の量が少なく，皮膚バリア機能が弱い．

　一般的に赤ちゃんの皮膚は，みずみずしく，すべすべ，柔らかで弾力があり，きめも整っていることから理想的なように表現されるが，新生児期を過ぎたころから皮脂が減少し，性ホルモンの支配を受けて皮脂腺分泌機能が活発になる思春期までは，乾燥肌であるといえる．

小児のスキンケアの目的

　小児におけるスキンケアには，以下のような目的がある．

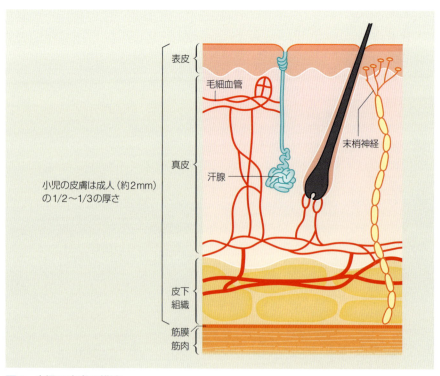

図1　小児の皮膚の構造

洗浄・清潔

●身体的側面
①細菌繁殖の防止，②皮膚表面を滑らかに保つ，③皮膚水分の保持，④非脂溶性物質の体内侵入の阻止，などが挙げられ，皮膚粘膜，体表面の機能を正常に保ち，感染を予防する．

●心理的側面
清潔行為により清潔感を抱き，回復力を高める．

●社会的側面
身だしなみを整えることで，対人関係の導入を円滑にする．

保湿・保護

小児の皮膚にとって保湿は，角質層のバリア機能を維持するうえでも重要であり，皮膚のバリア機能を維持することが皮膚の保護につながる．

スキンケアの実際

洗浄・清潔

●ケアの選択
洗浄・清潔ケアには，清拭，部分浴，入浴（浴槽を使う全身浴・シャワー浴）があるが，ケア方法は患児の病態・病状により選択する．たとえば，手術後であれば，創部の感染予防・保護を考え，ケアの範囲，開始時期が決められる．創部に直接的なケアを行うときには医師への確認が必要である．

浴槽につかる全身浴は，高熱を発するなど消耗性疾患の場合，体力を消耗させることがある．したがって，消耗度が高い病態か否か判断し，ケア方法を選択する必要がある．

判断に必要な観察項目および全身浴を選択できない場合の清潔ケアの方法について，表1に示す．表1に挙げた状態以外であれば，清潔ケアはすべてのものが選択できる．ただし感染予防策が必要な病態の場合は，ケア方法のほかに，使用物品の選択が必要になる．胃腸炎などによる下痢でオムツ皮膚炎の予防が必要な場合には，1日1回の洗浄剤による清潔ケア（図2），適切な排泄物の除去と皮膚保護を行う．

●シャワー浴・部分浴・清拭
小児の皮膚は，新陳代謝の結果として，油性の汚れが多く，皮脂と混合している．そのため，通常は石けん（洗浄剤）を使用し，油性の汚れを乳化させることにより，皮膚表面から汚れを除去する．石けん（洗浄剤）は十分に泡立て，汚れを泡で包み込むようにして除去することが重要である．

シャワー浴・部分浴・清拭を行う場合には石けん成分（洗浄剤）が残らないよ

表1 入浴（浴槽を使う）を選択できない身体状況と清潔ケア方法

選択できない病態	観察事項 （消耗度を判断できる）	ケア選択の根拠	選択される清潔ケア方法
消耗度の高い病態	・高熱・頻脈 ・倦怠感・食欲減退 ・活気がない	・高熱を発するなど消耗性疾患の場合，浴槽を使うことによって，より体力を消耗させることがある	・シャワー浴（介助） ・部分浴・清拭・口腔ケア
手術直後・経過の悪い術創がある	・術創の状態・部位 ・術後日数・活気・発熱・心拍数	・創部への水分の侵入は感染リスクとなる（浴槽を使うことで水圧がかかると考えられる） ・手術の回復状況は，術式・部位・術後日数により異なるため，心身の疲労度に合ったケアを選択する必要がある ・創部を清潔に保つことは早期治癒につながる	・部分浴・清拭 ・抜糸翌日から，シャワー浴・短時間の浴槽を使った入浴 ・手術によっては術後3日目以降，シャワー浴が許可される

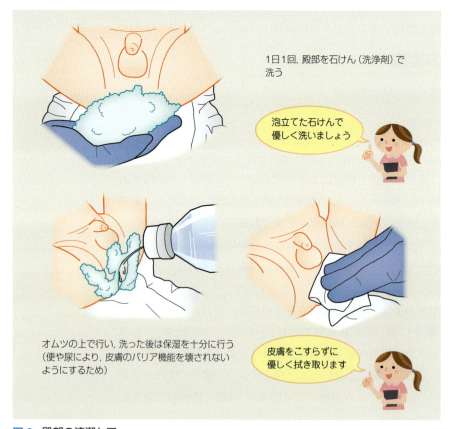

図2 殿部の清潔ケア

うに注意する．清拭ではタオルを固く絞りすぎず，水分が残っている状態で用いると拭き取りやすい．

▶石けん（洗浄剤）を用いずにお湯だけの清拭で角質層をこすることは，皮膚を清潔にすることにはならない．そのため患児の疲労感が強いなどの理由から石けん（洗浄剤）を使用しない場合は，ウォッシュクロスを固く絞らず水分を残し，汚れをぬぐい取るようにする．

● 入浴

　沐浴は新生児期に沐浴槽を使用して行う清潔ケアを指し，同じ沐浴槽を使用しても乳児の場合は入浴という．沐浴槽を使用する場合，底が滑りやすくなっているため，十分に注意が必要である．片手で患児を保持できない場合（体動が激しい，体が大きいなど）は，安全を考慮し，アウトバスを検討する．

　アウトバスはシャワー浴と言って問題ないが，座位保持ができない乳児の場合は，マットなどを使用し，寝かせたままシャワー浴を行う（図3）．

　学童期までの小児の入浴では，患児が1人にならないようにする．羞恥心が強く，拒否が見られる場合は，同性の看護師が対応するか，あるいは家族の協力を得ることも必要となる．

石けんと洗浄剤（合成界面活性剤）のどちらを使う？

◎石けんでの洗浄後に感じるきしみ感やさっぱり感は，アルカリ性の石けん成分と水道水に含まれるカルシウム・マグネシウムイオンにより生成した石けんカス（スカム）が皮膚に付着したことによるもので，これが皮膚のバリア機能の回復を妨げる[1]といわれている．一方，洗浄剤（合成界面活性剤）は，天然保湿因子や角質細胞間脂質の溶出を抑制するため，石けんに比べて保湿効果があり，またスカムの生成や皮膚への付着残存が少ない[2]といわれている．そのため，とくに乳児などの場合，皮膚の脆弱性からも，洗浄・清潔には洗浄剤の使用が推奨される．

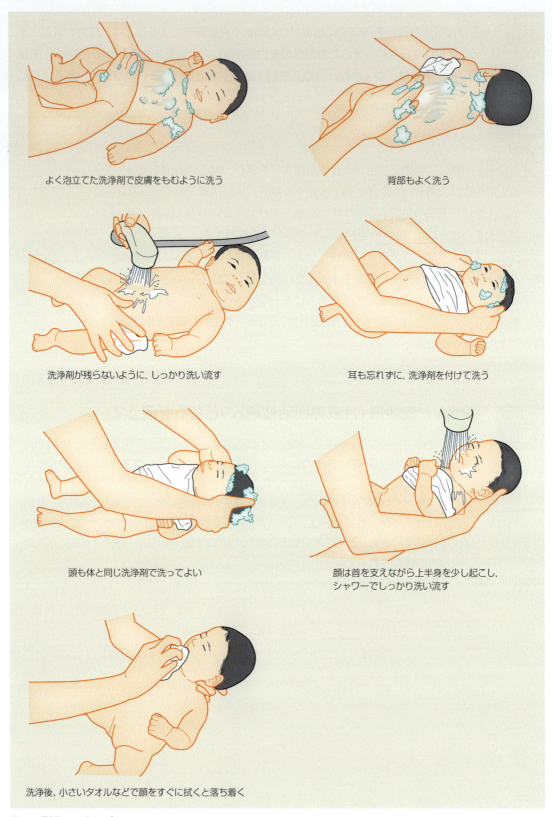

図3 乳児のアウトバス

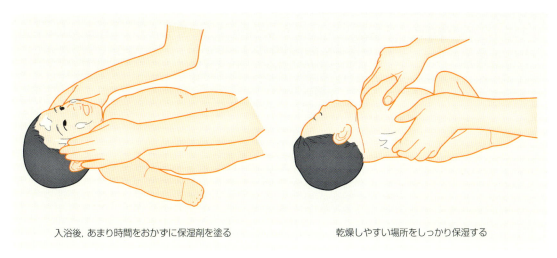

入浴後，あまり時間をおかずに保湿剤を塗る　　　乾燥しやすい場所をしっかり保湿する

図4　保湿ケア

保湿・保護

● 洗浄・清潔ケア後の保湿

洗浄剤を使用した場合，皮脂膜も同時に除去される．そのため，洗浄剤を取り除いた後に保湿をする必要がある．

保湿剤の種類と選択

保湿剤には水分の蒸発を抑制し，角質水分量を増加させる「エモリエント効果」のあるものと，成分自体が水と結合して蒸発を防ぐ「モイスチャーライザー効果」のあるものとがある．

エモリエント効果のあるもの	ワセリンやオリーブ油がある．ワセリンは冬季の乾燥の目立つ時期に効果的である．一方で，夏などはべた付きを不快に感じたり，汗の蒸散を妨げて紅色汗疹を誘発するおそれがある．プロペト®は，薬局方の白色ワセリンよりも不純物が少なく，伸びもよい．オリーブ油は，水分の蒸散を阻止する能力がワセリンよりも劣り，油そのものに脱水作用があるため，オリーブ油だけを外用に塗布すると，逆に角質層が硬くなり，カサカサ感が強調され，かゆくなることがあるため注意が必要である．しかし，脂漏性湿疹のような薄い鱗屑や痂皮を除去するためには，入浴前にオリーブ油をたっぷりつけて10分ほど蒸らした後に洗浄すると効果的である
モイスチャーライザー効果のあるもの	ヘパリン類似物質のヒルロイド®は即効性に角質の水分量を上げることができるため，夏などに適している

保湿の方法

皮膚を洗浄し，バスタオルで体の水分をよく拭き取った後に，保湿剤を用いて保湿ケアを行う．保湿剤は清潔な手に取って，体温で温めながら，皮膚に塗りこむのではなく，皮膚表面を覆うように塗布する（図4）．

（齋藤淳子）

●引用・参考文献
1) Warren R, et al.：Hard Water. Cosmet Toilet 1997；112：67-74.
2) 国立成育医療研究センター看護部監，村松恵編：小児の状態別スキンケア・ビジュアルガイド．中山書店；2012.
3) 向久保寿恵ほか：小児看護 2006；29（9）：1324.
4) 齋藤理恵子ほか編：小児看護ポケットナビ．中山書店；2008.
5) 国立成育医療センター看護基準手順委員会編：すぐに役立つ小児＆周産期の疾患とケア．中山書店；2009.

栄養管理

小児における栄養と食事の意義

小児における栄養摂取の目的は，生命維持に加えて，成長発達のために必要な栄養素とエネルギーを取り入れることである．しかし一方で，小児は，唾液・消化液の分泌や免疫機能が未熟なため，嚥下や咀嚼機能の発達に合わせたトレーニングも必要である．

小児期に家族と食卓を囲み，食事を楽しむ経験は，心を豊かにし，安定した発達につながるものである．そのため，将来にわたる望ましい食習慣を身に付けられるよう支援することが看護師に求められる．

栄養管理の進め方・方法

年代	栄養	チェック項目	根拠・留意点
乳児期	母乳・ミルク	・日齢 ・体重増加量 　0〜3か月：25〜30 g/日 　3〜6か月：15〜20 g/日 　6〜12か月：10〜15 g/日 ・必要栄養量・水分量 〈1回あたりの必要授乳量〉 　生後1週間：10mL×日齢＋10 mL 　生後1週〜1か月：80〜100 mL 　それ以降：120〜160 mL	・授乳間隔は，1回哺乳量や体重増加量，患児の吸啜力を見ながら調整していく
	離乳食	・月齢 ・食事内容，偏食の有無，ミルク摂取量 ・発達・栄養状態，体重増加量 ・必要栄養量・水分量	・月齢6か月を過ぎると，母乳やミルクでは栄養素が不足するため，離乳食で補う必要がある
幼児期	幼児食	・乳児期の「離乳食」のチェック項目と同じ ・食事中の患児の様子 **POINT** ◎「食事＝楽しい」という経験が心を豊かにし，安定した発達につながる	・歯が生え揃う時期だが，奥歯でしっかり噛めるのは3歳以降であるため，食材の大きさに注意する ・自我が現れる時期のため，好き嫌いや食べムラが大きくなるが，偏食の助長につながるため，無理強いしない ・規則正しい食生活を身に付ける大事な時期であるため，1回の食事時間を決める．十分な栄養量をとるため，1日3回の食事と1〜2回のおやつで補う

学童期	学童食	・食事内容，偏食の有無，食事摂取量 ・食事中の患児の様子 ・食事時間	・肥満児が増える時期であるため，適量であるかに注意が必要 ・思春期になると，体重の増加や見た目を気にし，過度な食事制限を行う小児もいるため，注意が必要

小児における経管栄養法の考え方

先天的または後天的疾患や障害によって，経口から必要な栄養摂取ができない場合，その患児にあった栄養療法を選択し，小児の特徴を踏まえたケアを提供する必要がある．栄養療法には投与ルートとして経腸栄養法（経管栄養法）と経静脈栄養法がある．

禁忌となる病態を除いて，チューブなどを用いて母乳やミルク・濃厚流動食を含めた経腸栄養剤を直接消化管に注入し，患児の成長発達を促す．生理的な栄養摂取法であるため，消化管の蠕動や粘膜による吸収，腸内細菌の存在が各種ホルモンの正常な分泌をもたらし，免疫力を維持することになる．図1に栄養療法選択のアルゴリズムを示す．

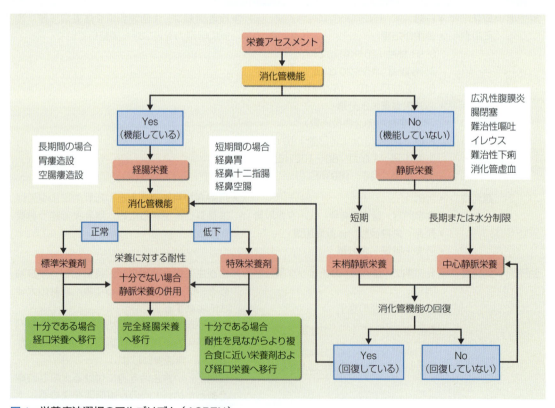

図1 栄養療法選択のアルゴリズム（ASPEN）
（ASPEN：Guidelines for the use of parenteral and enteral nutrition in adult and pediatric patients. JPEN 1993；17：7SA．より）

◎新生児における嚥下機能の獲得は神経発達に重要であるため，経管栄養中であっても可能な限り哺乳させる．

小児の経管栄養の分類と長所・短所

経管栄養の長所と短所を**表1**に示す．

表1 各経管栄養の長所と短所

	長所	短所	チューブの先端の位置
経鼻胃管（NGチューブ）	・挿入が容易 ・コストが安い ・侵襲性が低い	・初期には咽頭違和感がある ・誤嚥のリスクがある ・カテーテル径が比較的小さい ・自己（事故）抜去の危険がある ・鼻中隔穿孔のリスクがある	胃内
経鼻経腸栄養チューブ（EDチューブ）	・誤嚥のリスクが低い ・長時間留置しても硬化しにくい	・初期には咽頭違和感がある ・自己（事故）抜去の危険がある ・X線透視下またはエコーガイド下にて挿入する必要がある ・閉塞しやすい	十二指腸内
胃瘻・腸瘻	・留置中の苦痛が少ない ・固定が簡便 ・経口摂取への影響が少ない	・コストが高い ・特別な手技を要する ・抜去後の再挿入が困難 ・挿入時に手術が必要	胃または各腸内（患児の状況により選択される）

●胃管からの経管栄養法の手順

必要物品

胃管挿入時　胃管（患児の体格に合ったサイズ）

カテーテル径	体格の目安
3 Fr	1,000 g 未満
4 Fr	1,000〜2,000 g
5 Fr	2,000〜3,000 g
6 Fr	3,000 g 以上
7〜10 Fr	幼児
8〜14 Fr	学童

ここが重要！ ▶食後や授乳後1時間は嘔吐や誤嚥のリスクがあるため胃管挿入処置は避ける

注入器1本，薬杯[*1]，聴診器，手袋，潤滑油，ガーゼ，固定用テープ（デュラポア®，フィクソムル®，パーミロール® など）

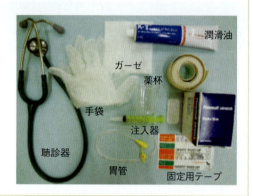

注入時　注入ボトル，経管栄養セット，注入器

[*1] 注入時の胃内容物が多いとき（胃吸引量を測定するなど）や，注入終了後に流す微温湯の準備に使用

手順

胃管挿入時

①看護師は衛生的手洗いを行い，必要物品を準備する．患児と家族へ説明を行う
②胃管の挿入の長さを決め，油性ペンで印をつける
　経口：眉間から剣状突起間の長さ＋1 cm
　経鼻：鼻腔から耳介を通って剣状突起までの長さ

> **POINT** ◎患児は日々成長しているため，胃管の長さは挿入前に必ず測定する

③固定用テープを切っておく

> **POINT** ◎テープアレルギーやテープの種類による皮膚トラブルの有無を確認する

④ガーゼに潤滑油を出し，胃管の先端に付ける
⑤体位を固定する
⑥片手で胃管の先端から約5 cmの部分を持ち，もう一方の手で頭を固定する．患児の嚥下運動に合わせてゆっくりと印をつけた位置まで挿入する．激しい咳き込み，呼吸を止める，顔色が悪くなるなど，患児に変化があった場合はすぐに中止し，患児が落ち着くまで待つ

> **POINT** ◎仰臥位で行う．患児が暴れるときはバスタオルなどで体を包み固定する
> ◎潤滑剤としてキシロカイン®ゼリーを用いると，キシロカインショックを起こす可能性があるため使用しない

	◎乳児の場合，挿入時に迷走神経反射による徐脈や無呼吸を伴うことがある
	⑦テープで固定する
	⑧胃内に空気を注入し気泡音（胃泡音）を聴取する．さらに胃内容物を吸引する．看護師はダブルチェックを行う
	⑨患児の手が届かない位置で固定する．必要時，上肢の固定やミトンの着用を検討する
	POINT ◎体動の激しい患児や，年齢の低い患児，理解の得られない患児は，テープを剥がし，胃管を自己抜去する可能性があるので注意する
注入時	①注入液を37℃くらいに温める
	POINT ◎熱すぎると熱傷の原因になり，冷たすぎると消化管への刺激が強く下痢を起こす
	②注入液を注入ボトルに入れ，注入ライン内も注入液で満たす
	POINT ◎ライン内に空気が残っていると腹部膨満感の原因になる
	③分泌物貯留に伴う咳嗽刺激による嘔吐や誤嚥予防のため，必要時，口鼻腔や気管内の吸引を行う
	④患児のオムツ交換をし，30～45度の上体挙上か右側臥位にする（誤嚥予防）
	⑤胃管の位置や確実な固定かどうかを，胃内容物の吸引と胃泡音の聴取により確認を行う
	POINT ◎胃内容物の量が多い場合や血が混ざっているときなどの異常時には医師に報告する
	⑥注入ラインと胃管を接続し，注入を開始する．注入速度を調節する
	POINT ◎栄養剤の濃度や量，患児の体位によって注入速度が変化するため，こまめに観察する ◎注入中は咳き込み，悪心・嘔吐，腹部膨満，チアノーゼなどを観察する．むせや咳き込みがある場合，腹部膨満が強まる場合は，注入を中止する
	⑦注入終了後，注入ラインを胃管からはずし，微温湯を注入する
	POINT ◎持続的に注入する場合，注入液により胃管やEDチューブは閉塞しやすい．定期的に微温湯を通し，閉塞予防を行う必要がある．重曹を充填する方法もある ◎注入液を微量で持続的に注入する場合は，注入用ポンプを使用する

胃瘻・腸瘻

　胃瘻・腸瘻は，口から胃まで食物を運べないが，胃以下の消化管には消化・吸収の問題がない場合に手術的に造設される．経口摂取とほぼ同様の栄養摂取（ペースト食などを注入できる）を期待することができる．

　胃内の形状から，胃瘻チューブはバンパー型とバルーン型に分けられ，さらに外部の形状からチューブ型とボタン型に分けられる（**表2**，**図2**）．小児では入れ替え時の苦痛が少ないボタン型のバルーン型が選択されることが多い．

表2 胃瘻チューブの種類による比較

	バンパー型	バルーン型
抜去のリスク	低い	高い
耐久性	優れる	劣る
交換時期・交換手技	4～6か月ごと・やや難しい	1～3か月ごと・易しい
交換時の苦痛	強い	ほとんどない
	チューブ型	ボタン型
外観	悪い	よい
リハビリテーション	しにくい	しやすい
清潔保持	しにくい	しやすい
自己（事故）抜去	時に見られる	まれ
接続	しやすい	しにくい

（鈴木博昭ほか編：内視鏡的胃瘻造設術（PEG）．緩和内視鏡治療．医学書院；2002. p.109．）

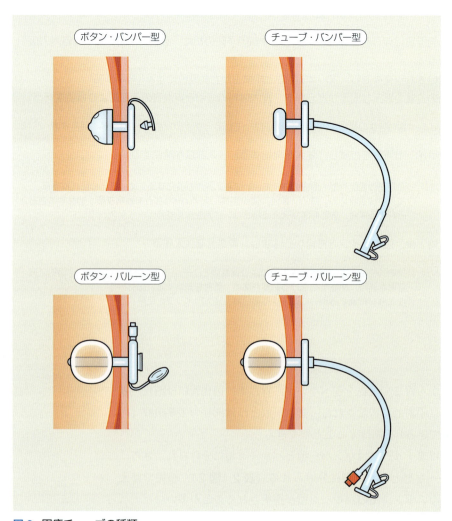

図2 胃瘻チューブの種類

胃瘻造設している患児の看護（図3）

　小児は成長発達によって体格の変化が大きいため，胃瘻ボタンのサイズ変更の頻度が成人より多い．胃瘻ボタンの交換頻度が多くなることで，胃瘻開口部が広げられ，消化液や栄養剤が漏れる機会が増えるため，皮膚障害が起こりやすい（表3）．したがって，小児の胃瘻管理で一番問題となるのは「漏れ」である[1]．

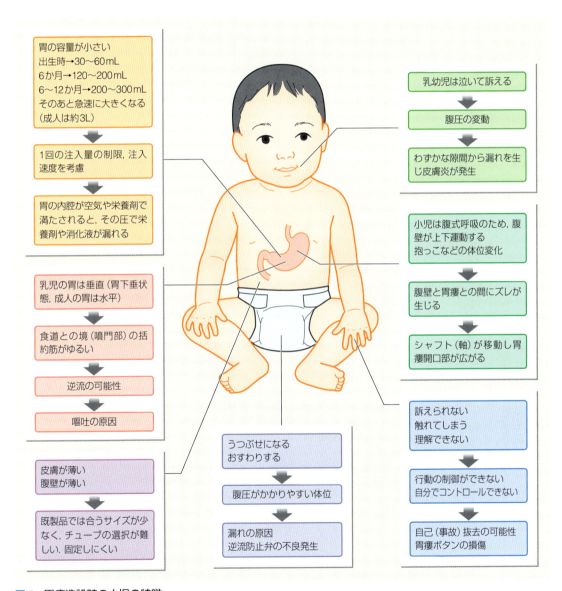

図3　胃瘻造設時の小児の特徴
（村松恵責任編集：小児の状態別スキンケア・ビジュアルガイド．中山書店；2012．p.86．より）

表3 胃瘻造設時の皮膚障害の原因と対策

皮膚障害	原因	対策
発赤・びらん	・液漏れ ・圧迫 ・皮膚の湿潤 ・皮膚の清潔不足 ・テープかぶれ	・栄養剤の内容変更，栄養状態の改善 ・胃瘻ボタンが腹壁に対して垂直に立つようにする ・湿ったYガーゼやこよりをつけたままにしない ・石けん洗浄を毎日行う ・テープの種類を検討する
不良肉芽	・カテーテル，胃瘻ボタンのシャフトの傾き・圧迫による刺激 ・炎症	・胃瘻ボタンが腹壁に対して垂直に立つようにする ・洗浄と自然乾燥（ひどい場合はステロイド薬の使用や外科的切除を考慮）
潰瘍	・カテーテルやストッパーが短いことによる圧迫 ・ストッパーが同じ位置に当たっている	・シャフトの長さを適切にする ・圧迫・摩擦の除去，漏れの防止（栄養剤を半固形化〔液体にとろみ剤を添加〕にする）

◎皮膚の汚染により感染が誘発され，粘液や滲出液により炎症が起こるため，瘻孔周辺部を毎日，洗浄剤・石けんを用いて清潔に保つ．瘻孔周囲の消毒は不要．

◎瘻孔形成後も，胃瘻が抜去されたまま放置すると，瘻孔閉鎖の可能性がある．成長発達，運動能力を考慮し，自己（事故）抜去しないよう工夫する．

◎体重の増減がないか，腹壁とシャフトの隙間に5〜10mmの余裕があるか，ストッパーが皮膚に埋没・圧迫していないかを観察する．

（大野美絵，近藤宏美，山森美枝）

●引用・参考文献
1）村松惠責任編集：小児の状態別スキンケア・ビジュアルガイド．中山書店；2012．p.87．
2）新井勝大ほか編：小児栄養管理マニュアル．国立成育医療研究センター栄養サポートチーム；2012．p.2-5，12-18，67-76，97-100．
3）五十嵐隆編：これだけは知っておきたい小児ケアQ&A．第2版．総合医学社；2011．p.12-13，151-163．
4）北原修一：経腸栄養．こどもケア 2013；8：8-10．
5）佐々木雅也：経腸栄養の基礎知識．レジデントノート 2011；13：2180-2183．
6）髙瀬義昌：経管栄養法について．おはよう21 2014；4：38-39．
7）小沢ひとみ編：写真わかる小児看護技術．改訂第2版．インターメディカ；2011．p.139-149．
8）吉橋恭子：小児患者への経管栄養②　看護の実際．臨床看護 2012；38：558-561．
9）鷲澤尚宏：経管栄養デバイスの種類と特徴．薬事 2012；54：37-42．

COLUMN

小児における栄養の考え方と評価指標

　小児は代謝・活動といった生命維持活動に加えて，成長発達のために栄養素とエネルギーを必要とする．そのため，栄養状態を適切に評価（アセスメント）し，それぞれの患児の病態に見合った栄養管理（プランニング）を検討し，提供していくことが重要である．また，唾液・消化液の分泌や免疫機能が未熟なため，嚥下や咀嚼機能の発達に合わせたトレーニングも必要である．

　国立成育医療研究センターでは，健康新生児を除く全入院患児にスクリーニングを実施し，2週間以上の入院，経静脈栄養管理，血液検査でアルブミン 3.0 g/dL 未満，食事摂取5割以下，などの患児を対象に，栄養サポートチーム（NST★）と連携し，適切な栄養管理ができるよう他職種と協働している．

低栄養と過栄養

　小児においては，低栄養でも過栄養でも，その後の成長発達に大きな影響を与える．低栄養の場合は，下垂体機能不全による低身長や，副腎不全による免疫機能低下などが見られる．一方，過栄養の場合は，高血圧や耐糖能異常，脂質異常症など，成人期の生活習慣病に高率に移行することが知られている．

　また，低出生体重児は胎児環境下で低栄養に曝露されており，出生後の栄養補給により過度に栄養が蓄積される傾向があることから，過栄養と同様の影響があるといわれている[1]．

小児の栄養の評価指標

　小児の栄養は以下の項目について評価する．
- 身体計測
- 乳幼児の発育パーセンタイル曲線とSDスコア
- カウプ指数とローレル指数
- 問診と全身状態の観察
- 臨床検査

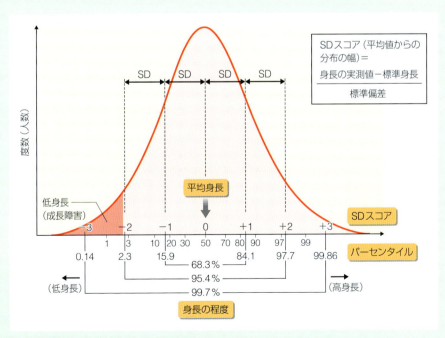

図4　身長SDスコアとパーセンタイル
（成育疾患克服等次世代育成基盤研究事業：乳幼児身体発育評価マニュアル．2012, p.43. より）

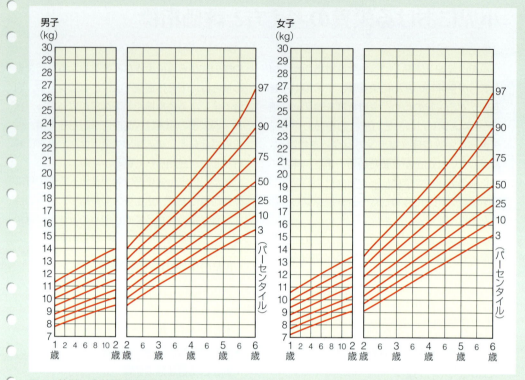

図5 幼児の身体発育曲線（体重）
（成育疾患克服等次世代育成基盤研究事業：乳幼児身体発育評価マニュアル．2012．p.44-45．より）

■ 身体計測

身体計測では，身長（cm），体重（kg），頭囲（cm），上腕周囲長（cm），上腕三頭筋部皮下脂肪厚（mm）を計測することが推奨されている．

■ 乳幼児の発育パーセンタイル曲線とSDスコア（図4，5）

小児に特有な発育特性を評価することができる．栄養状態の変化，成長パターンを評価し，そのアセスメント結果に基づいた栄養方法（投与方法と内容）を決定するために用いる．肥満は身長との兼ね合いから見るため，BMIを用いることが多い．

SDスコアが－2SDでも，そこから順調に伸びていれば，経過観察でよい場合もある．成長の伸びが芳しくないときには，経過を慎重に観察する必要がある．

POINT ◎平均値との比較だけでなく，個々の身長・体重の伸び方でも評価する．

■ カウプ指数とローレル指数

カウプ指数は幼児の肥満度を評価するための指数として用いる．BMIとの違いは，肥満の判断基準となる値が成長段階に応じて調整されている点である．

ローレル指数は学童期の肥満度を評価する場合に適している．しかし，学童期の場合，成長の過程の個人差も考慮する必要がある（表4）．

POINT ◎そのほかに，体重減少率（％）や標準体重比（％IBW），通常体重比（％UBW）を用いた栄養障害の程度での評価も重要である．

■ 問診と全身状態の観察（表5）

患児が現在の状態に至った背景や環境が，栄養状態に与える影響は大きいため，家族や患児の療養者への問診や患児の全身状態の観察を行う．

COLUMN 小児における栄養の考え方と評価指標

表4 カウプ指数とローレル指数

	対象	やせすぎ	やせぎみ	標準	太りぎみ	太りすぎ
カウプ指数 体重(g)÷身長(cm)^2×10	乳幼児	13未満	13以上 15未満	15以上 19未満	19以上 22未満	22以上
ローレル指数 体重(kg)÷身長(m)^3×10	学童	100以下	101〜115	116〜144	145〜159	160以上

表5 問診と観察項目

栄養摂取状態	・摂取経路（経口，経鼻，胃・腸瘻） ・摂取栄養（内容，量，栄養素） ・形態（液体，とろみ，ペースト，きざみ，普通食） ・具体的なスケジュール（時間，投与量，投与速度）
環境の確認	・家族構成 ・食事提供者 ・集団保育の有無
病歴の確認 病態とリスクの把握	・基礎疾患 ・アレルギー ・食事の禁忌
現在の身体状態	・全身状態，症状（呼吸，循環） ・消化器症状（食欲，悪心・嘔吐，胃残，下痢，血便） ・身体機能（ADL，発達） ・排泄（排便，排尿）
心理社会状態	・抑うつ ・不安 ・緊張

表6 臨床検査項目

蛋白質	総蛋白質，アルブミン，プレアルブミン，トランスフェリン，レチノール結合蛋白，尿素窒素，クレアチニン，アンモニア
糖代謝	血糖，HbA1c，乳酸，血液ガス
脂質	総コレステロール，中性脂肪，LDL，HDL
電解質	ナトリウム，カリウム，クロール
免疫	リンパ球数
微量元素	鉄，亜鉛，銅，マグネシウム，セレン

■ 臨床検査（表6）

患児の栄養状態を，体内の栄養素や代謝状況のデータを知り正しく評価するために各種検査を行う．

（大野美絵，近藤宏美，山森美枝）

●引用・参考文献
1) 雨海照祥：小児の栄養に関する考え方．こどもケア 2013；8：4-5.
2) 新井勝大ほか編：小児栄養管理マニュアル．国立成育医療研究センター栄養サポートチーム；2012. p.2-5, 12-18, 67-76, 97-100.

看護TOPICS 摂食障害

摂食障害とは

摂食障害は，著明なやせを維持する神経性食欲不振症（AN★）と，正常体重内にとどまる神経性過食症（BN★）に大きく分類される．

摂食障害の患者は年間約23,000人と推定され，そのなかでも神経性食欲不振症が半数以上を占める．国立成育医療研究センターでも，神経性食欲不振症で入院治療を行う患児が多い．ここでは神経性食欲不振症の看護について述べる．

神経性食欲不振症は，食べること・やせることにとらわれてしまい，極端にやせた状態から体重を増やすことができず，食行動に異常をきたす障害である（図1，表1）．その発症には，遺伝・ストレス・環境・社会文化的背景など，多様な要因が複雑に関与する．

神経性食欲不振症の検査・診断

血液検査，体脂肪率，画像診断，心電図，骨密度の評価を行い，神経性食欲不振症の診断基準（表2）に基づいて診断を行う．

神経性食欲不振症の治療

入院が必要となる患者の多くは，低栄養により生命維持が困難となって入院するため，まずは身体的治療として輸液療法を行う．栄養状態が回復するまでは心理的治療の効果を期待しにくいため，最低限の飢餓状態からの脱却を図り，その後，行動制限療法へと移行する．行動

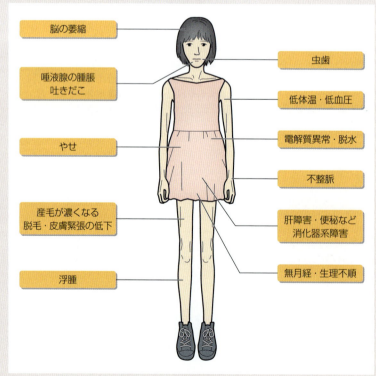

図1 神経性食欲不振症の特徴：身体的変化

表1　神経性食欲不振症の特徴的行動・心理的問題

特徴的行動	心理的問題
・過食をしたい衝動に駆られる ・過食・盗み食いをする ・異常な食習慣 ・料理番組・雑誌に興味を示す ・好んで料理をつくる ・家族に食事を強制する ・栄養士や調理師を志望する ・大量の食品を隠しもつ ・過活動，過剰な運動，長風呂 ・睡眠時間が短い	・集中力の低下，判断力の低下 ・不眠，不安 ・怒り，気分不安定 ・抑うつ，無気力 ・自己評価の低下 ・強迫性の増強 ・認知の変化 ・情緒や社会性の変化 ・病識の欠如

表2　神経性食欲不振症の診断基準（厚生労働省特定疾患　神経性食欲不振症調査研究班）

標準体重の−20％以上のやせ
食行動の異常（不食，大食，隠れ食いなど）
体重や体型についての歪んだ認識（体重増加に対する極端な恐怖など）
発症年齢：30歳以下
（女性ならば）無月経
やせの原因と考えられる器質性疾患がない

制限療法は，医療者カンファレンスを行い治療計画（表3）の枠組みを決め，患児・家族に提示し開始する．ただし，計画書は「自分が今どこに立っているのか」を意識するためのツールの1つであって，治療そのものではない．

行動制限療法時の看護

体重測定は決められた曜日・時間に，排尿確認後に実施する．多くの患児が体重増加への恐怖と，体重を増やしてステップアップ（行動制限を解除）したいという気持ちをもつことから，体重測定日には表4の②のような行動をとることも少なくない．体重測定前には排尿を確認し，ときには尿比重測定も必要になる（行動制限療法中の患児は，体重測定の朝に多量に飲水し，一時的に体重を増やしてステップアップしようとすることがあるため，尿比重を測定し，尿が薄くなっていないかを確認する）．また下着内におもりになるものを入れていないかを確認してから体重測定を行う．

さらに，表4の③④⑤のような食事廃棄がないかを観察し，治療中は必要時以外ベッド周囲のカーテンを開放することを約束する．ときには患児のベッド周囲のごみ箱のチェックも必要となる．

行動制限療法を行ううえで，表4の⑥のようにスタッフと患児で認識の違いが生じることがあるため，治療計画をスタッフと患児が共有し，全スタッフが計画に基づき統一された態度で患児とかかわることが重要となる．問題行動が起きたとき，まずスタッフ間で問題を共有し，どのように対応するか，患児にいつ・どのように指摘していくかを相談する．話し合うときの要点（表5）としては，そのような行動をとるに至った大変さ・つらさ・不満などのネガティブな感情に共感しつつ，しっかりとそれを受け止めていく姿勢を示す．また一方で，それらの行動は容認できないものだという一定のスタンスを示すことも大切である．

体重測定日は患児にとって自分たちの苦しみに直面せざるをえない日であり，さまざまな形でSOSが発信される．患児の変化に気づき，対応していくための大切な治療の軸といえる．患児のSOSをいかに受け止め，フィードバックできるかが，信頼関係を深めることにつながる．

表3 個別行動制限療法計画書（例）

149 cm, 11歳 26.9 kg		STEP1	STEP2	STEP3	STEP4	STEP5	STEP6	STEP7	STEP8
体重（kg）		26	27	28	29	30	31	32	33
栄養	経口	食事							
	経管	経管栄養併用　＊適宜中止を考慮							
日々の生活	安静度	ベッド上		病室内歩行 トイレのみ	病室内歩行自由	病棟内歩行自由	外出可能	外泊可能	退院
	トイレ	ポータブル（コール）		コール（病室トイレ）	自由				
	洗面	朝昼晩			自由				
	説明	摂食カロリーが少ないため，ベッド上での安静とします．トイレもベッドサイドとなり，使用時はコールしてください．	基本的にはベッド上での安静とします．トイレ時のみ病室内歩行可能です．祖父母との面会も可能とします．	病棟のトイレを使用できますが，必ずコールし，スタッフと一緒に行ってください．座浴が可能になります．	病棟内歩行が可能となります．トイレと洗面は自由です．頻回であったり長時間であったりするときは自由に行くのを制限する場合があります．シャワー浴が始まります．	病棟内で自由に行動してください．週1回2～3時間の外出ができます．病院の外で食事をする練習が始まります．	病棟内で自由に行動してください．週1回，1～2泊程度の外泊ができます．	外泊の様子を見て，家族で安定して過ごせるようなら退院できます．
その他	入浴	清拭＋洗髪週2回		座浴 週2回	シャワー週1回＋座浴 週1回	シャワー週2回＋座浴 週1回	シャワー 週3回	シャワー 自由	
	電話	緊急時のみ			1日1回	1日2回	自由		
	面会	家族のみ		祖父母も可			先生や友だちも可		

※2回連続して体重目標をクリアしたら翌日からステップアップします．
2週間でステップアップできないときは，栄養の内容や安静度を変更することがあります．

表4 行動制限療法時に見られる問題行動例

①体重測定の直前に多量に水を飲む．排尿を限界まで我慢する．下着に乾電池を挟み込む
②何度も体重を測りたがる．ステーションに忍び込んで勝手に測ろうとする
③経管栄養中，胃カテーテル・経管栄養チューブの接続をはずし，ティッシュペーパーにしみ込ませ廃棄する
④食事をティッシュペーパーに包み，ゴミ箱に捨てたり床頭台に隠したりする
⑤ご飯を茶碗の裏側に詰め込み，食べたように見せて下膳する
⑥食事や安静の制限を，医師や他看護師が「いいって言っていたよ」と自分の都合のよいように表現する

表5 入院治療時のポイント

①子どもたちに自分が深刻な病気であることを理解してもらうこと
②子どもたちの治療に対する強いネガティブな気持ちを引き出し，受け止めること
③子どもたちの「治ろう」「治りたい」という気持ちを引き出すこと
④子どもたちの回復を妨げる気持ちや周囲の問題を一緒に整理していくこと

（細野公子，小林千穂）

安静・安楽

小児の安静・安楽

　小児の安静や活動制限は，外科的処置や手術後の創部の安静が必要な場合にとられることが多い．このような場合に安静度や患児の理解度によっては，鎮静処置が検討される．鎮静下では褥瘡予防や患児の安全に留意し，体位の工夫や固定が必要になることも少なくない．

　ここでは，一般病床で行われる安静・安楽の基本となる考え方を中心に述べる．

　安静や体位の工夫などの具体的な看護（技術）については，「1章　疾患別看護」および「2章　症状別看護」で適宜，解説されているのでそちらを参照してほしい．

基本となる考え方	根拠
●安静の保持 　●患児の成長・発達，理解力に合わせて安静の必要性について説明するとともに，個々の患児に合わせた安静保持の工夫を行う（表1） **表1　年齢に合わせた安静保持の工夫** | 乳児	不快の原因となりうる空腹，排泄，さびしさなどを取り除く．抱きぐせを懸念するより，抱いてスキンシップを図り，患児が安心できるようにすることが大切である
幼児	ベッド上でも可能な遊びを工夫したり，安静の指示範囲内で，プレイルームや集団での遊びができるように配慮する
学童・思春期	安静の必要性を病態と合わせて説明し，患児が納得して日々の生活ができるよう心がける．患児の羞恥心に配慮し，安静の保持ができる範囲で患児自身が方法を選択できるように努める		●活動による酸素消費量を減少させ，循環血漿量を保持し，腎臓や肝臓への血液量を増加させる ●小児は，じっと床上安静をしていること自体がストレスとなる．乳幼児の場合，激しく啼泣することで安静を保ちにくいことがある **POINT** ◎小児の成長・発達，理解力に合わせて安静の必要性を説明したり，個々に合わせた安静保持のための工夫が必要である
●体位の工夫 　●安楽枕を使用して，患児自身が好む体位を一緒に考える．いずれの体位の場合も，それぞれに起きている症状の悪化を防ぐ，あるいは症状の軽減ができるように工夫する 　●体動が少ない場合，同一体位での圧迫による褥瘡の発症リスクを視野に入れ，2～3時間ごとに体位変換を行う 　●シーツや衣服のしわ，輸液ラインによる圧迫・圧痕が生じないように環境を整える	

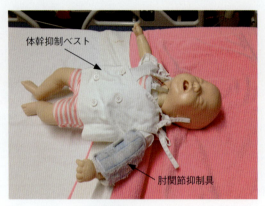

図1　PICUでの身体固定

表3　身体固定中の看護のポイント

- 身体固定部位の皮膚損傷，循環障害を2時間ごとに観察
- 身体可動性，呼吸状態，精神状態の変化に注意
- 固定具による点滴やドレーンなどの屈曲や刺入部が隠れることによって観察が不十分にならないように注意
- 有効な固定であるかを確認
- 身体固定について記録する

表2　固定具の種類

種類	使用
体幹抑制ベスト	・ベッドに固定したベストを装着させることで，患児をベッドに固定 ・患児の体格に合わせたサイズを選択
紐による四肢の固定	・紐または包帯，タオルで四肢をベッドに固定 ・デバイス類に手や足が届かないよう固定する ・成長発達段階を考慮して，ある程度の遊びをもたせる
砂嚢による頭部固定	・砂嚢で頭部を挟むようにして固定 ・首振りが激しく事故抜管などのリスクがある患児，頸椎保護や脳血流保護のために正中固定が必要な患児などに使用
肘関節抑制具	・肘関節を固定し，肘の屈曲を抑制 ・患児の上肢のサイズに合ったものを選択 ・顔に手が届かないようにしたいが，手先は使えるようにしたいときなどに用いる
マグネット式拘束用具	・固定・解除には精神保健指定医の資格を有する医師の指示が必要

身体の固定（図1, 表2, 表3）

　小児集中治療室（PICU★）では病状や治療上，鎮静による安静が必要になることが多い．また小児病棟においては，手術後に部分的な安静保持が必要な場合がある．

　成長発達段階から安静の理解が困難であったり，病状，治療により意思の疎通が困難な場合は，患児の身体損傷の予防（安全の確保）や，創部の早期回復のために，必要最小限の身体固定が必要な場合がある．

　身体固定を行うときには，医師の指示が必要であるが，家族への十分な説明と，理解を得ることが重要である．図1はPICUで行われる体幹固定であるが，小児病棟でも実施される方法である．表2では，固定具の種類・適応を示した．固定時の看護のポイントを表3にまとめた（注：身体固定は自施設基準〔倫理委員会の了承等〕に沿い，実施する）．

（齋藤淳子）

● 参考文献
1) 齋藤理恵子ほか編：小児看護ポケットナビ．中山書店；2008.
2) 国立成育医療センター看護基準手順委員会編：すぐに役立つ小児&周産期の疾患とケア．中山書店；2009.

排便管理に必要なケア

排便コントロール

小児における排便コントロールの考え方

　排便は一連の反射機構により行われ，意識的な排便のコントロールは成長発達に伴ってできるようになる．子どものサインに気がついてトイレに誘導することで排便できるようになるのが2歳半ごろ，便意を感じて適切な場所で排便するという排便習慣が確立するのは4歳前後である．

　新生児期はミルクと同時に空気を飲み込むことや消化管の運動機能が未熟なため，容易に腸管拡張や腹部膨満などの症状が出現する．乳幼児期は離乳食など食事による便性の変化や排便を我慢することから便秘となることが多い．そのため，綿棒による肛門括約筋への刺激や浣腸によって蠕動運動を促進させ，排便をコントロールする．

　また，疾患により排泄機能に障害をもつ場合，新たな排泄経路としてストーマが造設される．ストーマケアのよしあしが患児と家族の身体面や精神面に影響を与え，その後の疾患受容やセルフケアの確立にも影響を与える．

　このような理由から，小児の排便コントロールは成長発達に応じた排泄の自立を促すケアとして重要である．

小児の排便コントロールの方法とその目的

グリセリン浣腸

　グリセリン浣腸とは，肛門からグリセリン浣腸液を直腸内に注入することにより，腸管壁に薬液による刺激を与え，腸の蠕動運動を促進し，便やガスを排泄させる方法である．

目的
- 直腸やS状結腸の固形化した便に，グリセリン浣腸液を混入してやわらかくし，なめらかにして排出しやすくする
- 直腸の腸管壁を刺激して蠕動運動を起こさせ，排便を促す
- 宿便やバリウムの除去
- 検査・術前処置として排便，排ガスを促す

肛門刺激

目的

　新生児期の便秘の際に行うことが多い．新生児期の便秘の原因は人工乳の摂取，器質的な原因（運動不足，腸の長さ，母乳不足）などがある．肛門括約筋への刺激により副交感神経を刺激し，蠕動運動を促進させ，排便を促す．

小児の排便コントロールの実際

グリセリン浣腸

手順	根拠
①浣腸液を 38〜40 ℃に温めておく	・直腸温は 37.5〜38.0 ℃であるため，浣腸液が 37 ℃以下では毛細血管の収縮により血圧上昇や悪寒が発現する．一方，43 ℃以上では腸粘膜を損傷する危険がある
②指示を確認し，グリセリン浣腸液の量を指示量に合わせる	・体重などにより浣腸液の指示量が異なる

	新生児	乳児	幼児	学童
グリセリン浣腸液の量 （体重あたり 1〜2 mL/kg）	5〜 10 mL	10〜 20 mL	20〜 30 mL	30〜 50 mL
カテーテルのサイズ	6〜 10 Fr	9〜 12 Fr	10〜 14 Fr	12〜 15 Fr
挿入の長さ	2〜 3 cm	3〜 4 cm	3〜 6 cm	5〜 6 cm

> **ミニ知識** ◎指示量が少ない場合は注入器を使うとよい

手順	根拠
③ストッパーは浣腸器を挿入する長さに合わせる．浣腸器を押して，先端部までグリセリン浣腸液を満たす．浣腸器の先端に潤滑油（オリーブオイル，ワセリン，K-Y®ゼリーなど）をつける[*1]	・深く挿入すると腸管膜の損傷や直腸穿孔を起こす危険がある
④患児と家族に説明を行い，本人確認をする	**POINT** ◎羞恥心に配慮すること

[*1] キシロカインゼリーは，キシロカインが局所麻酔薬であり，キシロカインショックの可能性があるため，注意が必要である．

手順	根拠
⑤乳児では仰臥位，幼児・学童は左側臥位（下行結腸が下）をとし，浣腸器先端部を直腸の腸管壁に沿って，適切な長さを挿入し，グリセリン浣腸液をゆっくりと注入する．注入後1〜2分間，肛門部を押さえてから排便を促す	・乳幼児は反射によりすぐにグリセリン浣腸液を排出してしまうため ◎乳児は両足をまとめて挙上すると股関節脱臼の危険があるため，あぐらをかくようにして両足を保持する ◎グリセリン浣腸液を急速に注入すると強い圧が加わり，腸粘膜や腸管を損傷する可能性がある ミニ知識 ◎口呼吸をすると肛門括約筋が緩み，腹圧もかからず，浣腸器が挿入しやすい
⑥便の性状・量，患児の状態を観察する	・グリセリン浣腸液の注入，排便により血圧の低下が起こることがある

肛門刺激

手順	根拠
①大人用の綿棒の先にオリーブ油やベビーオイル，ワセリンなどの潤滑剤をたっぷりつける	・赤ちゃん用綿棒は細いため，あまり効果がない POINT ◎赤ちゃん用綿棒は硬いため，腸を損傷するおそれがある
②滑りをよくして，綿棒を2cmほど肛門に挿入する	POINT ◎肛門内に深く挿入しすぎると，腸管粘膜を損傷するおそれがある
③ゆっくり大きく円をかくように回す	・肛門括約筋・腸管に刺激を与えるため
④排ガス・排便を確認できたら，ゆっくりと綿棒を引き抜く	・5分くらい行っても出ないときは，いったん中止する．時間が経って出ることもある

▶授乳や食後30分くらいが一番腸の動きが活発になっているので効果的である．
▶排便コントロールは「毎日便を出さなければならない」というのでなく，「便が出なくて苦しそう」な様子があるときに行うことが大切である．

（佐藤　摂）

● 参考文献
1) 楠田聡監：Neonatal Care春季増刊号．2011．
2) 山元恵子監：写真でわかる小児看護技術—小児看護に必要な臨床技術を中心に—．インターメディカ；2010．

5 排便管理に必要なケア

ストーマケア

小児のストーマケアの特徴

　ストーマとは消化管や尿路を人為的に体外に誘導して造設した開放孔で，前者を消化管ストーマ，後者を尿路ストーマという．一方，人工肛門とは人為的に腸管を体外に引き出して開放した排便孔であり，これもストーマの一種である[1]．しかし，人工肛門という用語は「人工」という言葉から人工臓器のような誤解を与えたり，本来の肛門がもつ機能や禁制を有しているかのような誤解を与えかねないことから，本項では「ストーマ」を用語として用いる．

　小児の消化管ストーマの多くは緊急で造設されることが多く，また根治手術が行われるまでの一時的ストーマであることが多い．しかし，一時的ストーマであってもストーマケアが不十分であると，患児・家族に身体的・精神的苦痛を与えてしまう．小児のストーマケアでは，患児の発達段階や小児特有の皮膚の特徴を踏まえたケアを提供するとともに，患児の成長発達に応じてケアの方法を変化させていく必要がある．

小児のストーマケアの目的

　周術期のストーマ創は，ストーマ口からの便や粘液が排泄される汚染環境でつくられる一時縫合創で，皮膚と腸管という異なる上皮組織からなる．周術期のストーマケアの目的は，適切なパウチングによりストーマおよび正中創の創傷治癒環境を整えることである．一方で，在宅移行時期のストーマケアの目的は，患児の成長発達を妨げないように，排泄経路として適切に管理することである．

ストーマケアの実際

ストーマ周囲の皮膚の特徴

　ストーマ周囲の皮膚には「排泄物が付着する」「装具交換時に剥離刺激がある」「皮膚保護剤・粘着テープの成分の刺激がある」という特徴がある．小児，とくに週数が浅く生まれた低出生体重児では表皮や真皮，皮下脂肪の形成が未熟なため，皮膚状態は脆弱である．そのような皮膚に排泄物の付着や剥離刺激が加わると，皮膚障害の発生リスクは高まる．小児の皮膚の特徴を踏まえた愛護的なケアが求められる．

ケア方法

● 皮膚の洗浄

目の粗いガーゼの使用や強く擦るという機械的刺激は皮膚障害の原因となる．機械的刺激を軽減しつつ，排泄物や粘着成分を効果的に除去する方法として泡立てた洗浄剤での皮膚洗浄が推奨される（☞p.308「スキンケア」の項を参照）．ストーマや創部の状態，全身状態が安定していれば入浴（沐浴）の際にストーマ周囲の皮膚を洗浄するとよい．入浴（沐浴）ができない場合には，吸収シートを使い，洗浄剤の成分が残らないように，たっぷりの微温湯を使用してていねいに洗い流す．

● 皮膚保護剤の剝離刺激の軽減

皮膚保護剤の特性により交換時期を設定する．皮膚保護剤の剝離刺激が最小限となるように面板はゆっくり剝がす．剝離時は石けんで洗浄しながらゆっくり少しずつ剝がすとよい．柔らかい面板の場合には，一方の手で軽く面板をつまみ，反対の手で皮膚と面板の接皮面を押しながらゆっくりと剝がす（図1）[1]．硬い面板の場合には，面板と皮膚との隙間に指を挿入して，平行に指を動かして皮膚を押さえながら剝離すると剝離刺激が軽減される（図2）[1]．剝がれにくい場合や皮膚障害のリスクが高い場合には，粘着剝離剤を使用する．粘着剝離剤はアルコール含有と非含有のもの（図3）があるが，アルコールを含有するものは低出生体重児の皮膚や皮膚障害がある場合には使用を控える．

● 皮膚保護剤・粘着テープの成分による刺激の軽減

皮膚保護剤や粘着テープの適切な交換時期の設定により，剝離刺激だけでなく皮膚の浸軟のリスクも軽減される．また，皮膚障害のリスクが高い場合には皮膚被膜剤（図4）を使用することで，粘着成分の刺激を軽減することができる．

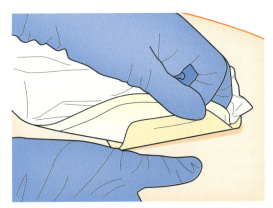

図1　柔らかい面板の剝がし方

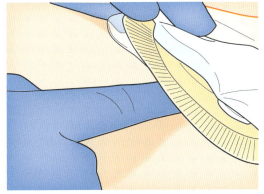

図2　硬い面板の剝がし方

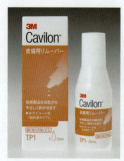
3M™ キャビロン™ 皮膚用リムーバー（3M ジャパン）

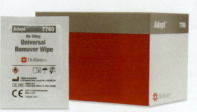
アダプト™ 剥離剤パック（ホリスター）

図3　アルコール非含有の粘着剥離剤

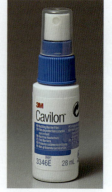
3M™ キャビロン™ 非アルコール性皮膜（スプレータイプ〔未滅菌〕，3M ジャパン）

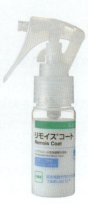
リモイス®コート（アルケア）

図4　皮膚被膜剤

ストーマケアの手順

● 面板の剥離

前述の剥離刺激の軽減を踏まえ，愛護的に面板を剥離する（図5）．手術後で創部がストーマの近くにある場合には，創部を汚染しないように創部のほうから剥がしていく．

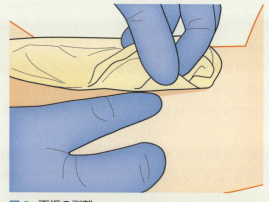
図5　面板の剥離

● ストーマ周囲の皮膚の洗浄

十分な泡を使って皮膚についた排泄物や皮膚保護剤を除去する（図6）．ストーマの基部は汚れや溶解した皮膚保護剤が残りやすいので注意する．洗浄剤の成分が残らないように，たっぷりの微温湯を使用してていねいに洗い流す．ストーマや創部の状態，全身状態が安定していれば入浴（沐浴）の際にストーマ周囲の皮膚を洗浄するとよい．入浴（沐浴）ができない場合には，吸収シートを使うとよい．洗浄後は乾いたタオルや不織布で水分を押さえ拭きする．ドライヤーを使用して皮膚を乾かすことは禁忌である．

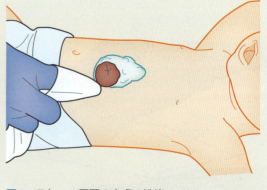
図6　ストーマ周囲の皮膚の洗浄

● ストーマの計測とストーマ周囲の皮膚の観察

ストーマのサイズは縦×横×高さ（皮膚から排泄口まで）を計測する（図7）．マッシュルーム型ストーマの場合にはストーマの最大径とストーマ基部の両方を計測する（図8）．ストーマ周囲の皮膚の観察は皮膚障害の部位と程度を見る．合わせて，剥離した皮膚保護剤の裏面を観察し，溶解・膨潤の程度（図9）や便のもぐり込みの有無を確認することで，皮膚障害の原因が何かをアセスメントする．水様便の場合，皮膚保護剤の溶解がストーマ周囲の5mm程度を超えると皮膚障害のリスクが高くなるため，溶解・膨潤の程度を見ながら交換時期を設定することも重要である．

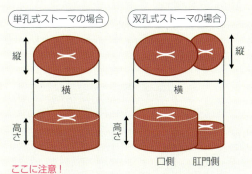

ここに注意！
"高さ"とは皮膚から排泄口（排泄物が出てくる穴）までのことである

図7　ストーマの計測方法

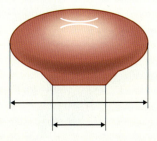

ここに注意！
マッシュルーム型の場合，ストーマ最大径とストーマ基部の両方の径を計測する

図8　マッシュルーム型ストーマの計測方法

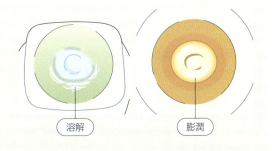

図9　溶解と膨潤

● 型紙をつくる

ストーマゲージを使用し，ストーマ周囲の円周範囲でカットする（図10）．型紙は毎回作成する必要はなく，前回貼付した面板の剥離ライナーをストーマに当て，穴のサイズが適切か否かを判断する方法が簡便である（図11）．手術直後など，ストーマ粘膜に浮腫がある時期は，ストーマのサイズより1～2mm程度大きくなるように穴を書く．

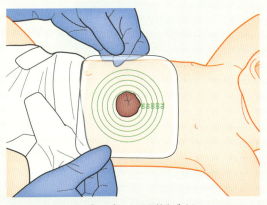

図10　ストーマゲージによる型紙づくり

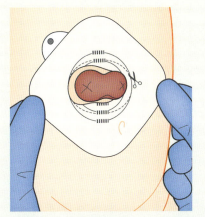

図11　前回貼付した面板の剥離ライナーによる確認法

●面板に穴をあける

面板に型紙を当ててあける穴を書き写し（図12），書き写した線の上を切る．片方の手で面板を回すようにし，ストーマばさみの根元を使って切ると切り口が滑らかになる（図13）．切り口を指でなでつけて滑らかにする．

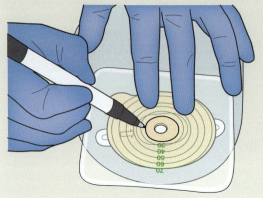

図12 面板に型紙を当て穴を書き写す

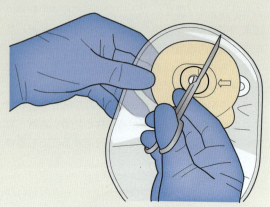

図13 面板に穴をあける

●穴のサイズを確認する

切った穴のサイズが適切かどうかを，貼付前に剥離ライナーがついた状態でストーマに当てて確認する（図14）．ストーマのサイズに合っていない穴のサイズのまま貼付すると，粘膜損傷や皮膚障害を引き起こすリスクがある．

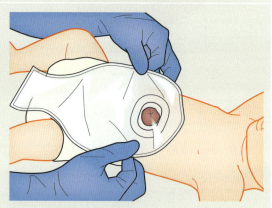

図14 穴のサイズを確認

●面板の貼付

面板はストーマ近接部を密着させてから腹部の丸みになじませるように全体を貼付すると，近接部に便がもぐり込む前に安定して貼付することができる（図15）．生後半年くらいまでは寝ていることが多いため，排泄物は側腹部に流れやすい．そのため，ストーマ袋の排泄口が真横〜ななめ横へ向くよう面板を貼る．お座りやハイハイができるころになれば，縦向きに貼付してもよい．

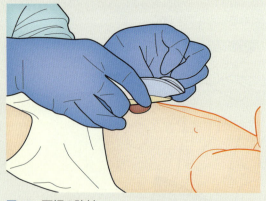

図15 面板の貼付

●排泄物の廃棄

袋の中に便が1/3くらいたまったら，排出口から廃棄する．ガスも同様に袋が一杯になる前に廃棄すること．

成長発達に応じたストーマケア方法の変更

● 腹部面積の変化
　新生児期から幼児期前期は上腹部に対して下腹部の面積が狭く，腹部は突出しているため，ストーマ装具は接皮面積が小さく，柔らかいものを選択する．幼児期後期になると下腹部の面積も増えるため，選択できる装具の種類が増える．

● 便性の変化
　乳児期は人工乳より母乳のほうが便性がゆるくなりやすい．また，哺乳，啼泣，離乳食摂取時に空気を飲み込みやすく，ガスが多いという特徴がある．ストーマ装具の耐久性を高める，交換間隔を短くする，ストーマ袋の容量を大きめにするなどで対応し，母乳や離乳食の制限はしない．幼児期になると食事摂取量が徐々に増えてくる．結腸ストーマでは，消化管での消化・吸収能が高まり，便性が硬くなる．ストーマ袋の容量を見直し，面板の溶解の程度を見ながら交換時期を設定する．ただし，回腸ストーマでは便性は泥状～水様である．

● 運動・遊びへの対応
　乳児期は腹臥位やハイハイで装具が剥がれやすくなる．また，この時期は体重増加も加わり，ストーマ近接部にしわやくぼみが発生することがある．動きを制限することなく，ストーマ装具を安定して貼付できるように，装具の変更やベルトの併用が必要になることがある．幼児期になると活動性が高まるため，装具が剥がれやすくなる．患児の行動を制限することなく，漏れを起こさない装具の選択やケア方法を指導する．

● 衣類などへの配慮
　乳幼児期はストーマ袋を引っ張ることがあるので，腹巻きやロンパースでストーマ装具を覆うとよい．また，オムツとストーマの位置が重なる場合，ストーマ袋をオムツ内に入れると尿汚染や発汗により皮膚が浸軟する．ストーマ袋はオムツの外に出すか，綿やガーゼ素材でつくったカバーを装着するとよい．

（奥田裕美）

●引用・参考文献
1) 奥田裕美：ストーマケアの知識と実践 ①正しい面板のはがし方．看護技術 2010；824：26-28．
2) 日本ストーマ排泄リハビリテーション学会編：ストーマリハビリテーション学用語集．金原出版；1997．p.61-63．
3) 日野岡蘭子：ストーマ患者のスキンケア．溝上祐子ほか編：小児　創傷・オストミー・失禁管理の実際．照林社；2010．p.86-91．
4) 加藤好美：在宅ケア．溝上祐子ほか編：小児　創傷・オストミー・失禁管理の実際．照林社；2010．p.204-211．
5) 村松恵：ストーマの基礎知識とスキンケア．村松恵責任編集：小児の状態別スキンケア・ビジュアルガイド．中山書店；2012．p.64-77．
6) 渡部寛子：消化管ストーマの術後ケア．溝上祐子ほか編：小児　創傷・オストミー・失禁管理の実際．照林社；2010．p.114-117．

6 子どもとのコミュニケーション

信頼関係を構築・維持するかかわり

　子どもは小さな大人ではなく，個々の尊厳ある存在である．子どもと話をするときは目線を合わせ，こちらから自己紹介をし，尊重していることを態度や言葉で示しながら，真摯に会話を進めていく．やわらかい笑顔やおだやかな声のトーン，そして目の前にいる子どもにとっての身体的，会話的に心地よい距離感をつかむことも非常に大切である．こうした真摯でていねいなコミュニケーションが信頼関係を構築・維持することとなり，その信頼関係が基盤にある状態では，情報の伝達，想いや考えの疎通が効果的に行われる．情報が正しく伝わり安定した信頼関係のもと，安心して想いや考えの表出ができると，子どもは驚くほどの対処力を発揮する．

遊びの効用

　子どもとのコミュニケーションにおいて，効果的でありかつ大人ではなかなか見られないことといえば「遊び」である．子どもにとって「遊び」とは使い慣れた言語のように，身近で心地のよいものであるのと同時に，想いやエネルギーの表出の機会となりうる．また，子どもが自身を癒す手段の1つであるといえる．

　とくに医療の現場では病院という非日常的な空間でストレスや緊張を感じる子どもたちも多い．身近な遊びを使うことでストレスや緊張をできるかぎり緩和し，さらにその子らしい日常を取り戻す機会となる．ストレスや緊張で一杯のときには新しい情報やスタッフを受け入れる余裕がなくても，それらが緩和されると落ち着いて受け入れることができるようになる．

　私たちチャイルドライフスペシャリスト（CLS[★]：Child Life Specialist）が医療スタッフとして，子どもの「遊び」を見守る際に非常に大切にしていることは，常に子どもが主体となること，むやみに評価したり誘導したりしないことである．必要以上に大人の評価を気にすることなく，安心してそれぞれが子どもらしく遊ぶことを促していく．医療スタッフからの声かけとしては，子どもの行動や様子をそのまま描写するとよい．たとえば，子どもが黒いペンで紙を塗りつぶしていたら，「黒く塗っているね」などと声をかける．なにを描いているのかがわからなくても，同じ空間や時間，出来事などを共有することで，信頼関係の構築・維持につながる．

表1　子どもの発達とかかわりのポイント

年齢	発達	かかわりのポイント
0〜2歳	・乳児は目，耳，手，口でまわりの世界を探検・理解する ・保護者との信頼関係を構築・維持することで社会的愛着を発達させる ・可能なことは子ども自身が選択，決定する	・家族への説明と協力を得る ・処置時には医療スタッフの人数を最小限にする ・ディストラクション[*1] ・医療機器に自由に触れさせる（五感を使って慣れる） ・環境や医療スタッフに慣れるよう配慮する
2〜6歳	・魔術的思考，アニミズム ・自己中心的思考が強く，自分で経験することで物事を理解する ・可能なことは子ども自身が選択，決定する ・ごっこ遊びなどを通して自信を育み，自身や社会を理解していく	・家族への説明と協力を得る ・処置時には医療スタッフの人数を最小限にする ・適切な選択肢を提示する ・子どもの"お仕事"を提示する ・コーピング方法（ストレス時の対処方法）を提案する（子ども・家族） ・一連の手順と終わりを明確に伝える ・環境や医療スタッフ，医療機器に慣れるよう配慮する ・終わりを楽しく締めくくるよう配慮する
6〜11歳	・論理的に考えることができるようになってくる ・他者には自分と違う考え方があると理解できる ・他人が自分をどう思っているかを意識する ・好奇心が強い ・他者と比べて劣等感を抱きやすい ・自分自身が「できる」と思えること，他者に認められていると感じることで自己肯定力が増す	・家族への説明と協力を得る ・適切な選択肢を提示する ・子どもの"役割"を提示する ・コーピング方法（ストレス時の対処方法）を一緒に考える ・リハーサルをする ・実際の物品に触れて慣れる ・見通しを伝える
12歳〜	・より論理的になり，抽象的な思考が可能 ・直接の好意，物理的対象がなくても仮説を立てることで論理的に考えられる ・アイデンティティの模索	・家族への情報提供を行う ・意思決定への参加を促す ・心と身体の変化についてのコミュニケーションをとる ・本人の役割を一緒に確認する ・プライバシーの尊重を徹底する ・質問を促す ・コーピング方法（ストレス時の対処方法）を一緒に考える

[*1] 処置時の痛みや不快などから気をそらす．

子どもの発達とコミュニケーション

　患児と信頼関係を構築し，かかわるうえでは，子どもの発達の理解とアセスメントがとても重要になる．

　子どもの発達とかかわりのポイントについて表1にまとめた．重要なのは発達段階を把握することだけではなく，家族背景や医療的な状況などを加味し，それぞれの子どものニーズを導き出したうえで，適切な介入をすることである．

　また，アセスメントについては，「看護Topics：チャイルドライフスペシャリスト（CLS）の役割と支援の実際」（p.343）を参照してほしい．

おわりに

　子どもとのかかわりにおいて大切なことは，子どもが主体であること，うそをつかず正しい情報を伝えること，言葉の微妙な意味合いを考慮し簡潔に伝えること，五感情報を伝えること，想いや疑問の表出を促し，受け止め，解消すること，子どもと一緒に対処法を考えること，そしてどんなことも子ども自身が「できた！」と実感できることである．つまり，子どもの発達段階の知識と子どもの不安や質問に対応する応用力，そして子どもが抱えうる感情を受け止める洞察力と柔軟性をもってかかわる必要がある．

（伊藤麻衣）

看護TOPICS: チャイルドライフスペシャリスト（CLS）の役割と支援の実際

チャイルドライフスペシャリスト（CLS）とは

チャイルドライフスペシャリスト（CLS[*]：Child Life Specialist）とは、子どもや家族がストレスを受ける場面、または受ける可能性のある場面において、それぞれの子どもの認知発達レベルや家族のニーズなどに合わせて心理社会的な支援を提供する専門職である（表1）。Child-Family Centered Care（子ども-家族中心医療）を理念に掲げ、発達心理学、家族学、臨床心理学、教育学などの知識をベースに、小児の発達やストレスへの対処についての専門知識をもち、子どもと家族が目の前の困難を乗り越えることができるよう支援している。

CLSの役割

CLSは医療チームの一員として、子どもと家族の立場から支援する役割を担っている。その際、子どものニーズに合わせて的確に支援するために、子どもの発達や認知レベルを把握し、退院後などを見据えて子どもの成長・発達を促すよう配慮している。また、医療体験について子どもが情報を正しく理解しているかの確認や対処方法などの提案を通して、子どもや家族自身が医療体験に向き合い、乗り越え、できるだけ前向きな体験として、優しく心に残るよう支援している。

おそらく他職種も似たような思いをもちながら、それぞれの立場から子どもや家族にかかわっているだろう。その思いが重なり合い、手厚い支援として子どもや家族を受け止める器となるよう、医療チームとしての密接な連携・協働が必要である。

CLSのアセスメント

CLSとして子どもとかかわるときには、子どもの全体像を把握するために、さまざまな角度からアセスメントする必要がある（表2）。発達障害をもつ子どもの場合ももちろん同様である。さらに子ども自身のアセスメントと同時に家族のアセスメントを行うことでChild-Family Centered Careの理念に沿った、子どもと家族のニーズに対応する介入プランを練り、実践していくことができる。

CLSが大切にしていること

CLSは、すべてのかかわりにおいて、子どもを1人の存在として認め、尊重していることを態度や言葉で示すようにしている（表3）。そのために、子どもの成長・発達の知識を用い、それぞれの認知発達レベルに適した言葉、内容、選択肢に配慮し、子どもが困難を乗り越えるために必要な支援を導き出し、実践する。

コミュニケーションの際には、子どもが情報や状況をどう捉える可能性があるか、どう捉えているかに配慮し、不安や疑問などに対応する応用力や、子どもが抱きうる感情に注目し、そ

表1　CLSの取り組み

- 信頼関係構築・維持
- 治癒的遊び
- メディカルプレイ
- プリパレーション
- ディストラクション、痛みの緩和
- きょうだい支援
- グリーフケア

表2 CLSがアセスメントで注目する項目

- 生物学的な年齢，認知発達年齢
- 以前の医療体験とその理解，反応
- 現在の医療体験についての理解
- 普段のストレス反応
- コーピングスキル（落ち着くための行動，対処能力など）
- 予測される医療処置
- 家族構成
- 家族の現在の医療体験についての理解
- 家族のストレス反応

表3 小児とのコミュニケーション時に大切な態度・言葉

- 目線を合わせる
- 自己紹介する
- おだやかな笑顔と声のトーン
- 距離感（身体的な距離感，会話的な距離感）
- その場しのぎの対応をしない
- 尊重する
- どちらを選んでも大人が対応可能な選択肢を示す
- うそをつかない
- そばにいること，寄り添うこと
- 手をつなぐなどのスキンシップ
- 患児や家族の本来もつ力を信じる

れを受け止める柔軟な洞察力をもってかかわっている．加えて，子どもと家族の間には相互に感情の共鳴があるため，子どもと家族の双方と同時にコミュニケーションを進めることが大切である．たとえば，警戒して話しかけになかなか返答がない子どもとのコミュニケーションの際，家族とおだやかに話していると，子どもの緊張がとけて会話ができるようになることがある．また，子どもが安心して会話を始めると家族もほっとしておだやかに対処できるようになる．子どもが激しく泣いている場合は，子ども自身も家族も新しい情報を聴く余裕がないことが多いため，落ち着く瞬間までほんの少し待つことも有効な方法である．多くの場合，激しい泣き方は数十秒程度で落ち着くことが多いので，おだやかな声のトーンと口調で話しかけ，対処できるように状況を整えていく．

CLSによる介入の具体例

写真ブックの使用と手術室見学ツアー

なにかを乗り越えるためには，子どもが自分なりに対処する必要があるが，自分なりに対処するためには，乗り越えるべき「なにか」を正しく認識・理解しておく必要がある．たとえば子どもが手術を受けるときに，具体的にはどのように支援できるだろうか．「手術」という言葉だけを聞いても，子どもはそれをイメージしづらく，一方で親はどう説明するか悩むことも多い．

そこで国立成育医療研究センターでは，手術を受ける子どもに写真ブックを提示したり，手術室見学ツアーを行ったりして，実際の手術室までの経路や，親の同伴はどこまでになるか，

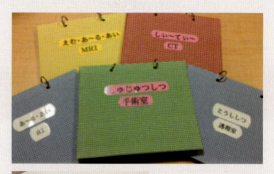
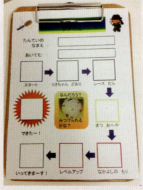

図1 写真ブック（上）と手術室見学ツアーで用いるパンフレット（下）

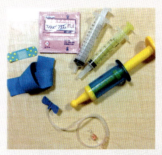 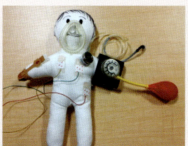 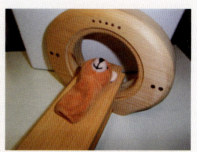

図2　メディカルプレイに使用する道具

手術室内の景色，医療者の防護服，麻酔導入までの流れ，子どもが経験する医療物品を，手術当日の順序通りに説明する（図1）．子どもの年齢に合わせて，スタンプラリーをしながらツアーを進めたり，手術室内の動物の絵やシール探しゲームを行ったりするなど，手術室に慣れ親しみやすいよう遊びの要素を取り入れる．

ツアーに参加した子どものなかには，当日の本番の手術室入室では「このなかにテントウムシいるんだよ！　僕，どこにいるか知ってる！」とスタッフに得意気な表情で話し，入室していく子もいる．「なにがあるかを知っている，なにが起こるかを知っている」というように「知っている」ことは，子どもの自信や強みになる．

術前・術後のプリパレーション

また，術前プリパレーションの取り組みとして，手術室見学ツアーとともに，年齢に応じて人形などを使用したメディカルプレイという医療資材を使用した遊びを行う（図2）．幼児期の子どもには医療者役となってもらい，人形を患者に見立ててモニター類や麻酔マスクをつけてもらう．学童期の子どもであればそれぞれの医療物品の用途を説明する．子どもの反応を見ながら，麻酔マスクを自身の口元に当て息をフーフーと吐く練習を行う．このような遊びやリハーサルのなかで，子どもが医療物品に慣れ親しみ，主体的に医療体験に臨めるよう支援する．

さらに，メディカルプレイやリハーサルは子どもの誤解を訂正する機会にもなる．たとえば，メディカルプレイで医師役を演じていた子どもが，麻酔マスクを人形の口元に強く押しつけていたケースでは，子どもは「マスクは強引に力づくで押し当てられる」と思っていたことが明らかになった．そのためCLSは，医師はマスクを無理矢理口元に押しつけたりはせず，優しく口元近くで持ってくれることを説明し，誤解を解くことができた．このようにメディカルプレイやリハーサルは，事前に子どもの誤解や思い込みを知り，正しい情報を伝える機会となり，子どもの不安軽減を図ることができる．さらに術後に覚醒したときに子どもが見るリカバリーやICUの景色についても，写真やツアーのなかで確認し，点滴やドレーン，ギプスや抑制など，術後の状態の見た目や必要性も伝える必要がある（図3）．

遊びの時間をつくる

しかしながら，遊びやゲームの要素を取り入れ工夫を凝らしても，プリパレーションは子どもに不快な気持ちを思い起こさせる場合もある．そのため，このような説明後に遊びの時間を設けることも多い（図4）．これは，子どもが説明された内容を自身のなかで消化し，湧き上がった感情を表出し，信頼できる大人に受け止めてもらい，心の安定を図るためである．

子どもの力を引き出す

さらに，CLSは手術当日に麻酔導入まで付き添うことも多く，写真やツアーで経験したことを子どもと再確認しながら，子どもの気持ち

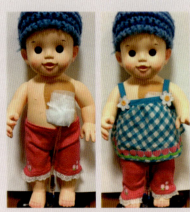

図3 術後の状態を説明するための人形

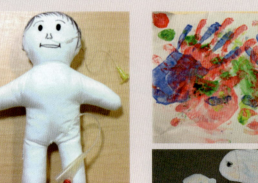

図4 プリパレーション後の遊び

に寄り添う．プリパレーションは，「心理的予防注射」と言われることもあり，医療体験がトラウマになることを未然に防ぐ役割があり，泣かずに笑って楽しく手術室に入室することを目的にしたかかわりではない．子どもなりに，なにが起こるのかを理解し，対応できる能力を高めることが重要である．

時間をかけて説明することが難しい場面でも，これからなにが起こるのかという見通しと，そのときの子どもの役割を提示することはできる．たとえば「これから血の検査をするためにちっくんするよ」「泣いてもいいから，じっとしていることがお仕事だよ」といった簡潔な言葉である．そして，処置終了後「じっとしていてくれたから助かったよ」「嫌だったけど，じっとしていてくれてありがとう」などの子どものがんばりをねぎらうかかわりも大切である．子どもにとって「嫌だったけれど，できた」という想いや周囲からのサポートを感じられる経験が，困難を乗り越えることができたという成功体験となり，その後の医療体験にも主体的に臨むことができるようになる．

まとめ

子どもとのコミュニケーションにマニュアルはないが，かかわりのうえでは，目の前にいる子どもや家族と誠実に向き合い，一緒に乗り越えるお手伝いをさせてほしいと考えていることを伝える必要がある．そして子どもや家族からのさまざまな反応を傾聴し，いったん受け止めたうえで真摯に対応することで，子どもと家族の対処力を最大限に引き出し，乗り越えていけるよう支援する．さらに一緒に乗り越えることは，子どもや家族と医療スタッフとの信頼関係の強化につながっていく．

（伊藤麻衣，小林奈津美）

付録

小児の成長と発達
英語・略語一覧

付録

小児の成長と発達

小児の成長発達を理解しておくことの意義

小児をケアする看護師にとって，小児の成長発達過程（**表1**[1-4]）を，以下に示す3つの視点から理解しておくことは重要である．

表1 小児の成長発達過程

	0～1か月	3～4か月	5～8か月[※3]
運動	・ほとんど寝ていることが多い ・体を左右にゆらす ・うつぶせになると首をあげる	・首がすわる ・物を探して手を動かす ・手足をばたつかせる ・手や物を口に運ぶ[※1]	・寝返りを打つ（5～6か月） ・支えなしで座る（7～8か月） ・物をつかめる[※2]
言語	・空腹や不快を泣いて知らせる	・片言の母音を発する	・自分の名前を認識する ・破裂音が出せる ・「ママ」などと言い始める
社会性	・声に反応する	・あやすと笑う ・笑って親の注意をひく	・よく笑う ・雰囲気や感情の変化を表す
認知力	・眼は見えているが，解像度が悪く，興味を示すのはコントラストの強いもののみ ・聴力もあるが，音に対する興味はない	・記憶力が発達してくる ・音の方向に顔を向ける ・追視ができる	・鏡の中に映った自分と他人を識別できる ・視力0.2，遠近がわかる ・過去のできごとを記憶している
食事	・母乳と人工乳	・母乳と人工乳 ・果汁や野菜スープ（4～5か月）	離乳食開始 ・1回/日　ポタージュ状（5～6か月） ・2回/日　舌でつぶせる固さ（7～8か月） ・食物の好き嫌いが出る
発達課題	・愛着形成の確立	・社会性愛着 ・感覚運動的知能と原始的因果律 ・対象の永続性 ・感覚的，運動的機能の成熟	

ケアのポイント
※1　おもちゃの大きさに注意し誤飲を防ぐ．家庭内で起こりやすい事故について家族に指導する
※2　点滴類などのルート類の計画外抜去に注意が必要である．患児にあった固定方法を考慮する
※3　この時期は急激な変化（昨日できなかったことが今日はできるようになるなど）が見られる時期である．そのため，注意深く観察する必要があることも増える（＊は特に注意が必要な事項を示す）

乳幼児期は急速に成長発達が進み，それが将来の健康状態の基盤となる

　人の発達は積み重ねの連続であり，前の段階が次の段階に影響を及ぼしていることから，ケアのプロセスが次の発達段階に影響を及ぼす可能性があることを念頭に置く必要がある．とくに乳幼児期は，たとえば出生体重が3か月後には約2倍になるなど急速に成長発達する時期であり，形態・機能，心理・社会の発達は子どもの将来の健康状態の基盤となっている[5]．成長発達には連続性があるが，一定のスピードではなくかつ臨界期（発達になんらかの経験が必要な場合にその効果が最も有効な一定の期間を指し，それ以前でもそれ以後でも経験の効果が著しく失われる[5]）がある．とくに認知や社会性に関しては，環境や大人などとの

9〜12か月[※3]	1歳6か月〜2歳	3歳	4〜5歳
・つかまり立ち* ・ハイハイ* ・つたい歩き* ・階段を手と足で昇り降りする ・親指と人差し指でつまむ（微細運動）	・1人で歩く* ・ボールを蹴る ・走る ・手すりを使って階段を昇る ・ジャンプできる ・殴り書きをする ・簡単な衣服の着脱ができる	・30cmくらいの高さから飛び降りられる ・三輪車のペダルを踏んでこげる ・片足立ちができる ・1人で靴を履ける ・はさみを使える	・けんけん，スキップができる（4歳） ・はさみを器用に使う ・ボール遊びができる（5歳）
・母音と子音をおりまぜて，長い一連の音を発する ・意味のある単語2〜3個を発する	・「いや」を頻繁に言う ・2語文を話す（1歳6か月） ・「なんで」という質問をさかんにする（2歳）	・言葉を多く覚える ・過去や未来を表す言葉を使う	・自分の名前が読める
・バイバイをする ・大人の動作のまねをする ・人見知りをする（10か月） ・後追いを始める（1歳）[※4] ・わざと悪いことをする	・単純な命令がわかる ・身体部分がわかる（1歳6か月） ・感情の起伏が激しい ・平行遊びをする	・ごっこ遊びが多くなる[※5] ・ルールを覚えて守ることができる	・集団遊びをする ・年下の子などの面倒を見ることができる（5歳） ・衣服の着脱や食事摂取など，基本的な生活習慣がほとんど1人でできる[※6]
・楽器の音を喜ぶ ・色の識別が可能（1歳） ・「いないいないばあ」を楽しむ	・鏡の中の自分を認識する ・物の所在を覚えている ・絵のなかの物を認識して名前が言える（2歳） ・見知らぬ人を警戒するようになる	・視力1.0，立体視が完成する	・初めて見るものに興味や関心をもつ ・想像を膨らませることができるようになる
・離乳食 3回/日 歯茎でつぶせる固さ ・離乳の完了（1歳〜1歳6か月）歯茎で噛める固さ	・スプーンで口までもっていく	・このころまで，固さ，大きさ，味付けなどに配慮する	・箸を上手に使うことができる
	・移動能力の完成 ・空想と遊び ・言語の発達 ・セルフコントロール	・排泄の自立	・性の同一視 ・具体的操作 ・初期の道徳性の発達 ・集団遊び

※4　ベッドからの転落に注意が必要である．少しでも目を離す際にはベッド柵を上げることを徹底する．国立成育医療研究センターでは，入院時に家族に対し映像を用いてオリエンテーションを行っている
※5　手術や検査など，ごっこ遊びを通してプリパレーションし，患児の不安軽減に努める
※6　入院生活のなかでも生活習慣が身につくよう支援する

相互作用で発達が促進される．私たちの目の前にいる子どもが，今，どの発達段階にいるのかを理解することで，成長発達が促進されるタイミングを逃すことなくかかわることができる．

治療や入院生活は，活動の制限や母子分離による相互作用の減弱など，成長発達が阻害される因子が少なくない．そのなかでも成長発達を促進し，少しでも影響を取り除くようなケアを提供していくことが重要である．

各発達段階の特徴に合ったケアの提供

たとえば，入院生活で注意する必要のあることとして，ベッドからの転落がある．運動面の発達だけでなく，後追いが始まる時期に親の姿が見えなくなったときなど，とくに注意が必要である．そのため成長発達を理解し，どの段階なのかをアセスメントすることは安全な環境を提供することにつながる．また，幼児期に入ると基本的な生活習慣を獲得していく発達段階となる．これらは，基本的には家庭でのしつけとなるため，親の意向を確認しながら，入院中でも基本的な生活習慣を身につけるようなかかわりが必要となる．

疾病の早期発見と子育て支援

子どもの成長発達をアセスメントし，月齢や年齢相当よりも遅れていると判断したときに，私たちは注意深く対応しなくてはならない．その子どもの生育歴や疾病の影響を考慮し，その遅れが妥当なものか，個人差の範囲なのかなど，多方面からアセスメントする必要がある．それでもなお成長発達遅滞の可能性があるときには，成長発達に影響を及ぼす疾病（成長ホルモン分泌不全性低身長症など）や養育環境（ネグレクト，不適切な哺乳，食事など）などの影響の可能性を考え，早期に専門家による対応へつなげなくてはならない．

前述のように子どもは環境や大人との相互作用で成長発達していく．これは子どもが示す周囲への反応，はたらきかけが，大人，特に親の子育てにも影響し，またそれが子どもにフィードバックされることを示している．昨今の乳幼児健診においては疾病の早期発見だけでなく，その先にある子育て支援にも力を入れている[6]．私たち看護師も「ちょっと育てにくい子」として負の相互作用に陥る前兆のある親子をアセスメントした際には，適切な療育機関につなぎ，親子の意向に沿った子育て支援を考慮していく必要がある．

このように小児の発達段階に応じて，適切なタイミングでケアを提供するためには，小児の成長発達を正しく把握することが重要である．そこで，本項では，小児の成長発達の理解に有用な発育曲線の読み取り方と，そのケアへの活用方法について解説する．

発育曲線（図1～6）

日本において全国的に乳幼児の身体発育の状態を調査し，乳幼児保健指導の改

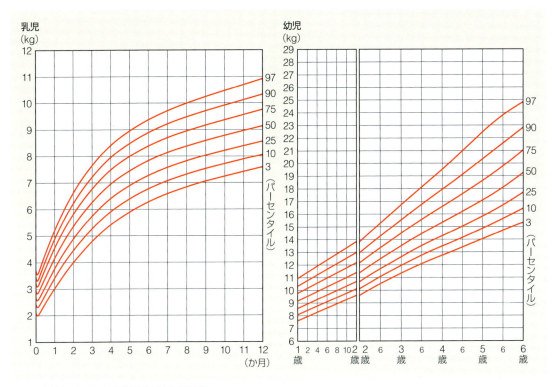

図1　乳幼児（男子）身体発育曲線（体重）

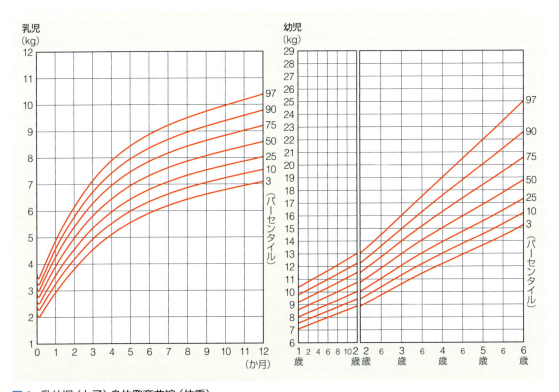

図2　乳幼児（女子）身体発育曲線（体重）

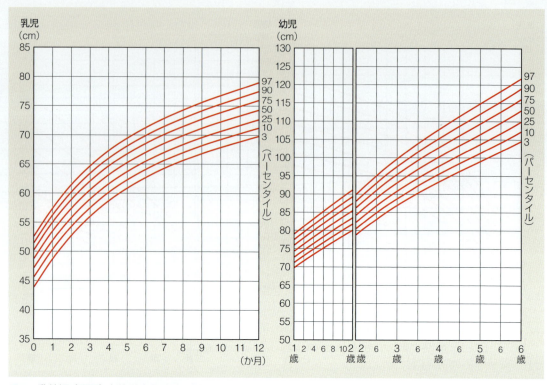

図3 乳幼児（男子）身体発育曲線（身長）

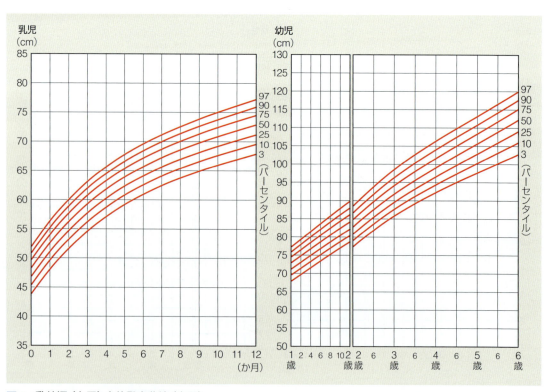

図4 乳幼児（女子）身体発育曲線（身長）

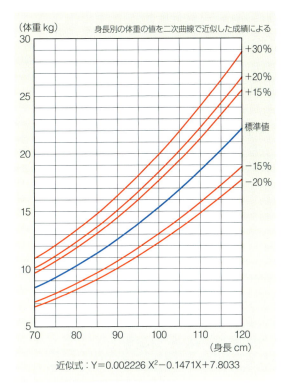

図5 幼児の身長体重曲線（男）

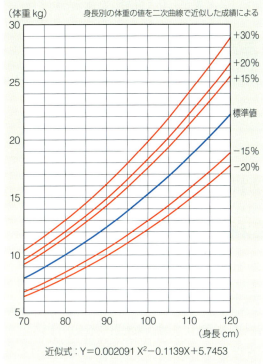

図6 幼児の身長体重曲線（女）

善に資することを目的に，厚生労働省が昭和 35 年（1960 年）から 10 年ごとに調査を実施し，乳幼児の身体発育値および発育曲線を発表している[7]．なお，母子保健法第 16 条，母子保健法施行規則第 7 条に基づき母子健康手帳にも掲載されている．

さまざまな学会の見解から，日本人小児の体格の評価には 2000 年のデータを標準値として用いることが推奨されている．現在の母子健康手帳には 2010 年の値が掲載されているが，乳幼児に関しては，2000 年調査値と 2010 年調査値では，ほとんど差がない[8]．

発育曲線の読み方[7]

体重は出生から 1 年で約 3 倍，身長は 1 年から 1 年半で約 1.5 倍，4 年で約 2 倍となる．成長に重要な要素は栄養であり，この期間の身体発育は栄養状態を反映すると考えられることから，適切な栄養摂取が行えているかなど，保健指導介入の一助となる．

一方で，低出生体重児や，ネグレクト，疾病による成長阻害といったさまざまな要因によって，発育曲線の範囲をはずれることもある．そのため，成長発達の度合いは 1 回の計測値だけで判断するのではなく，出生時の情報，計測値の経過，乳幼児期の発育の特徴，成長障害を生じる疾病の情報など，さまざまな視点から

評価する必要があり，計測した値をそれぞれのグラフにプロットして評価する．

パーセンタイル

◎統計手法の1つであり，身長であれば，小さいほうから数えてどれくらいのパーセントに位置するかを知る方法．

◎たとえば，10パーセンタイルとは，100人を小さいほうから大きいほうへ順に並べたときに，小さいほうから数えて10番目の値を指す．

評価方法

体重

パーセンタイルの曲線に沿うことが望ましく，持続的に3パーセンタイルを下回る場合や，比較的短期間にパーセンタイル曲線を下向きに2つ以上横切るような体重増加不良（FTT★）を認める場合は，医療機関の受診を勧める[9]．FTTのおもな原因としては，栄養摂取不良のほかに，低出生体重児，基礎疾患，不適切な授乳，ネグレクトなどがある[9]．授乳方法や離乳食の状況も確認する．体重増加が比較的ゆるやかな乳児もいることから，FTTとの判別には患児の活気や筋緊張，排尿・排便状況など総合的に判断する[10]．

体重が急激に増加し，標準曲線を上向きに横切るようであれば，体重が過度に増加したことを示す．肥満については身長も関係するためBMIやカウプ指数を用いて評価する．

身長

身長のSDスコアが－1.5SDに相当する約6.7パーセンタイルでは要観察，計測値が横向きに寝てくるような場合は成長障害をきたす疾患に罹患している可能性があるため，医療機関の受診や栄養量の増加方法を検討する[9]．

◎2歳のところで身長の発育曲線に段差があるのは，2歳未満は仰臥位，3歳以上は立位で身長を計測するためである．

幼児の身長体重曲線について
◎肥満ややせについて評価する1つの方法．
◎乳幼児では肥満度（％）±15％以内を「ふつう」としている．
◎ほかに肥満ややせを評価する方法としてBMIやカウプ指数がある．

（月足　瞳，恩田梨恵，大橋寛子）

●引用文献
1）桑野タイ子：小児看護. 中央法規出版；2004. p.12-13.
2）本田真也：子どもの成長・発達の知識. 小児看護 2014；37（3）：289.
3）授乳・離乳の支援ガイド「健やか親子21」公式ページⅡ離乳編　http://rhino.med.yamanashi.ac.jp/sukoyaka/pdf/zyunyuu3.pdf
4）若林絵美ほか：こどものフィジカルアセスメントに必要な技術　身体所見を得るためのアプローチ. 小児看護 2014；37（3）：267.
5）舟島なをみ：看護のための人間発達学. 医学書院；1995. p.48.
6）山崎嘉久：小児の発達と乳幼児健診，乳幼児健診の意義　発達支援と子育て支援そして虐待予防へ. 小児看護 2013；36：300-307.
7）厚生労働省雇用均等・児童家庭局：平成22年乳幼児身体発育調査報告書. 2011年10月.
8）日本小児内分泌学会：日本人小児の体格の評価に関する基本的な考え方. http://jspe.umin.jp/medical/files/takikaku_hyoka.pdf
9）横山徹爾ほか：厚生労働科学研究費補助金成育疾患克服等次世代育成基盤研究事業. 乳幼児身体発育調査結果の評価及び活用方法に関する研究②〜乳幼児身体発育評価マニュアル〜，乳幼児身体発育調査の統計学的解析とその手法及び利活用に関する研究. 2012.
10）水野克己：健診における栄養評価・母乳育児支援（栄養委員会・新生児委員会による母乳推進プロジェクト報告より）. 日本小児科学会雑誌 2011；115：1375-1382.

●略語・英語一覧

略語	英語	日本語
A AA	aortic atresia	大動脈弁閉鎖
AA	aplastic（anaplastic）anemia	再生不良性貧血
AB	asthmatic bronchitis	喘息様気管支炎
ABE	acute bacterial endocarditis	急性細菌性心内膜炎
ABR	auditory brainstem response	聴性脳幹反応
ACD	allergic contact dermatitis	アレルギー性接触皮膚炎
ACE	angiotensin converting enzyme	アンジオテンシン変換酵素
ACH	adrenocortical hormone	副腎皮質ホルモン
ACS	adrenocorticosteroid	副腎皮質ステロイド
ACT	activated clotting time	賦活凝固時間
ACTH	adrenocorticotropic hormone	副腎皮質刺激ホルモン
AD	atopic dermatitis	アトピー性皮膚炎
ADD	attention deficit disorder	注意欠陥障害
ADHD	attention deficit hyperactivity disorder	注意欠陥多動障害
ADL	activities of daily living	日常生活動作
AED	antiepileptic drug	抗てんかん薬
AEDH	acute epidural hematoma	急性硬膜外血腫
AF	anterior fontanelle	大泉門
AF	atrial flutter	心房粗動
Af	atrial fibrillation	心房細動
AFD	appropriate-for-date baby	在胎週数に比し適正な体重児
AG	angiography	血管造影（法）
AGE	acute gastroenteritis	急性胃腸炎
AGN	acute glomerulonephritis	急性糸球体腎炎
AGS	adrenogenital syndrome	副腎性器症候群
AH	acute hepatitis	急性肝炎
AI（＝AR）	aortic insufficiency	大動脈弁閉鎖不全症
AID	artificial insemination with donor's semen	人工授精（配偶者以外の精子）
AIDS	acquired immunodeficiency syndrome	後天性免疫不全症候群（エイズ）
AIH	artificial insemination with husband's semen	人工授精（配偶者間人工授精）
AIHA	autoimmune hemolytic anemia	自己免疫性溶血性貧血
AL	acute leukemia	急性白血病
ALL	acute lymphoblastic leukemia	急性リンパ性白血病
ALS	advanced life support	二次救命処置
ALS	amyotrophic lateral sclerosis	筋萎縮性側索硬化症
AMC	arthrogryposis multiplex congenita	先天性多発性関節拘縮（症）
AML	acute myeloid leukemia	急性骨髄性白血病
AMN	adrenomyeloneuropathy	副腎脊髄ニューロパチー
AN	anorexia nervosa	神経性食欲不振症
AP	appendectomy	虫垂切除（術）

略語	英語	日本語
APBD	anomalous arrangement of pancreaticobiliary ducts	膵管胆道合流異常
APN	acute pyelonephritis	急性腎盂腎炎
App, app	appendicitis	虫垂炎
ARD	acute respiratory disease	急性呼吸器疾患
ARB	angiotensinII receptor blocker	アンジオテンシンⅡ受容体拮抗薬
ARF	acute renal failure	急性腎不全
ARF	acute respiratory failure	急性呼吸不全
AS	aortic stenosis	大動脈弁狭窄
ASD	atrial septal defects	心房中隔欠損症
ASDH	acute subdural hematoma	急性硬膜下血腫
ATL	adult T-cell leukemia	成人T細胞白血病
Av	adenoid vegetation	アデノイド
AVB, A-VB	atrioventricular block	房室ブロック
AVP	aortic valvuloplasty	大動脈弁形成術
AVR	aortic valve replacement	大動脈弁置換
B BA	biliary atresia	胆道閉鎖症
BA	bronchial asthma	気管支喘息
BAS	balloon atrioseptostomy	バルーン心房中隔欠損作成術
BECCT	benign epilepsy of children with centro-temporal EEG foci	中心，側頭部に棘波を示す良性小児てんかん
BF	bronchofiberscopy	気管支ファイバースコープ検査
BLS	basic life support	一次救命処置
BMI	body mass index	体格指数
BMT	bone marrow transplantation	骨髄移植
BN	bulimia nervosa	神経性過食症
BPD	broncho pulmonary dysplasia	気管支肺異形成
BW	birth weight	出生体重
C CBA	congenital biliary atresia	先天性胆道閉鎖
CBD	congenital biliary dilatation	先天性胆道拡張症
CCAM	congenital cystic adenomatoid malformation	先天性嚢胞性腺腫様肺奇形
CCHD	cyanotic congenital heart disease	チアノーゼ性先天性心疾患
CDH	congenital diaphragmatic hernia	先天性横隔膜ヘルニア
CDH	congenital dislocation of the hip joint	先天性股関節脱臼
CF	colonofiber-scope	大腸ファイバースコープ
CHD	congenital heart disease	先天性心疾患
CHF	congestive heart failure	うっ血性心不全
chpx	chickenpox	水痘
CKD	chronic kidney disease	慢性腎臓病
CLD	chronic lung disease	慢性肺疾患
CLP	cleft lip palate	口唇口蓋裂
CLS	Child Life Specialist	チャイルドライフスペシャリスト
CMV	conventional mechanical ventilation	従来の換気法（HFOに対比して）
CMV	cytomegalovirus	サイトメガロウイルス

略語	英語	日本語
CNS	central nervous system	中枢神経系
CoA	coarctation of the aorta	大動脈縮窄症
COPD	chronic obstructive pulmonary disease	慢性閉塞性肺疾患
CP	cerebral palsy	脳性麻痺
CP	cleft palate	口蓋裂
CPA	cardiopulmonary arrest	心肺停止
CPAP	continuous positive airway pressure	持続陽圧呼吸
CPB	cardiopulmonary bypass	人工心肺
CPM	continuous passive motion	持続的他動運動
CPR	cardiopulmonary resuscitation	心肺蘇生法
CSF	cerebrospinal fluid	髄液
CSII	continuous subcutaneous insulin infusion	持続皮下インスリン注入療法
CT	computed tomography	コンピューター断層撮影法
C-TGA	corrected transposition of the great arteries	修正大血管転位症
CVC	crying vital capacity	啼泣時肺活量
DC	direct current defibrillation	直流除細動
DCM	dilated cardiomyopathy	拡張型心筋症
DIC	disseminated intravascular coagulopathy	播種性血管内凝固症候群
DIV	drip infusion vein	点滴静脈注射
DKA	diabetic ketoacidosis	糖尿病性ケトアシドーシス
DM	diabetes mellitus	糖尿病
DMD	duchenne muscular dystrophy	デュシェンヌ型筋ジストロフィー
DMP	dystrophia musculorum progressiva	進行性筋ジストロフィー
DORV	double outlet right ventricle	両大血管右室起始症
DQ	developmental quotient	発達指数
DTP	diphtheria tetanus pertussis	ジフテリア，破傷風，百日咳の予防注射
DV	domestic violence	家庭内暴力
ECD	endocardial cushion defect	心内膜床欠損
EF	ejection fraction	駆出率（左室）
EF	esophagofiberscope	食道ファイバースコープ
EIEE	early infantile epileptic encephalopathy with suppression burst	早期乳児てんかん性脳症
ELBW	extremely low birth weight (infant)	超低出生体重児（1,000g 未満）
EQ	emotional intelligence quotient	情動指数
ET	exchange transfusion	交換輸血
ET	exfoliative toxin	表皮剥脱性毒素
FC	febrile convulsion	熱性痙攣
FIO_2	fraction of inspired oxygen concentration	吸入酸素濃度
Fr, Fx	fracture	骨折
FTND	full term and normal delivery	満期正常分娩

略語	英語	日本語
FTT	failure to thrive	体重増加不良
FUO	fever of unknown origin	不明熱
G		
GA	gestational age	在胎週数
GBS	group B *Streptococcus*	B群溶連菌
GCS	Glasgow Coma Scale	グラスゴー・コーマ・スケール
GER	gastro esophageal reflux	胃食道逆流現象
GERD	gastro esophageal reflux disease	胃食道逆流症
GVHD	graft versus host disease	移植片対宿主病
H		
HA	hepatitis A	A型肝炎
HAC	hyperactive children	多動児
HB	hepatitis B	B型肝炎
HC	hepatitis C	C型肝炎
HCM	hypertrophic cardiomyopathy	肥大型心筋症
HD	house dust	ハウスダスト
HFMD	hand, foot and mouth disease	手足口病
HFO	high frequency oscillation	高頻度振動換気法
HFV	high frequency ventilation	高頻度人工換気法
HI	head injury	頭部外傷
Hib	haemophilus influenza type b	インフルエンザ菌b型
HIE	hypoxic-ischemic encephalopathy	虚血性低酸素脳症
HIV	human immunodeficiency virus	ヒト免疫不全ウイルス
HLHS	hypoplastic left heart syndrome	左心低形成症候群
HOT	home oxygen therapy	在宅酸素療法
HPS	hypertrophic pyloric stenosis	肥厚性幽門狭窄症
HUS	hemolytic uremic syndrome	溶血性尿毒症症候群
HZ	herpes zoster	帯状疱疹, 帯状ヘルペス
I		
IAA	interruption of aortic arch	大動脈弓離断症
I/E	inspiratory/expiratory ratio	吸気/呼気比
ICM	intracranial hemorrhage	頭蓋内出血
ID	intellectual disabilities	知的障害
IDM	infant of diabetic mother	母体糖尿病児
IMV	intermittent mandatory ventilation	間欠的強制換気
IPPV	intermittent positive pressure ventilation	間欠的陽圧換気
IT	inspiratory time	吸気時間
ITP	Idiopathic thrombocytopenic purpura	特発性（免疫性）血小板減少性紫斑病
IUFD	intrauterine fetal death	子宮内胎児死亡
IUGR	intrauterine growth retardation	子宮内胎児発育遅延
IVF-ET	in vitro fertilization and embryo transfer	体外受精・胚移植
IVH	intraventricular hemorrhage	脳室内出血
IVIG	Intravenous immunoglobulin	免疫グロブリン（大量）療法
IVUS	intravascular ultrasound	血管内超音波法
J		
JCS	Japan Coma Scale	ジャパン・コーマ・スケール
JRA	juvenile rheumatoid arthritis	若年性関節リウマチ

	略語	英語	日本語
L	LBW	low birth weight（infant）	低出生体重児
	LD	learning disorder（disability）	学習障害
	LFD	large for date baby	在胎週数に比し体重の大きな児
M	MAP	mean airway pressure	平均気道内圧
	MAPCA	major aortopulmonary collateral artery	主要大動脈肺動脈側副動脈
	MAS	meconium aspiration syndrome	胎便吸引症候群
	MCLS	mucocutaneous lymph node syndrome	川崎病
	MEG	magnetoencephalography	脳磁図
	MI（＝MR）	mitral insufficiency（＝regurgitation）	僧帽弁閉鎖不全症
	MIP	maximum inspiratory pressure	最大吸気圧（呼吸機能検査）
	ML	malignant lymphoma	悪性リンパ腫
	MMC		脊髄髄膜瘤
	MODY	maturity onset diabetes mellitus of young people	小児成人型糖尿病
	MR	mental retardation	精神発達遅滞
	MR	measles-rubella（vaccine）	麻疹，風疹ワクチン
	MRI	magnetic resonance imaging	磁気共鳴画像
	MS	mitral stenosis	僧帽弁狭窄
	MSW	Medical Social Worker	メディカルソーシャルワーカー
	MV	mechanical ventilation	人工換気
N	NB	neuroblastoma	神経芽腫
	NEC	necrotizing enterocolitis	壊死性腸炎
	NICU	neonatal intensive care unit	新生児集中治療室
	NST	nutrition support team	栄養サポートチーム
O	OGTT	oral glucose tolerance test	経口ブドウ糖負荷試験
P	PA	pulmonary atresia	肺動脈弁閉鎖
	PAB	pulmonary artery banding	肺動脈絞扼術
	PAC	premature atrial contraction	心房性期外収縮
	PaCO$_2$	partial pressure of carbon dioxide	動脈血炭酸ガス分圧
	PALS	pediatric advanced life support	小児二次救命処置
	PaO$_2$	partial pressure of oxygen	動脈血酸素分圧
	PAPVR	partial anomalous pulmonary venous return	部分肺静脈還流異常
	PBLS	pediatric basic life support	小児一次救命処置
	PCI	percutaneous coronary intervention	経皮的冠動脈形成術
	PD	peritoneal dialysis	腹膜透析
	PDA	patent ductus arteriosus	動脈管開存
	PE	plasma exchange	血漿交換療法
	PEEP	positive end-expiratory pressure	呼気終末陽圧
	PEG	percutaneous endoscopic gastrostomy	胃瘻
	PEJ	percutaneous endoscopic jejunostomy	腸瘻
	PET	positron emission tomography	陽電子放射断層撮影法，PET検査

略語	英語	日本語
PFC	persistent fetal circulation	胎児循環遺残
PFO	patent foramen ovale	卵円孔開存
PH	pulmonary hypertension	肺高血圧症
PICU	pediatric intensive care unit	小児集中治療室
PIE	pulmonary interstitial emphysema	間質性肺気腫
PIP	peak inspiratory pressure	最大吸気圧
pMDI	pressurized metered-dose inhaler	加圧噴霧式定量吸入器
POBA	percutaneous old balloon angioplasty	経皮的冠動脈バルーン形成術
PPH	primary pulmonary hypertension	原発性肺高血圧症
PPHN	persistent pulmonary hypertension of the newborn	新生児遷延性肺高血圧症
PROM	premature rupture of the membranes	前期破水
PS	pulmonary stenosis	肺動脈弁狭窄症
PS	pyloric stenosis	幽門狭窄症
PSVT	paroxysmal supraventricular tachycardia	発作性上室性頻拍
PTCR	percutaneous transluminal coronary recanalization	経皮的冠動脈血栓溶解療法
PTCRA	percutaneous transluminal coronary rotational ablation	ロータブレータ術
PVC	premature ventricular contraction	心室性期外収縮
PVL	periventricular leukomalacia	脳室周囲白質軟化症
RDS	respiratory distress syndrome	呼吸窮迫症候群
RLF	retrolental fibroplasia	未熟児網膜症（後水晶体線維増殖症）
ROP	retinopathy of prematurity	未熟児網膜症
RSV	respiratory syncytial virus	RSウイルス
SA	single atrium	単心房
SaO$_2$	oxygen saturation	動脈血酸素飽和度
SB	spina bifida	二分脊椎
SEH	subependymal hemorrhage	脳室上衣下出血
SFD	small for date baby	在胎週数に比し体重の小さい児
SIADH		抗利尿ホルモン不適合分泌症候群
SIDS	sudden infant death syndrome	乳児突然死症候群
SIMV	synchronized intermittent mandatory ventilation	同期性間欠的強制換気
SPECT	single photon emission computed tomography	シングル・フォト・エミッションCT
SpO$_2$	oxygen saturation (pulse oximetry)	酸素飽和度（パルスオキシメータで測定）
SSSS	staphylococcal scalded skin syndrome	ブドウ球菌性熱傷様皮膚症候群
STA	surfactant TA	人工肺サーファクタント
SV	single ventricle	単心室
TA	tricuspid atresia	三尖弁閉鎖
TAC	truncus arteriosus communis	総動脈幹遺残症

略語	英語	日本語
TARC	thymus and activation regulated chemokine	Th2 ケモカイン
TATVR	total anomalous pulmonary venous return	総肺静脈還流異常
tcPO$_2$	transcutaneous PO$_2$	経皮酸素分圧
tcPCO$_2$	transcutaneous PCO$_2$	経皮炭酸ガス分圧
TEF	tracheoesophageal fistula	気管食道瘻
TGA	transposition of the great arteries	大血管転位症
TOF	tetralogy of Fallot	ファロー四徴症
TORCH		トーチ症候群（子宮内感染症：風疹，トキソプラズマ，CMV，ヘルペスほか）
TPN	total parenteral nutrition	完全静脈栄養
TRDN	transient respiratory distress of the newborn	（新生児）一過性呼吸窮迫症候群
TS	tricuspid stenosis	三尖弁狭窄症
TTN	transient tachypnea of the newborn	（新生児）一過性多呼吸
TTTS	twin to twin transfusion syndrome	双胎間輸血症候群
U UC	ulcerative colitis	潰瘍性大腸炎
UCG	ultrasonic cardiography	超音波心臓診断法
UCG	urethrocystography	尿道膀胱造影
UDT	undescended testicle	停留睾丸
UGI	upper gastrointestinal（series）	上部消化管（撮影）
URI	upper respiratory infection	上気道感染
UTI	urinary tract infection	尿路感染症
V VEP	visual evoked potential	視覚誘発電位
VF	ventricular fibrillation	心室細動
VT	ventricular tachycardia	心室頻拍
VLBW	very low birth weight（infant）	極低出生体重児（1,500 g 未満）
VP-shunt	ventriculoperitoneal shunt	脳室腹腔シャント
VSD	ventricular septal defects	心室中隔欠損症
VUR	vesicoureteral reflux	膀胱尿管逆流症
W WT	Wilms tumor	ウィルムス腫瘍

（齋藤淳子）

索引

和文索引

あ

アイゼンメンジャー症候群　61, 64
アウトバス　311
悪性リンパ腫　47
足病変　130
アストロウイルス　29
アスピリン　5, 18
遊び　31, 49, 150, 195, 209, 340
アデノイド　163, 167, 169
　　──切除術　170
　　──増殖症　161, 165
アデノウイルス　3, 12, 73, 181
　　──感染症　180
アトピー性皮膚炎　147, 155
アトピー素因　139, 149
アナフィラキシー　153
　　──ショック　153
アレルギー性紫斑病　206
アレルギー性鼻炎　162
アレルゲン　147, 153
安楽枕　329

い

胃カテーテル　45
意識障害　69, 89, 194, 288
異常呼吸　65
胃食道逆流現象　41, 97
胃食道逆流症　41
異所性膵　47
胃腸炎関連痙攣　29
胃瘻　45, 317
　　──造設術　42
インスリン　129
　　──自己注射　135
咽頭炎　3, 266
咽頭結膜炎　181
咽頭扁桃　169
インフルエンザ　16, 232
　　──脳症　5, 17
　　──肺炎　17
インフルエンザウイルス　3, 12, 17
インフルエンザ菌　8

う

ウイルス　230
　　──性発疹症　283
うつ熱　304

え

栄養サポートチーム　323
壊疽性虫垂炎　53
エルシニア　73
嚥下　315
エンテロウイルス　89, 181
　　──感染症　231

お

黄色ブドウ球菌　8, 212
黄疸　35, 37, 292
嘔吐　37, 43, 47, 50, 56, 83, 89, 90,
　92, 126, 189, 252, 259
オリーブ油　313, 333
温罨法　158, 190, 305

か

開胸手術　62, 65
外傷性骨折　217
咳嗽　19, 25, 43, 85, 142, 157, 263,
　267
潰瘍　322
カウプ指数　323, 354
ガウンテクニック　183
過栄養　323
下気道炎　3
角膜炎　231
下斜視　175
かぜ症候群　3, 272
肩呼吸　19, 25
片麻痺　90
カタル性虫垂炎　53
家庭注射療法　204
カテーテル治療　62, 74
痂皮　212
川崎病　73
肝移植　296

肝炎　231
寛解導入療法　187
肝芽腫　296
間欠性斜視　175
間欠熱　241
眼脂　178, 182, 182, 212
汗疹様小水疱　213
関節炎　231
関節拘縮　95
関節痛　206, 208
感染期間　233, 236
感染経路別予防策　21, 27, 233
完全骨折　217
感染症　285
感染性胃腸炎　261
感染性心内膜炎　65
感染性腸炎　232
眼帯　179
間代性痙攣　246
眼痛　182
冠動脈バイパス術　74
肝庇護食　294
カンピロバクター属　29
陥没呼吸　9, 13, 19, 25, 270
ガンマグロブリン大量療法　81
顔面神経麻痺　90, 231

き

気管支炎　3, 17, 43, 266
気管支喘息　15, 18, 139
偽斜視　175
寄生虫　230
気道狭窄　139
機能性頭痛　272
虐待　279
吸引　13, 67, 70, 264
急性胃腸炎　29, 54, 181
急性化膿性中耳炎　5
急性骨髄性白血病　186
急性糸球体腎炎　102
急性出血性結膜炎　181
急性出血性膀胱炎　181
急性腎不全　106, 112

急性白血病　186
急性腹症　31
急性リンパ性白血病　186
吸入　13, 15, 142, 157, 264
狭心症　75
胸水　9, 71
強直間代性痙攣　246
強直間代発作　78
強直性痙攣　246
共同性斜視　175
筋緊張　96
菌血症　89, 125
筋性防御　54
緊張型頭痛　272

く

空気感染　231, 232
クスマウル大呼吸　289
くも膜　89
くも膜下腔　89
くも膜下出血　272
クライオセラピー　190
クラミジア　181
グリーフケア　343
グリセリン浣腸　331
クループ　3, 266
　──症候群　4, 263
グルカゴン注射　135
クローン病　54
クロストリジウム・ディフィシル　29
群発頭痛　272

け

経管栄養法　316
経静脈栄養法　316
経腸栄養法　316
経鼻胃管　317
経鼻経腸栄養チューブ　317
稽留熱　241
痙攣　69, 81, 89, 90, 92, 188, 246, 256
劇症肝炎　296
血管炎　72
血漿交換療法　74
血小板減少性紫斑病　231
血尿　102
結膜炎　231
血友病　198
ケトン食療法　81
下痢　50, 56, 69, 106, 189, 255
ケルニッヒ徴候　90, 289

言語療法　93

こ

誤飲　228
抗インフルエンザウイルス薬　18
口蓋扁桃摘出術　170
高カリウム血症　114
睾丸炎　231
後弓反張　90
抗菌薬　10, 30, 91, 120, 172, 179, 189
口腔ケア　172, 190
高血糖　129, 130
恒常性斜視　175
甲状腺刺激ホルモン分泌ホルモン療法　80
鋼線牽引　221
後天性斜視　175
喉頭炎　3
行動制限療法　326
口内炎　189
項部硬直　90, 92, 289
硬膜　89
硬膜外膿瘍　89
絞扼性イレウス　47
抗利尿ホルモン　106
誤嚥　228
誤嚥性肺炎　97
呼吸器感染症　43
呼吸困難　15, 19, 20, 26, 66, 139, 157, 266
呼吸性アシドーシス　13
呼吸理学療法　10, 13, 20, 67, 142, 267
コクサッキーウイルス　181
骨髄不全症候群　186
骨折　217
骨病変　114
固定　219
子ども-家族中心医療　343
鼓膜切開　162
鼓膜チューブ留置術　163
コミュニケーション　340
コレラ菌　29
コロナウイルス　3, 73

さ

細気管支炎　3, 12
細菌　230
細菌性髄膜炎　89
細胞腫　176

サルモネラ　29
酸素投与　142, 157, 158, 190

し

シーソー呼吸　13
耳管通気法　162
自己血糖測定　135
脂質異常症　106
四肢麻痺　90
支持療法　187
持続皮下インスリン注入療法　131
弛張熱　241
失禁　83
失神　81
湿疹　149, 157
自動症　82
紫斑　206
弱視訓練　177
斜視　175
シャワー浴　309
重症筋無力症　175
重積発作　78
羞明　92, 182
出血　189, 198, 202
出席停止期間　236
消化管ストーマ　334
上気道炎　3
症候性頭痛　272
症候性てんかん　80, 246
上斜視　175
静脈血栓症　219
上腕骨顆上骨折　221
上腕三頭筋部皮下脂肪厚　324
上腕周囲長　324
褥瘡　222
食物アレルギー　153
食物除去試験　154
食物負荷試験　154
ショック　49, 90, 106
耳漏　164
腎移植　114
腎盂形成術　120
腎盂腎炎　125
腎炎　206
呻吟　19, 25
神経性過食症　326
神経性食欲不振症　326
神経麻痺　218
心室中隔欠損症　64
心室頻拍　75
滲出性中耳炎　161, 167

索引

新生児髄膜炎　89
身体固定　330
身体的虐待　279
腎膿瘍　125
心不全　18, 114
心房細動　75
心房性ナトリウム利尿ホルモン　106
心房粗動　75
心房中隔欠損症　61
蕁麻疹　157, 283
心理的虐待　279

す

水腎症　119
膵臓炎　231
垂直牽引　221
水痘　231
水頭症　175, 273
水疱　222
髄膜炎　89, 125, 272
睡眠時無呼吸症候群　167, 169
スーパー抗原　73
スキンケア　21, 27, 33, 148, 149, 308
頭痛　89, 92, 126, 188, 194, 272
ステロイド　148, 155, 182, 194, 208
ストーマ　334
　　──ケア　331

せ

清拭　309
生体肝移植　296
生体ドナー　296
性的虐待　279
整復　219
喘鳴　13, 15, 25, 65, 139, 142, 157, 266
咳エチケット　230
脊柱側彎　95
赤痢菌　29
接触感染　231, 232
摂食障害　326
接触予防策　21, 27, 183
切除術　163, 167
洗浄剤　309
全身浴　309
喘息　43, 155
喘息様気管支炎　14
先天性斜視　175
先天性心疾患　18
先天性風疹症候群　231
全般発作　78

潜伏期間　233, 236
せん妄　288

そ

早期離床　58
早期リハビリテーション　298
造血幹細胞移植　187
瘙痒感　149, 157, 222, 283
即時型アレルギー　153
阻血性拘縮　218

た

体位　329
代謝性アシドーシス　69
代謝性アルカローシス　31
体重減少率　324
帯状疱疹　231
耐性菌　10
大腿骨骨幹部骨折　221
大動脈弁閉鎖不全　64
ダウン症候群　186
多呼吸　13, 55, 70
多剤併用化学療法　187
脱水　31, 255, 259, 189
単純（閉鎖）骨折　217
胆道閉鎖症　296
蛋白尿　102

ち

チアノーゼ　64, 69, 70, 85, 157, 256, 267, 269
チェーン・ストークス呼吸　289
腟炎　125
知的障害　95
チャイルドライフスペシャリスト　340, 343
中耳炎　89, 231
虫垂炎　54
治癒的遊び　343
腸回転異常症　41
腸管アデノウイルス　29
腸管出血性大腸菌　29
腸管膀胱ろう　125
腸間膜リンパ節炎　54
腸重積　31, 47, 54, 206, 208
腸切除　48
調節性内斜視　175
腸蠕動音　31, 44, 56, 252
腸端々吻合術　48
重複腸管　47
腸瘻　317

つ

通常体重比　324

て

手足口病　231
低栄養　323
低クロール血症　31
低血糖症　246
低酸素血症　13, 69, 246, 263
低出生体重児　353
ディストラクション　223, 343
低蛋白血症　36, 106
てんかん　78, 95, 97, 247
　　──焦点　80
点眼薬　182
点耳薬　164
伝染性紅斑　231
転倒　81, 179, 195, 225, 291
転落　179, 195, 225, 291

と

透析療法　114
糖尿病　18, 129
糖尿病性ケトアシドーシス　129, 289
糖尿病性神経障害　130
糖尿病性腎症　130
糖尿病性網膜症　130
頭部外傷　273
特発性（免疫性）血小板減少性紫斑病　192
特発性てんかん　246
突発性発疹　231
トリアージ　279
努力呼吸　9, 19, 25

な

難聴　161, 231
ナンバースケール　45
軟膜　89

に

ニコルスキー現象　213
ニッセン法　42
乳児コリック　253
乳児内斜視　175
乳突蜂巣　161
乳幼児突然性危急事態　269
尿管新吻合術　120
尿道炎　125
尿路感染症　125

尿路ストーマ 334

ね

ネグレクト 279, 353
熱傷 225
熱性痙攣 231, 246
ネフローゼ症候群 102, 106
粘血便 47, 50
粘膜外幽門筋切開術 36

の

脳炎 29, 231
脳死肝移植 296
脳出血 189
脳腫瘍 175, 272
脳症 29
脳性麻痺 95
脳浮腫 90
脳ヘルニア 90
膿疱 213
ノロウイルス 29

は

肺炎 3, 7, 17, 43, 231
肺炎球菌 8
　　──ワクチン 21
排ガス 333
敗血症 90, 125
肺水腫 107
排痰 142
肺低形成 18
肺動脈絞扼術 65
波状熱 241
発育曲線 350
発育パーセンタイル曲線 323
パッチテスト 147
ハッチンソン手技 48
発熱 20, 26, 49, 55, 75, 85, 89, 90, 92, 103, 121, 126, 182, 188, 214
パラインフルエンザウイルス 3
バルサルバ洞動脈瘤 64
パルボウイルスB19 73
　　──感染症 231
ハント症候群 231

ひ

非IgE依存型 153
鼻炎 3
非共同性斜視 175
肥厚性幽門狭窄症 34, 41
非即時型アレルギー 153
ヒトヘルペスウイルス6型感染症 231
皮膚障害 321
ビブリオ 29
飛沫感染 232
肥満 85
百日咳 232, 263
評価スケール 252
標準体重比 324
標準予防策 21, 27, 232, 257
病的骨折 217
表皮剥脱性毒素 212
鼻翼呼吸 13, 19, 25
びらん 322
ビリルビン尿 294
疲労骨折 217
貧血 114, 188

ふ

ファロー四徴症 69
ファンコニー貧血 186
風疹 231
フェイススケール 45, 49, 274
フォルクマン拘縮 218
複雑(開放)骨折 217
複視 178
副腎皮質刺激ホルモン療法 80
副腎皮質ステロイド 193
腹痛 47, 50, 206, 251, 256
副鼻腔炎 5, 89, 161
腹部膨満 31, 45, 50, 56, 252, 256
腹膜炎 106
浮腫 71, 85, 102, 103, 106, 109, 157, 222, 283
不整脈 71, 75
不全骨折 217
フットケア 134, 136
ブドウ球菌 73
ブドウ球菌性熱傷様皮膚症候群 212
部分発作 78
部分浴 309
ブライアント牽引 221
ブラロック・トーシック短絡術 70
プリックテスト 147, 154
プリパレーション 163, 171, 177, 223, 343, 345
不良肉芽 322
ブルジンスキー徴候 90
ブルンベルグ徴候 54
糞口感染 231, 232
憤怒痙攣 247

へ

噴門形成術 42
ペインスケール 209
ヘルペスウイルス 73, 181
片頭痛 272
扁桃炎 3, 170
扁桃肥大 169
便秘 69, 106

ほ

蜂窩織炎 231
蜂窩織炎性虫垂炎 53
膀胱炎 125
膀胱腟ろう 125
膀胱尿管逆流症 119
補充療法 200
発疹 212, 283
発赤 322
ポリープ 47

ま

麻疹 231
末期腎不全 113
麻痺性イレウス 59
満月様顔貌 85
慢性腎臓病 112
慢性腎不全 18, 112

み

耳鳴り 231

む

ムーンフェイス 189
無気肺 12
無菌性髄膜炎 89, 231
無呼吸 269
無酸素症 246
ムンプス 232

め

メタニューモウイルス 12
メッケル憩室 47
メッケル憩室炎 54
メディカルプレイ 343, 345
免疫グロブリン大量療法 193
免疫不全症 186
綿棒 333

も

網膜芽 175

網膜剥離　176
沐浴　311, 336
モラクセラ・カタラーリス　8

や

薬剤耐性菌　232
夜尿症　167

よ

腰椎穿刺　90
溶連菌　73

ら

ライ症候群　5, 18
ライノウイルス　3

ラムステッド手術　36
卵巣炎　231

り

リハビリテーション　93, 98, 219
リモデリング　220
流行性角結膜炎　181, 232
流行性耳下腺炎　231
硫酸アトロピン療法　36
緑膿菌　8
リンゴ病　231

れ

冷罨法　20, 26, 57, 75, 92, 121, 127, 150, 183, 214, 242

レシピエント　297
　──移植コーディネーター　296
レニン-アンジオテンシン-アルドステロン系　106

ろ

ローゼンシュタイン徴候　54
ローレル指数　323
ロタウイルス　29
ロブシング徴候　54

わ

ワクチン接種　93
ワセリン　313, 333
ワルダイエル扁桃輪　166

欧文索引

A

ACS　193
ACTH　80
ADH　106
ALL　186
ALTE　269
AML　186
AN　326
ANP　106
ASD　61
A群溶血性レンサ球菌感染　206

B

BMI　324, 354
BN　326

C

Child-Family Centered Care　343
CLS　340, 343
CSII　131

D

DKA　129

E

EDチューブ　317
ET　212

F

FLACCスケール　277
FTT　354

G

GCS　201, 247, 277, 289
GER　41, 97
GERD　41

H

HbA1c　130
HHV-6　231
Hibワクチン　21, 93
HIV　73

I

ID　95
IgA血管炎　206
IgE依存型　153
ITP　192
IVIG　74, 193

J

JCS　201, 247, 278

N

NGチューブ　317
NST　323

O

O-157　29
OPQRST法　274

P

PCV13　93
PCV7　93
PE　74

R

RICE処置　200
RRS（Rapid Response System）　97
RSV　12, 232
RSウイルス　3, 12, 24, 232

S

SDスコア　323
SSSS　212

T

TOF　69
TRH　80

U

UTI　125

V

VSD　64
VUR　119

中山書店の出版物に関する情報は，
小社サポートページを御覧ください．
http://www.nakayamashoten.co.jp/
bookss/define/support/support.html

小児看護ケアマニュアル

2015年12月17日　初版第1刷発行ⓒ　〔検印省略〕

編　集　　国立成育医療研究センター看護部
医学監修　五十嵐　隆
発行者　　平田　直
発行所　　株式会社　中山書店
　　　　　〒112-0006　東京都文京区小日向4-2-6
　　　　　電話 03-3813-1100（代表）
　　　　　振替 00130-5-196565
　　　　　http://www.nakayamashoten.co.jp/

装丁・デザイン・DTP　臼井弘志（公和図書デザイン室）
印刷・製本　　　　　株式会社　シナノ

Published by Nakayama Shoten Co., Ltd. Printed in Japan
ISBN978-4-521-74297-7

落丁・乱丁の場合はお取り替え致します

・本書の複製権・上映権・譲渡権・公衆送信権（送信可能化権を含む）は株式会社中山書店が保有します．

・JCOPY ＜(社)出版者著作権管理機構委託出版物＞
本書の無断複写は著作権法上での例外を除き禁じられています．複写される場合は，そのつど事前に，(社)出版者著作権管理機構（電話 03-3513-6969，FAX 03-3513-6979, e-mail : info@jcopy.or.jp）の許諾を得てください．

本書をスキャン・デジタルデータ化するなどの複製を無許諾で行う行為は，著作権法上での限られた例外（「私的使用のための複製」など）を除き著作権法違反となります．なお，大学・病院・企業などにおいて，内部的に業務上使用する目的で上記の行為を行うことは，私的使用には該当せず違法です．また私的使用のためであっても，代行業者等の第三者に依頼して使用する本人以外の者が上記の行為を行うことは違法です．